Römpke · Pietsch

Das große Rücken-Yoga-Buch

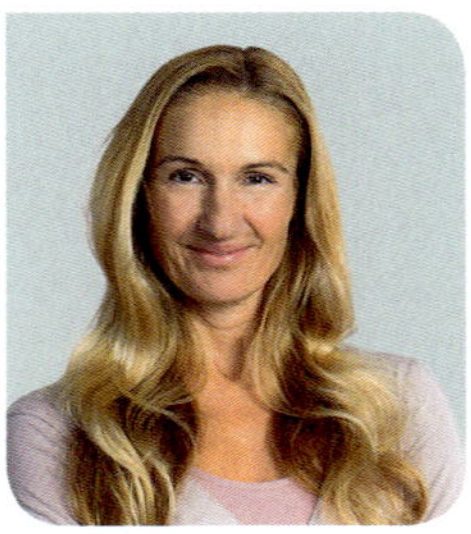

Patricia Römpke hat bereits drei Yoga-Gesundheitsbücher geschrieben: Yoga für gesunde Füße, Yoga für gesunde Becken, Hüften und unteren Rücken und Yoga für gesunde Kiefer, Nacken und Schultern. Sie ist registrierte E-500h RYT-Lehrerin in der Yoga Alliance, Inhaberin der 500RYS Yoga Schule, Yoga-My Health Solutions, zertifiziert bei der Yoga Alliance, in der sie Yoga-Lehrer-Ausbildungen und viele Weiterbildungsprogramme anbietet. Seit 1999 arbeitet sie als Dozentin, Speakerin und Personal Trainerin und hat über 5000 Trainer bei namhaften Akademien aus- bzw. weitergebildet. Zudem ist sie zertifizierte Gesundheitspädagogin und Heilpraktikerin mit dem Schwerpunkt auf Schmerztherapie.
Mehr erfahren Sie unter: www.patricia-roempke.com

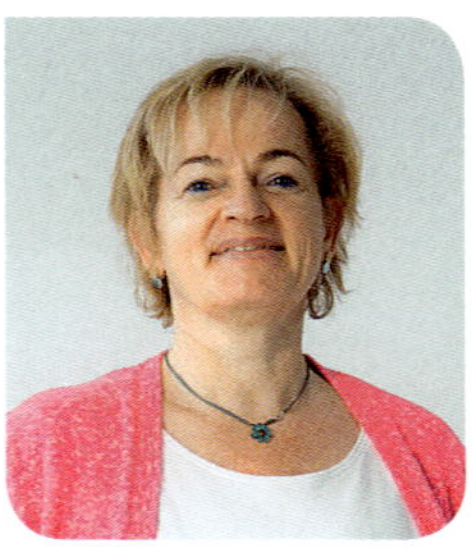

Jutta Pietsch ist zertifizierte Yoga- und Qigong-Lehrerin. Sie arbeitet seit über 30 Jahren als Physiotherapeutin, Heilpraktikerin, Osteopathin und Coach. Sie hilft Menschen dabei, ihre Gesundheit nicht mehr als Glücksache zu betrachten, sondern bestärkt sie darin, ihre Lebensenergie wieder selbst in die Hand zu nehmen für ein glückliches und gesundes Leben.
Mehr erfahren Sie unter: www.juttapietsch.com

Patricia Römpke · Jutta Pietsch

Das große Rücken-Yoga-Buch

Schmerzursachen erkennen – Anatomie verstehen – rückengerecht üben

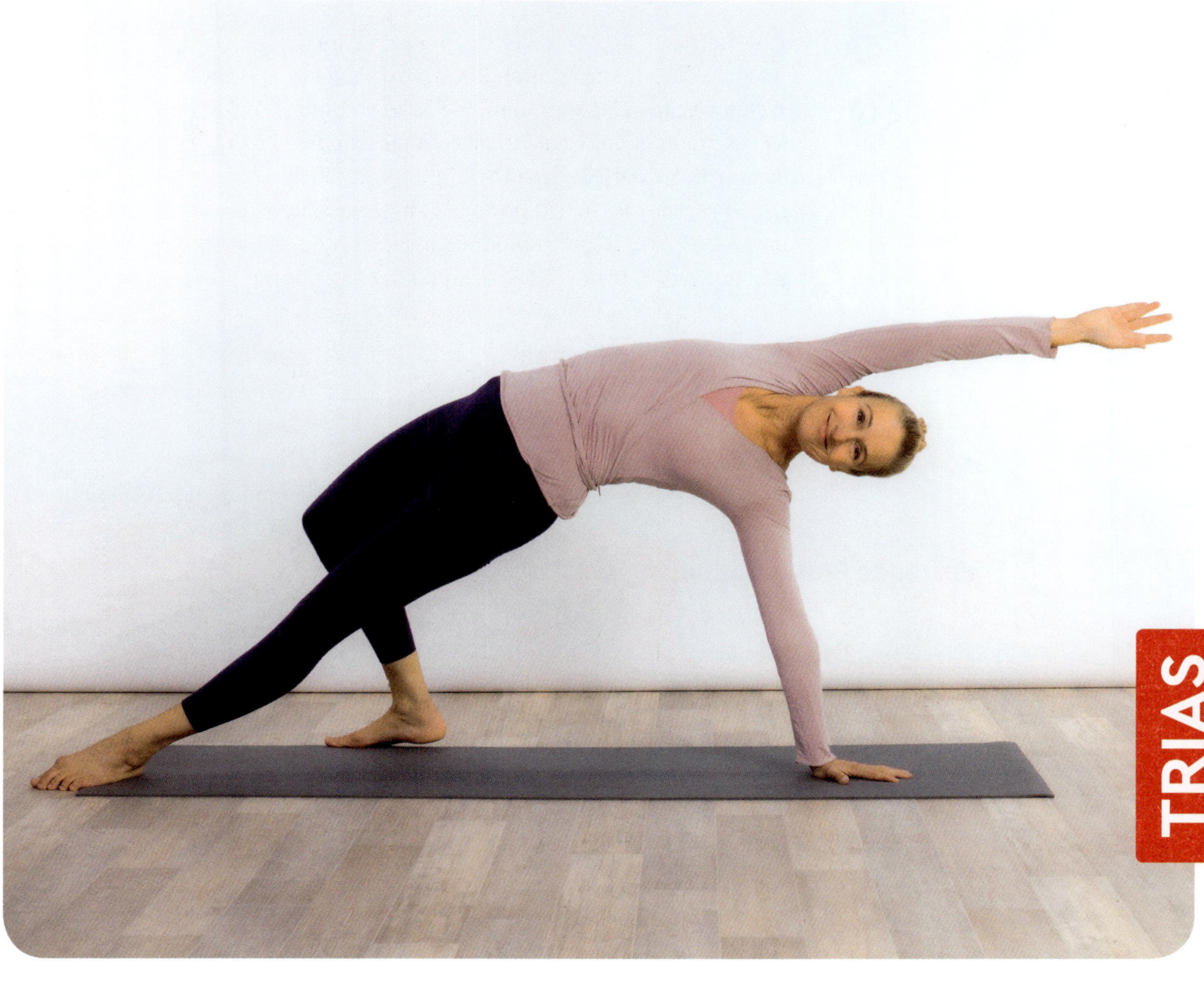

TRIAS

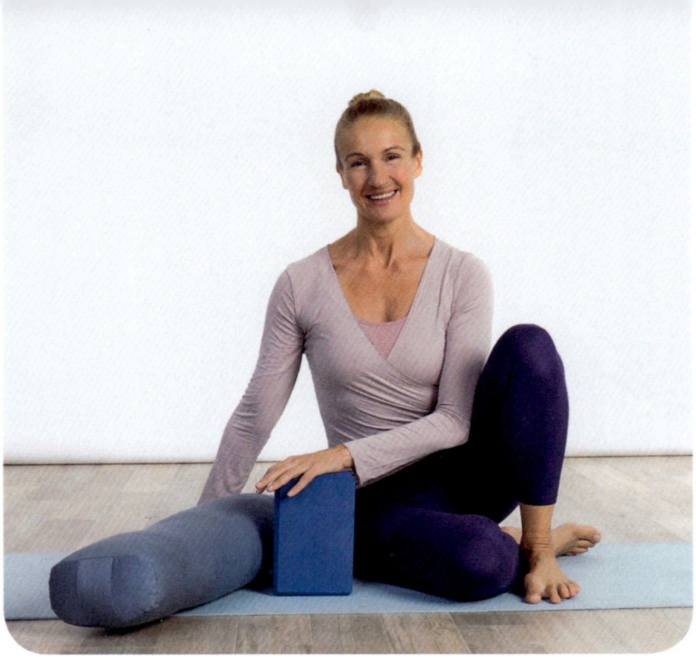

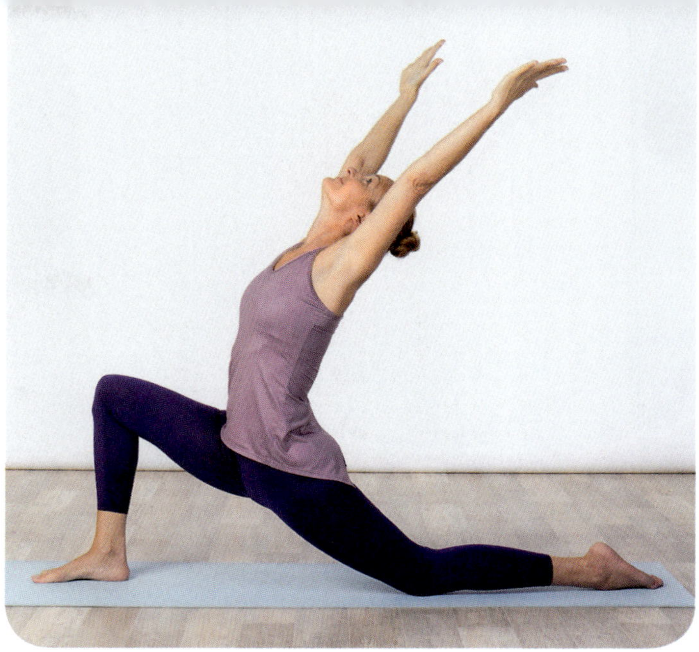

Exkurse

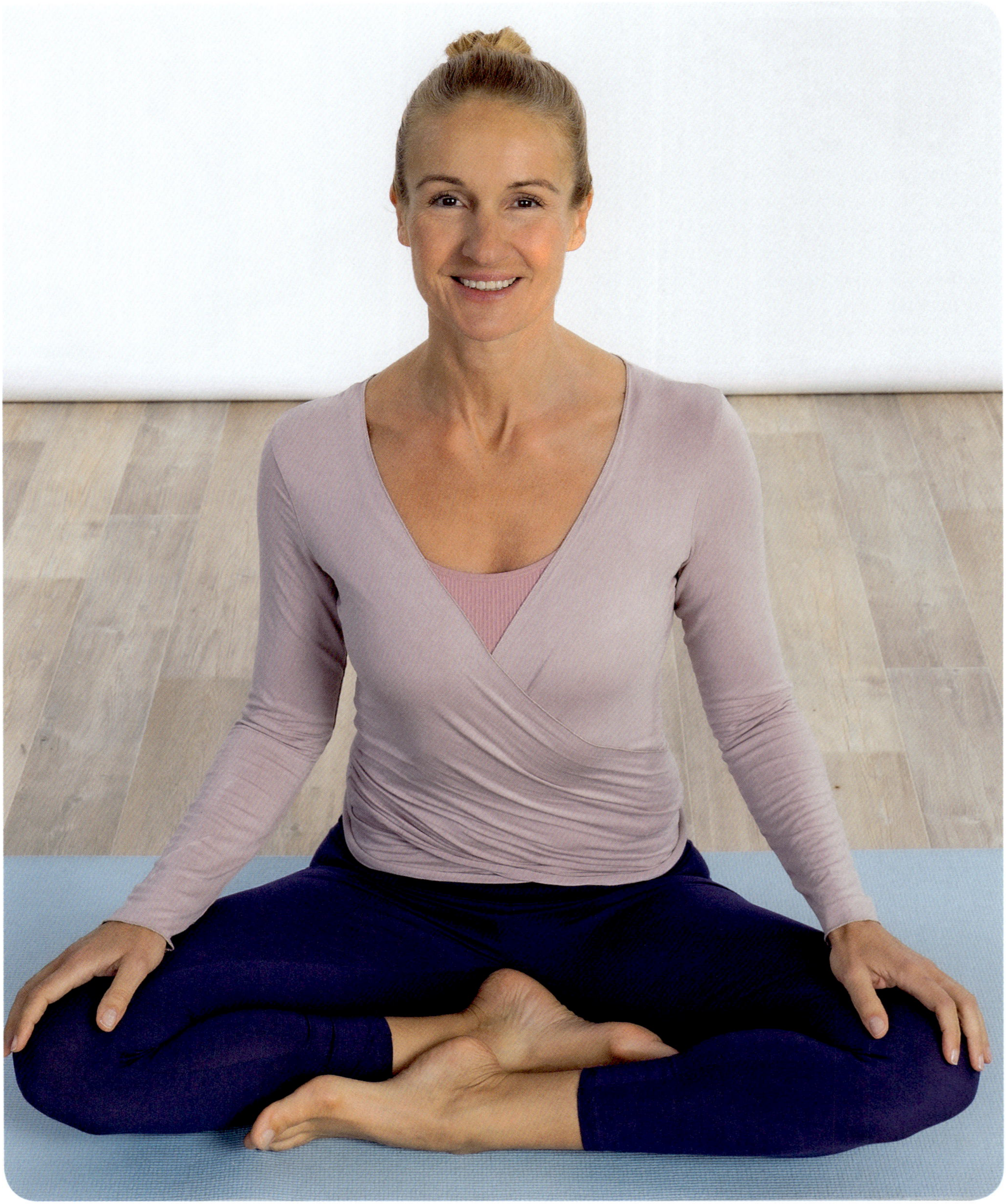

Liebe Leserin, lieber Leser,

schön, dass Sie da sind!

Eigentlich wollte ich nicht mit der Statistik direkt anfangen, aber man kann es nicht verleugnen: Rückenschmerzen gehören zu den häufigsten Beschwerden der Menschen. Wer hat am Ende des Tages nicht schon einmal die Hände auf den unteren Rücken gelegt und über quälende Schmerzen geklagt? Ich habe jahrelang im Gesundheitsmanagement in der deutschen Industrie Mitarbeitende, die gestresst waren, mit Yoga und Akupressur unterstützt. Rückenschmerzen waren das Hauptthema, mit dem ich es zu tun hatte. Ich denke, wir alle haben irgendwann in unserem Leben unter Rückenschmerzen gelitten. Leider breitet sich dieses Krankheitsbild sogar bereits im Schulalter aus.

In diesem Buch werden wir über die Vorteile von Yoga für den Rücken sprechen, unabhängig davon, ob Sie Spannungen reduzieren möchten oder ob es Ihr Ziel ist, diesen vorzubeugen.

Es gibt unzählige Gründe, weshalb unser Rücken schmerzen kann. Zum Beispiel die alleinige Tatsache, dass mit zunehmendem Alter die Wahrscheinlichkeit steigt, an Rückenschmerzen zu leiden. Ob wir wollen oder nicht, mangelnde körperliche Bewegung geht selten spurlos an uns vorbei. Der Klassiker aller Übeltäter ist natürlich das viele Sitzen oder das lange Stehen. Ich leite regelmäßig Seminare und Bildungsreisen für Menschen, die stark unter Stress leiden. Gerade psychische Ursachen wie Stress oder Depressionen schlagen sich direkt auf den Rücken nieder. Genau deshalb gehen wir auf diese konkreten Herausforderungen und Beschwerden in diesem Buch ein.

Der Rücken ist ein heikles Thema, deshalb bin ich unglaublich dankbar, dass ich die Osteopathin, Heilpraktikerin und Physiotherapeutin Jutta Pietsch als Co-Autorin für dieses Buch gewinnen konnte, sodass sie mit ihrer Expertise im Besonderen die anatomischen Hintergründe beleuchtet. Wir haben uns kennengelernt, als sie bei mir ihre Ausbildung zur Yogalehrerin absolvierte.

Warum es mir so wichtig ist, dass wir in diesem Buch auf die Anatomie eingehen? Teilweise kennen wir unsere Geschäftsräumlichkeiten besser als unseren eigenen Körper. Und aufgrund dessen vertrauen wir fremden Experten, die wir erst fünf Minuten kennen, unseren Körper an, einfach nur deshalb, weil sie die Anatomie verstehen und wir nicht. Betrachten Sie die Anatomie als eine Landkarte für Ihren Körper. Es ist ein Teil von Ihnen.

Trotz des anatomischen Wissens ist es bei einer Verletzung am besten, vor dem Start in die Yogapraxis einen Spezialisten zu konsultieren. Vielleicht möchten Sie das Buch direkt mitnehmen, damit der Arzt einen Blick drauf werfen kann. Er weiß, wie er Sie unter Berücksichtigung Ihres konkreten Falles beraten kann.

Ich sehe schon, wie die Frage »Kann Yoga tatsächlich dazu beitragen, meine Rückenbeschwerden zu lindern?« über Ihrem Kopf schwebt. Am besten gehe ich direkt über zu der Marketingabteilung des Yoga. Es gibt unglaublich viele Vorteile, die Sie dank Ihrer Yogapraxis für Ihren Rücken generieren können. Schnell werden Sie bemerken, wie sich ein neues Körpergefühl in Ihnen entwickelt, und Sie werden sich Ihrer eigenen Körperhaltung bewusst werden.

Viele Schmerzen im Rücken finden ihren Ursprung bei der Muskulatur und gerade die Muskeln werden durch die regelmäßige körperliche Yogapraxis aktiviert. Ihre liebevollen Momente des Innehaltens in Verbindung mit der Meditation wird Ihren Stresspegel sukzessive senken und Ihr Bewusstsein für gesunde Gewohnheiten sensibilisieren, was enorm zu einem gesünderen Rücken beitragen wird.

Es gibt unglaublich wertvolle Impulse und Tricks, die ich Ihnen definitiv nicht vorenthalten werde. Dieses Buch geht weit über ein paar Körperübungen hinaus. Lassen Sie sich überraschen!

Es gibt viele Übungen, die Ihnen dabei helfen können, die Auswirkungen eines Ungleichgewichts, hier spricht man auch von Dysbalancen, in der Muskulatur sowie von Fehlhaltungen zu korrigieren. Sie werden lernen, wie Sie richtig sitzen oder stehen. Mit Hilfe von Asanas, wie zum Beispiel Sukhasana, dem Schneidersitz oder Tadasana, der Berghaltung, werden Sie Ihren Rückenmuskel stärken und gleichzeitig erhöhen Sie Ihre Flexibilität. Das Ganze hat zudem eine stimmungsaufhellende Wirkung auf Ihr Gemüt. Wer will das nicht?

Ich freue mich jetzt schon auf Ihr Feedback, wenn Sie feststellen, dass Sie eine Streckung und Stärkung in der Lenden-, Brust- und Halswirbelsäule wahrnehmen. Sie werden viele kleine Programme in diesem Buch entdecken, sodass Sie mit Leichtigkeit und Freude diese Praxis in Ihren Alltag integrieren wollen. Wenn Sie die Wirkung der Meditation wahrnehmen und entspannt Ihren Stress reduziert haben, werden Sie mit Leichtigkeit und Freude diese Routinen langfristig beibehalten. Die Erfolgserlebnisse sind der Schlüssel zur Beständigkeit. Übrigens dient Meditation nicht nur der Entspannung, sondern auch der Besinnung auf sich selbst und das eigene Leben.

Ist Yoga ein Allheilmittel? Spüren Sie es einfach am eigenen Leib. Als Käufer dieses Buches bekommen Sie einen kostenlosen Zugangscode für das dazugehörige Onlineprogramm. Mit dem Barcode gelangen Sie auf die Website. Sobald Sie registriert sind, können Sie entweder im Browser damit arbeiten oder unsere kostenlose App herunterladen, was den Vorteil mit sich bringt, dass Sie die Yogasequenzen auch offline verfügbar haben.

Lassen Sie einen entspannten Körper zu einem dauerhaften Selbstverständnis werden.

Herzlichst, Patricia

Danksagung

Mit ganzem Herzen möchten wir uns bei allen bedanken, die uns auf dieser wundervollen Reise begleitet und unterstützt haben. Ein besonderer Dank gebührt unseren Familien, die mit unermüdlicher Geduld an unserer Seite standen und uns den Rücken freigehalten haben.

Ein herzliches Dankeschön geht an das großartige Team des TRIAS Verlags, insbesondere an Frau Magdalena Kieser. Ihre lektorischen Ratschläge und ihre liebevolle, respektvolle Betrachtung unseres Projekts haben uns eine wertvolle Struktur und Unterstützung geboten.

Ein weiterer Dank gilt Marina Schmidt, unserem helfenden Engel im Hintergrund. Die Welt braucht Menschen wie dich.

Nicht zuletzt möchten wir unseren Schülern und Lehrern danken, durch die wir täglich lernen dürfen. Und natürlich allen Lesern, die unser Buch lesen werden – es ist uns eine Ehre.

Mit großer Dankbarkeit.

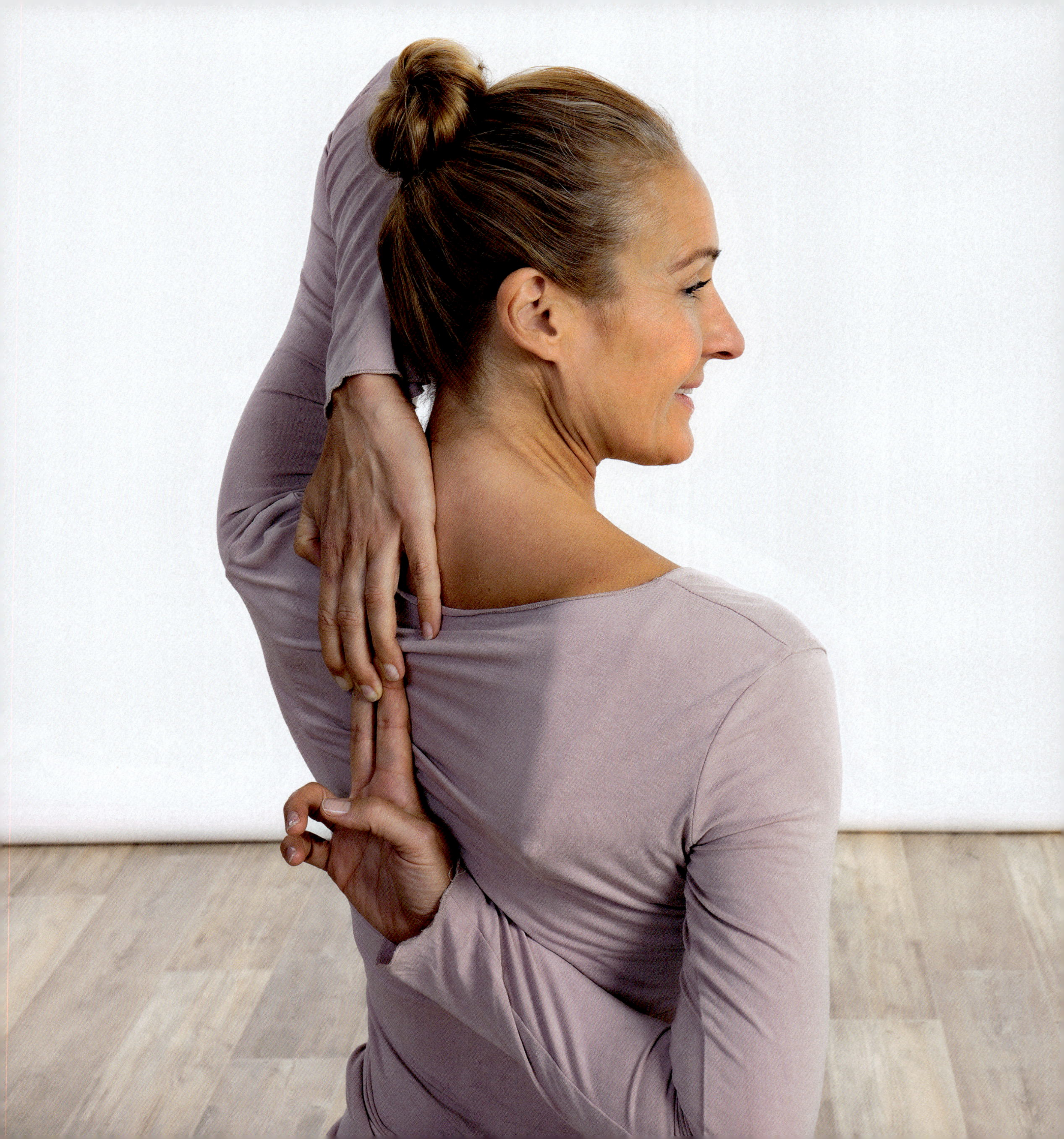

Die Theorie

Theoretisches Wissen zu den Themen Rücken und Yoga führt zu einem tieferen Verständnis und so auch zu einem neuen Gefühl für Ihre Praxis. Wir haben die Informationen möglichst kurzweilig zusammengestellt.

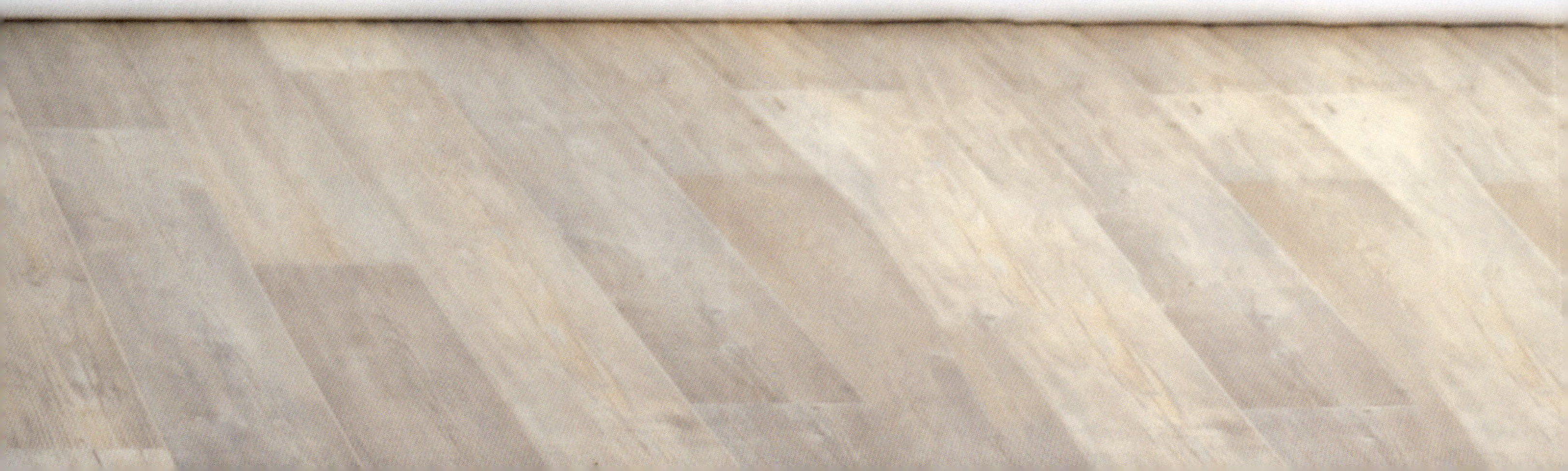

Alle haben Rücken. Wir haben Yoga.

Es zwickt und tut mal hier und mal dort weh und irgendwie kommen wir trotzdem zurecht. Wir funktionieren, wir verdrängen die Signale. Wir machen einfach weiter.

Kommt Ihnen dieses Verhaltensmuster bekannt vor? Bekommen Sie die Frage gestellt, wie es Ihnen geht? Lächeln Sie die Frage freundlich weg und antworten, dass alles gut sei? Wir denken uns natürlich zu Recht: »Das ganze Jammern bringt ja eh nichts!« So wächst die Steifheit und die Verspannung nimmt immer weiter zu.

Laut Statista werden jährlich über 13 Milliarden Euro für Behandlungen gegen Rückenprobleme ausgegeben. Was nicht bedeutet, dass es einem danach gutgeht. Nein, die Schmerzen bleiben und werden in den meisten Fällen chronisch. Ehrlich gesagt berichte ich gerade aus meiner eigenen Schmerzbiographie.

Meine Geschichte? Ich hatte Rückenschmerzen von der feinsten Sorte, damals habe ich noch ganz entspannt im Büro gearbeitet. Ich dachte, das wäre ein Job, den ich immer machen kann, auch wenn ich mal verletzt bin. Damals kam mir nie in den Sinn, dass Rückenschmerzen während einer sitzenden Tätigkeit extrem herausfordernd sein könnten. Ich war mir eigentlich nicht bewusst, wie schwierig es ist, mit massiven Schmerzen im Büro zu sitzen, bis es so weit war. Ein Beispiel: Ich wurde von einer Zeitarbeitsfirma in einer Teilzeitstelle im Büro eingesetzt, mit einem Team von sehr unterschiedlichen Mitarbeitenden. Ein Mitarbeiter war narzisstisch angehaucht und damit für mein Seelenheil eine große Herausforderung. Zum Teil war er supersympathisch, aber es gab auch unglaublich cholerische Momente, Momente, die mir wirklich Angst machten. Mein ganzer Körper erstarrte oftmals in seiner Anwesenheit. Er erweckte alte Ängste, die sowieso schon in mir schlummerten und aus einer schlichten Verspannung entstand eine unendliche Odyssee von Schmerzen, die sich sukzessive von einer Fibromyalgie bis zum Bandscheibenvorfall verschlimmerten. Nachdem die Ärzte mit Kortisonspritzen nicht weiterkamen und die mehrfachen physiotherapeutischen Behandlungen nicht anschlugen, entschied ich mich dazu, selbst für mich in die Verantwortung zu gehen.

Vielleicht kennen Sie es auch von sich, dass Sie Schmerzen haben, die immer wiederkommen, egal was Sie tun. Selbstverständlich sind diese sehr häufig darauf zurückzuführen, dass wir in der westlichen Welt unseren Büroalltag zum Großteil im Sitzen verbringen. Deshalb werde ich in diesem Buch auch gezielt auf Impulse und Programme eingehen, die diesem Lebensstandard entgegenwirken. Zusätzlich werden Impulse hineinfließen, die mir persönlich ganz besonders gut geholfen haben. Aus meiner Perspektive sind die emotionalen Zustände, in denen wir uns befinden, nicht zu unterschätzen. Die Emotionen schlagen direkt auf unsere Gesundheit. Vor allem, wenn Herzensthemen uns belasten, ist der Rücken betroffen. Traurigkeit, alles allein machen zu müssen, unausgesprochene Konflikte und andere Themen machen uns zu Leidtragenden. Warum das so ist beziehungsweise wie man dagegenwirken kann, erläutere ich in diesem Buch.

Spüren Sie die im Alltag reduzierte Lebensqualität? Wenn Sie Verspannung und Schmerzen wahrnehmen, empfehle ich Ihnen, mehr Bewegung in Ihren Alltag zu integrieren. Wenn Sie feststellen, dass Wärmezufuhr nicht mehr hilft und dass Sie möglicherweise Taubheitsgefühle spüren, dann ist es sogar an der Zeit, einen Arzttermin auszumachen. Ich spreche von den Beschwerden im Rücken, die sich von Verspannungen bis hin zu Schmerzen und Taubheitsgefühlen entwickeln können und in verschiedene Bereiche des Körpers hineinstrahlen. Die Schmerzen im oberen Rücken und in der Brustwirbelsäule strahlen in Hände oder Arme, die Spannungen im unteren Rücken strahlen in die Beine oder Füße aus. Viele meiner Kunden klagen über Schmerzen im Hinterkopf und Nacken.

Es ist aber nicht nur die sitzende Tätigkeit, die uns aus dem Gleichgewicht bringt, sondern auch einseitige Belastungen wie langes Stehen in einer zudem noch möglichen Fehlhaltung.

Die Kombination von Atemübungen, Yogapraxis, Akupressur, Meditation und der darauf basierenden Yogaphilosophie, die auf positiver Psychologie beruht, hat mir persönlich enorm geholfen. Sie hat mich dabei unterstützt, wieder in meine Mitte zu finden, Klarheit bei persönlichen und privaten Entscheidungen zu gewinnen, mein Selbstvertrauen in der beruflichen und privaten Kommunikation zu stärken, meinen persönlichen Lebensweg zu erkennen und zu beschreiten sowie meine finanzielle Situation zu verbessern. Dies hat dazu geführt, dass ich heute viel besser in der Lage bin, mich zu entspannen. Die Entspannung war für mich der wesentliche Schritt, der mich aus den Schmerzen geholt hat.

Veränderung beginnt im Alltag

Es ist mir wichtig, dass Sie unmittelbar beginnen, erste Fortschritte bei sich wahrzunehmen. Also starten wir direkt mit ein paar Impulsen, um diese sofort in Ihren Alltag zu integrieren. Es kann nämlich manchmal eine Herausforderung sein, die genauen Ursachen Ihrer persönlichen Rückenschmerzen zu identifizieren. Sobald Sie jedoch die Ursache kennen, wird es natürlich einfacher sein, diesen in Zukunft vorzubeugen. Wir fangen also sofort damit an, das Ruder in die Hand zu nehmen und ein paar kleine Änderungen in Ihren alltäglichen Gewohnheiten umzusetzen.

Wenn Sie Schmerzen im unteren Rücken haben, können Sie zu Beginn vielleicht beim Schlafen ein Kissen unter Ihren Knien positionieren. Häufig ist es so, dass Schmerzen im unteren Rücken aufgrund einer Verkürzung im Hüftbeuger verursacht werden. Wenn Sie ein Kissen unter die Knie legen, wird der untere Rücken erstmal entlastet. Langfristig ist es aber wichtig, dass wir diese Verkürzung auflösen. Wie dies möglich ist, werden wir im späteren Verlauf im Kapitel »Yoga und Akupressur« (Seite 58) erläutern.

Bewegung wird Ihnen guttun, deshalb sollten Sie gleich mit einem kurzen fünfminütigen Flow beginnen. Jeden Morgen bietet sich die perfekte Gelegenheit, um energiegeladen in den Tag zu starten. Einfach eine kurze Sequenz auf Ihrer Matte absolvieren, kurz bevor Sie duschen. Sie finden einige fünfminütige Sequenzen in unserem Onlineprogramm (Seite 229), das Ihnen kostenlos zur Verfügung steht.

Lassen Sie sich fotografieren, während Sie in Ihre Arbeit vertieft am Schreibtisch sitzen. Oftmals nehmen wir zu Beginn eine aufrechte Sitzposition ein. Aber wie sieht Ihre Haltung nach 20–30 Minuten aus? Die optimale Haltung sieht so aus: Die Füße befinden sich unter den Knien, die Hüfte ist in Linie mit den Schultern, der Kopf ist über der Hüfte positioniert. Die Arme bilden einen rechten Winkel, die Schultern sind vollkommen entspannt, und die Ohren befinden sich direkt über den Schultern. Ihr Kinn ist leicht in Richtung Brust geneigt, der Hals gestreckt. Schauen Sie, dass Sie Ihren Bildschirm wirklich auf Augenhöhe positionieren. Ihre Haltung ist im Alltag aufgerichtet und bequem. Ganz gleich, was Sie gerade tun, sei es das Abendessen, das Zähneputzen oder das Autofahren – all dies bietet Gelegenheiten für einen inneren Body Scan, um zu überprüfen, wie Ihre Körperhaltung ist.

Wie heben Sie einen Koffer oder Wasserkasten? Heben Sie Ihre Last wirbelsäulengerecht, indem Sie sich mit einem langen, gestreckten Rücken und leicht gebeugtem Becken nach vorne bewegen. Ziehen Sie den Bauchnabel dabei in Richtung Wirbelsäule, um ein leichtes Doppelkinn und einen langen Hals zu haben. Wenn Sie eine schwere Last heben, machen Sie dies bewusst und aktivieren Sie Ihre Bauchmuskulatur, um Ihren Rücken zu stabilisieren. Wenn Sie sehr starke Schmerzen im Rücken haben, lassen Sie sich helfen oder sorgen Sie dafür, dass Sie mit einem Trolley oder Ähnlichem einkaufen gehen.

Vielleicht möchten Sie am Abend auch noch eine kleine fünfminütige Yogasequenz in Ihre Abendroutine integrieren? Damit können Sie einseitigen Belastungen des Tages ganz bewusst entgegenwirken. Sie strecken und dehnen zudem Ihren Körper, um sicherzustellen, dass individuelle Verspannungen sich lösen können.

Selbstreflexion ist der Anfang

Kennen Sie Ihre persönliche Situation? Es ist Zeit für einen kleinen Moment der Selbstreflexion. Das ist ein Kernelement der Yogaphilosophie. Es geht um Svatjaya. Svatjaya bezieht sich auf die Fähigkeit zur Selbstbeherrschung und Selbstkontrolle, bei der man seine eigenen inneren Wünsche und Triebe überwindet, um geistige und spirituelle Ziele zu erreichen. Es bezeichnet die Herrschaft über das eigene Selbst und die Befreiung von den Begrenzungen der eigenen Natur. Wie ist Ihr Status quo? Leben Sie das Leben, das Sie sich wünschen? Es ist sehr wichtig, in welchem Modus Sie gerade sind. Darum geht es jetzt.

Wenn es etwas in Ihrem Leben gibt, mit dem Sie nicht ganz zufrieden sind, zieht sich Ihr Herz unbewusst zurück, ohne dass Sie dies wahrnehmen. Ein permanentes Gefühl von Traurigkeit schwebt wie ein Schatten über Ihrem Körper. Das Ziel des Yoga ist es, uns der bisher unbewussten Aspekte unseres Selbst bewusst zu werden und sie in unser Bewusstsein zu integrieren. Und dafür ist Selbstreflexion essenziell. Ich persönlich habe an meinem Körper wahrgenommen, dass ich chronische Schmerzen hatte, und erst nach langer Zeit der Selbstbeobachtung wurde mir klar, dass ich mich häufig aufgeopfert habe, um anderen Menschen zu gefallen oder um ihre Ablehnung zu vermeiden. Ich habe mir selbst nicht die volle Wahrheit gesagt und das hat mich, ohne dass ich mir das zugestehen konnte, wirklich wütend gemacht. Ich habe mich und meine Gefühle unterdrückt, denn es gehört sich als Frau ja nicht, wütend herumzutrampeln. Dieses Gefühl der Wut geht nicht spurlos am Körper vorbei. Der Körper zieht sich zusammen, diese Energie kann man mit einem Gewitter vergleichen. Die Energie strahlt von innen auf den Körper, schlägt auf ihn ein und das führt dazu, dass die Hülle des Körpers von den Schlägen der Wut und der Energie, die aus dem Inneren kommen, sukzessive verhärtet. Der Körper baut von innen heraus einen Schutz der Härte auf. Dieser Schutzpanzer schmerzt mit der Zeit wirklich sehr. Chronische Schmerzen entstehen genau auf diese Weise.

Wenn Sie eine persönliche Mission oder ein eigenes Ziel haben, dem Sie leidenschaftlich nachgehen, verringern Sie das Risiko, sich selbst aufzuopfern. Sie haben Ihr eigenes Ziel, ein Ziel, das Sie selbst verfolgen. Die Frage ist: Was ist Ihr Ziel? Wo sehen Sie sich heute in zwei Jahren? Und welche Maßnahmen sind Sie bereit zu ergreifen, um dies zu erreichen? Reflektieren Sie über Ihre Arbeit: Führen Sie eine Tätigkeit aus, die Sie innerlich erfüllt? Haben Sie in Ihrem Alltag Zeit, um sich selbst zu verwöhnen? Ich gönne mir an einem Tag in der Woche bewusst Zeit für mich. Das ist mein »Me-Day«, da habe ich Termine mit Mentoren oder ich gehe zur Massage, zum Friseur oder zur Kosmetikerin. Es ist einfach mein hundertprozentiger Verwöhn-Tag. Ein Tag, an dem die Ausatmung länger ist als die Einatmung. Ein Tag, an dem ich mir selbst der wichtigste Mensch bin. Ein Tag für Herzensgespräche und schöne Spaziergänge. Und dieser Tag wird allein von mir gesteuert. Ich bin die Regisseurin meines »Me-Days«. Wann hatten Sie das letzte Mal einen solchen Tag für sich? Reflektieren Sie.

Wie sieht Ihr Alltag aus? Haben Sie schöne Momente für sich? Für diese Selbstreflexion lade ich Sie ein, sich einmal aufzuschreiben, was Ihnen guttun würde. Machen Sie sich fünf Minuten lang Gedanken und listen Sie Ihre Wohlfühlmomente auf. Nehmen Sie sich dann nochmals fünf Minuten Zeit und reflektieren Sie, wofür Sie dankbar sind, was Sie in Ihrem Alltag als besonders schön erlebt haben. Schreiben Sie sich mindestens drei Punkte auf. Nehmen Sie wahr, wie es sich anfühlt, feststellen zu können, dass es Dinge in Ihrem Leben gibt, die wirklich gut gelingen. Gibt es Menschen in Ihrem Leben, die Ihnen sehr wohlgesinnt sind? Wofür sind Sie dankbar? Und so, wie wir in unserem Alltag oft den Fokus auf unschöne Momente legen, ist es auch bei Schmerz. Wenn wir Schmerzen im Körper haben, kann es schnell passieren, dass wir unseren kompletten Fokus auf eben diese Beschwerden legen. Nichtsdestotrotz gibt es bestimmt ganz viele Körperteile, die vollkommen schmerzfrei sind. Sie haben es verdient, gesehen zu werden. Wofür sind Sie dankbar?

In der Yogapraxis legen wir großen Wert auf unser Mindset, auf unser Gedankengut. Unsere Gedanken werden mithilfe der Meditation gesteuert und beobachtet. Darum geht es jetzt. Sie lernen, Ihre Art des Denkens zu beobachten. Gleichzeitig nehmen Sie auch hier das Ruder in die Hand und prüfen, was Sie verändern möchten. Es folgt eine geführte Meditation, die Sie jederzeit auch in unserer App genießen können. Die Selbstreflexion ist essenziell für Ihr Glück, und Ihr Glück ist das Fundament für einen gesunden Rücken.

Meditation

Meditation fördert mentale Klarheit, emotionale Ausgeglichenheit und Stressreduktion, indem sie einen Zustand der Achtsamkeit und inneren Ruhe schafft, der das Wohlbefinden steigert und die kognitive Funktion verbessert.

Ganzheitliche Schüttel-Meditation

Für die Schüttel-Meditation lade ich Sie ein, eine wundervolle, erdige Trommelmusik (Osho-Drums) einzulegen. Spüren Sie, wie die Musik und die Energie der Musik in Ihren Körper hineinfließen, und folgen Sie den Impulsen, die Ihr Körper durch diese Musik bekommt. Wippen oder trommeln Sie leicht mit Ihren Füßen und spüren Sie das Zittern und Vibrieren dieser Bewegung im gesamten Körper, von den Beinen, über den Rumpf, in die Wirbelsäule, die Schultern, die Arme, die Hände und den Kopf. Schütteln Sie alles raus, geben Sie sich ganz der Musik hin, schütteln Sie Ihren ganzen Körper. Führen Sie die Schüttel-Bewegungen gerne so lange aus, wie es sich für Sie gut anfühlt.

Rücken-Meditation zur Neuprogrammierung

Herzlich willkommen zur Meditation, die Ihnen dabei helfen soll, Ihren individuellen Weg zum inneren Glück wirklich zu leben und zu erfahren. Diese Meditationseinheit unterstützt Sie dabei, die Person zu werden, die Sie sich zu sein wünschen. Sie führen ein sinnvolles und erfüllendes Leben, indem Sie zuerst alles integrieren, was Sie sich wünschen. Sie sind nun bereit, sich selbst zur Priorität zu machen und sich als Hauptakteur in Ihrem Leben zu betrachten. Sie sind die wichtigste Person für sich selbst. Alles andere ist jetzt gleichgültig. Sie spüren regelrecht, wohin Ihre persönliche Energie fließen möchte. Ihr Weg führt Sie dazu, dass Sie viel mehr Gutes für die Welt und Ihre Mitmenschen bewirken können. In Ihrer Kraft werden Sie mehr Reichweite, mehr Einfluss und mehr Gutes erzielen. Die Freude am Leben, bei der Arbeit, im Privatleben, im Freundeskreis und bei den Hobbys wird für Sie unendlich größer sein. Das Ziel dieser Übung ist es, Ihre innere Energie nach außen zu bringen, damit sie im Fluss ist. Fühlen Sie, tauchen Sie ein, in die Hülle Ihres Körpers.

Fangen wir direkt an.

Konzentrieren Sie sich auf Ihre Atmung, spüren Sie bewusst Ihren Körper und lassen Sie los. Weiten Sie sich aus, von den Füßen bis zum Nacken. Fühlen Sie sich geerdet und verbunden. Nutzen Sie Ihr inneres Mantra: »Ich bin.« Atmen Sie tief ein und spüren Sie die Lebendigkeit in jeder Zelle. Im Stehen fühlen Sie die Verbindung zum Boden, im Sitzen oder Liegen lassen Sie sich von der Erdanziehungskraft tragen. Fokussieren Sie sich auf Ihren Körper, atmen Sie bewusst und spüren Sie die Lebendigkeit in Bewegung. Lassen Sie die Energie von unten nach oben und von oben nach unten fließen. Ihr Atem wird zum Fluss lebendiger und reinigender Energie. Spüren Sie die Leichtigkeit und die Gefühle in Ihrem Körper. Legen Sie Ihre Hände an Stellen, die besonders lebendig sind, und nehmen Sie die Weite wahr. Vertiefen Sie die Atmung und stellen Sie sich Fragen zu einem gesunden, entspannten Rücken. Lassen Sie Gedanken und Gefühle zu, erkunden Sie, was Sie brauchen. Visualisieren Sie einen Zustand vollkommener Gesundheit und spüren Sie, wie sich das auf Ihr Leben auswirken würde. Fragen Sie sich, was Sie tun können, um in die Heilung zu kommen. Sie haben bereits den ersten Schritt getan, indem Sie das Buch erworben haben. Jetzt geht es darum, Theorie in Praxis umzusetzen. Stehen Sie zu sich selbst, finden Sie Ihre innere Balance und stellen Sie sich Ihren Herausforderungen und Beschwerden. Atmen Sie tief ein und aus, nehmen Sie wahr, wie Sie sich fühlen. Erlauben Sie Ihren Gefühlen, frei zu fließen, und beantworten Sie Impulsfragen zu Ihrer Gesundheit und Ihrem authentischen Selbst. Sie sind sich bewusst, dass Sie Ihr Leben eigenverantwortlich gestalten können. Nutzen Sie Ihre Selbstheilungskräfte und sehen Sie sie als Ihr persönliches Werkzeug. Spüren Sie die Effektivität dieses Werkzeugs, ergreifen Sie aktiv die Kontrolle über Ihr Leben und erleben Sie Vitalität in jeder Zelle Ihres Körpers.

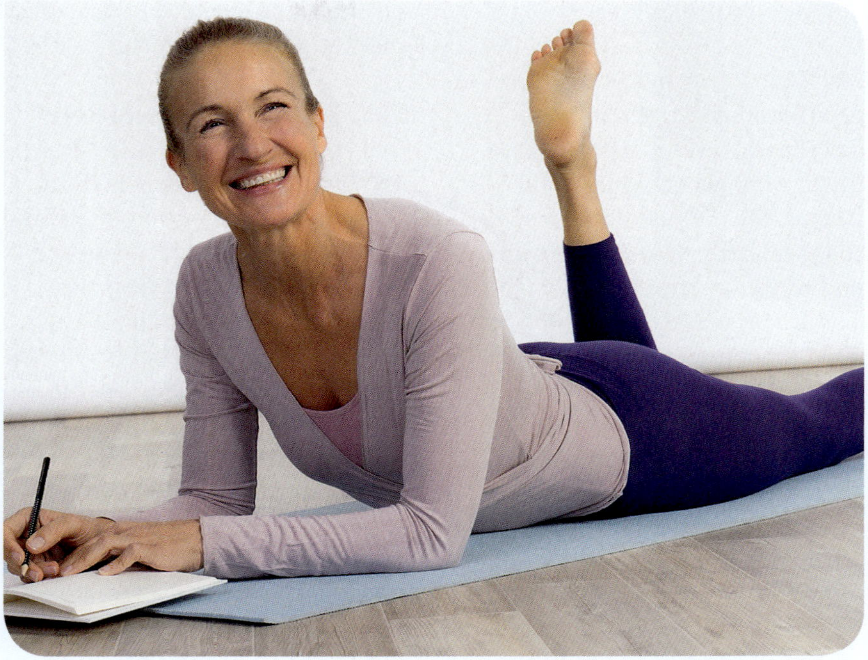

Abschließend reflektieren Sie über Ihre Rückenschmerzen, identifizieren Ursachen und analysieren, was Ihr Körper Ihnen zeigen möchte. Schreiben Sie auf, wie diese Schmerzen mit Ihrer Vergangenheit verbunden sind und welche Erkenntnisse Sie gewonnen haben. Teilen Sie Ihre Botschaften und stehen Sie für etwas in der Welt. Lassen Sie Ihre Gefühle fließen und genießen Sie die Reise zu sich selbst.

Wenn der Rücken leidet

Mit diesem Buch möchte ich Sie dazu bevollmächtigen, selbst in die Verantwortung zu gehen. Yoga berührt uns auf verschiedenen Ebenen. Mit der Atemtechnik sprechen wir unser Nervensystem an und können es sowohl aktivieren als auch beruhigen. Mit der Meditation programmieren wir uns regelrecht für eine neue Absicht und wir erkennen aus der Außenschau, wenn unsere Gedanken in die falsche Richtung gehen und uns möglicherweise Schaden zufügen.

Negative Gedanken können Schmerzen verursachen, doch körperliches Ungleichgewicht spielt ebenfalls eine Rolle. Hier setzt die Yogapraxis an, indem sie sanft die Kraft und Beweglichkeit im Rücken fördert. Durch bewusste und achtsame Praxis stärken wir Selbstmitgefühl und bewusstes Atmen und lösen Spannungen. Die bewusste Anpassung der Atmung beruhigt innerlich, entspannt Muskeln und bringt Unbewusstes ans Licht. Die Auflösung von Herzspannungen ermöglicht eine aufrechte Wirbelsäule. Achtsame Praxis kann Stress abbauen, Ängste lösen und zur Linderung von Depressionen beitragen. Es gibt zahlreiche Yogaformen (Seite 34), jede mit eigenen Vorteilen. Ich empfehle Ihnen, diejenige Form zu wählen, die momentan am besten zu Ihnen passt und am meisten guttut.

Yin Yoga erhöht die Beweglichkeit und entspannt die Seele, bei dieser Form verweilen Sie zwei bis fünf Minuten in einer jeweiligen Übung, in völlig entspannter Haltung und lassen alles los. Der Gegenpol ist Vinyasa Yoga, das auch im Westen sehr bekannt und beliebt ist. Hierbei wechseln Sie nach jedem Atemzug in eine neue Übung. Vinyasa kann dadurch sehr dynamisch sein, was bei einer unsicheren Technik eine gewisse Verletzungsgefahr in sich birgt. Ein absolut heilsamer Mittelweg ist der Klassiker Hatha Yoga. Hier verweilen Sie eine gewisse Zeit in dem jeweiligen Asana und der Körper wird sowohl gekräftigt als auch gedehnt. Damit bauen Sie das Fundament für eine gute Technik auf. Es geht darum, achtsam und bewusst in die Haltung hineinzugleiten, in ihr zu verweilen und zu spüren, welche Gefühle aufkommen. Die Atmung dabei wahrzunehmen, zu spüren, wie Sie tiefer in ein Asana hineintauchen, zu bemerken, ob irgendwelche Widerstände kommen, ob Emotionen auftauchen, ob Fluchtimpulse erscheinen … und mit all dem zu arbeiten, was geschieht.

Verletzungen entstehen oft durch übermäßigen Ehrgeiz und Ignorieren persönlicher Grenzen. Im Yoga lernt man, diese Grenzen zu spüren und den inneren Widerstand zu erkennen. Die Fähigkeit zur Differenzierung ermöglicht es, Körper, Geist und Seele als Einheit zu behandeln. Mit Übung kann diese Erkenntnis auch außerhalb der Yogamatte angewandt werden. Sie werden feststellen, wie Sie im Alltag manchmal über Ihre Grenzen gehen und sich dabei innerlich anspannen, was zu langfristigen Rückenschmerzen führen kann.

Dank Ihrer Yogapraxis können Sie dies frühzeitig erkennen und langfristig vermeiden. Wenn Sie auf der Yogamatte sind und in die Vorbeuge abtauchen und Ihre Füße nicht berühren können, legen Sie sich einen Yogablock als Hilfsmittel vor die Füße. Genauso können Sie sich auch in Ihrem Alltag Hilfe holen. Sie müssen nicht überall und in jedem Bereich perfekt sein. Vielleicht möchten Sie sich Unterstützung im Haushalt oder bei der Gartenarbeit holen. Lassen Sie sich unterstützen und ändern Sie Ihre Asanas, sprich Ihre Übungen, so ab, dass sie Ihnen Freude bereiten. Vielleicht möchten Sie zusätzlich zu diesem Buch das dazugehörige Onlineprogramm (Seite 229) oder einen Yogalehrer an Ihrer Seite haben. Es gibt unglaublich viele wundervolle Kurse und Yogalehrer. Auf meiner Homepage habe ich einige Lehrende samt ihrem Standort aufgelistet. Die

Korrekturhinweise eines Yogalehrers schulen Ihren Körper für ein neues Yogabewusstsein.

Aller Anfang ist schwer

Aller Anfang ist schwer, wer kennt das nicht? Sie waren einst sportlich, aktiv und nach dem letzten Urlaub oder grippalen Infekt haben Sie den Wiedereinstieg versäumt. Es vergingen Tage, Wochen und Monate. Sie stehen morgens auf und der Rücken tut richtig weh? Wie soll das heute im Büro funktionieren? Der Nacken ist verspannt, der untere Rücken klemmt. Jetzt die Motivation für eine Praxiseinheit zu finden ist schwer. Der innere Schweinehund bellt laut »Schone dich lieber noch einen Tag, nächste Woche dann«.

Meine Empfehlung: Scannen Sie Ihren Körper und finden Sie heraus, was wirklich Sache ist. Wenn Sie Ihre Herausforderungen und Beschwerden genau unter die Lupe genommen haben und Ihren jetzigen Status quo kennen, wird es ein leichtes Spiel sein, ein perfekt zugeschnittenes Programm zusammenzuzaubern. Sie sind sich selbst der beste Trainer. Niemand kennt Sie so gut, wie Sie sich selbst kennen. Nehmen Sie sich Zeit für sich. Wie das geht? Darum geht es auf den nächsten Seiten.

Wie stehe ich?

Zuerst geht es darum, wie Sie »dastehen« – Ihre äußere und innere Haltung in Bezug auf das Leben, die Arbeit und sich selbst. Es ist wichtig zu erkennen, ob Sie sich verbiegen oder sich anpassen. Diese Haltung kann sich körperlich, zum Beispiel als Skoliose oder schiefer Hals, zeigen. Selbstsorge und die Entwicklung neuer Haltungen, sowohl körperlich als auch emotional, erfordern Selbstreflexion und Bewusstsein. Yoga kann dabei helfen, die Balance zwischen Körper und Geist herzustellen. Die Arbeit an der körperlichen Haltung allein führt jedoch zu Rückfällen in alte Muster. Es ist unvermeidlich, die inneren Überzeugungen und Ursachen genauer zu betrachten. Die geistige Verfassung spiegelt sich in der körperlichen Haltung wider, was psychosomatische Beschwerden wie Nacken- und Rückenschmerzen hervorrufen kann, wenn Sie überlastet und gestresst sind. Prävention ist dabei entscheidend, um solche Zustände zu vermeiden.

Nehmen Sie sich immer wieder Zeit und schauen Sie, wo und wie Sie (da)stehen.

Für jedes Problem, für jede Herausforderung und Beschwerde gibt es in der Regel eine Lösung. Sie haben Ihr Leben selbst in der Hand, lenken Sie Ihr Leben, damit es Ihnen gutgeht. Übernehmen Sie die Verantwortung für Ihr Leben und ändern Sie Situationen, die Ihnen nicht guttun.

Reflektieren Sie über folgende Impulse: Reflektieren Sie, wie viel Zeit Sie mit Ihren Liebsten verbringen, Unterstützung erhalten und sich entspannen. Prüfen Sie den Druck im beruflichen Umfeld und Ihre Selbstbestimmtheit. Überlegen Sie, wie abwechslungsreich Ihr Leben ist und ob Ihre Grundbedürfnisse erfüllt sind. Diese Fragen können Erkenntnisse bringen. Wo wünschen Sie sich Veränderung und wie können Sie diese herbeiführen? Welche Hindernisse könnten auftreten und wie gehen Sie mit ihnen um?

Äußere Einflüsse haben eine unglaubliche Macht auf unsere Körperhaltung und damit auf unsere Muskulatur. Wie würden Sie sich selbst betrachten? Haben Sie eine starke Haltung oder leiden Sie unter einer Haltungsschwäche? Es gibt tatsächlich eine objektive Herangehensweise, um dies zu erkennen: Strecken Sie Ihre Arme in der Berghaltung im Stand nach vorne aus, sodass die Hände auf Schulterhöhe positioniert sind. Wenn Sie nach ein bis zwei Minuten Beschwerden spüren, spricht man schon von einer Haltungsschwäche, was natürlich das Fundament einer Fehlhaltung ist. Diese Fehlhaltung haben wir dann sowohl im Sitzen als auch im Stehen und diese Fehlhaltung kann langfristig Schmerzen verursachen.

Bekannte Fehlhaltungen wie die seitliche Skoliose, der Rundrücken (Kyphose) und das Hohlkreuz (Hyperlordose) sind selten angeboren, sondern resultieren aus langfristigen falschen Belastungen. Die frühzeitige Korrektur ist entscheidend, da sich der Körper an diese Haltungen anpasst und die Muskulatur falsch beansprucht wird. Die berufliche Situation beeinflusst maßgeblich Fehlhaltungen und Haltungsschäden. Die sitzende Tätigkeit im Auto und im Büro hat sich zur Normalität entwickelt, was zu Rückenschmerzen führen kann. Es ist wichtig, diese Einstellung zu ändern und Strategien zu finden, um Ausgleich zu schaffen. Regelmäßige Bewegung, wie eine kurze Yogaeinheit vor der Arbeit oder in der Mittagspause, kann helfen, die negativen Auswirkungen der sitzenden Tätigkeit zu minimieren.

Ändern Sie Ihre Gewohnheiten, bevor Beschwerden in Hüfte, Rücken, Schultern und Nacken zu stark werden. Schnelle Korrekturen sind eine Illusion; eine langfristige Yogapraxis zahlt sich aus. Bleiben Sie dran, nutzen Sie erste Verbesserungen als Motivation. Bedenken Sie, über welchen Zeitraum sich eine Fehlhaltung eingeschlichen hat – Korrekturen dauern mindestens genauso lange. Faszien benötigen etwa sechs Monate für eine dauerhafte Anpassung an neue Gewohnheiten. Die Zeit spielt für Sie, wenn Sie mit der Zeit mitspielen. Gesunde Gewohnheiten sind entscheidend, und es liegt an Ihnen, diese in Ihren Alltag zu integrieren – morgens, mittags, zwischendurch oder abends. Es ist Ihre Zeit und Ihre Entscheidung.

Für eine kleine Bestandsaufnahme lade ich Sie nun herzlich ein, die folgenden Fragen zu beantworten.

Eine kleine Analyse des Rückens:

- Wo genau sind Ihre entwicklungsfähigen Stellen?
- Haben Sie eine vorgebeugte Haltung?
- Haben Sie eine gedrehte Körperhaltung?
- Haben Sie ein Hohlkreuz?

Viele Beschwerden, die sich im Rücken äußern, betreffen auch die Hüften.

Eine kleine Analyse der Hüften:

- Haben Sie einen Beckenschiefstand?
- Eine Beckenkippung nach hinten oder nach vorne?
- Haben Sie eine Beckenverdrehung?

Eine Einengung im Becken kann das Gefühl auslösen, verschieden lange Beine zu haben. Deswegen ist es wichtig, Mobilität in der Hüfte zu generieren.

Eine kleine Analyse des Körpers:

- Haben Sie Beschwerden bei Bewegungen des Nackens?
- Wie ist die Mobilität der Halswirbelsäule?
- Wie beweglich sind Ihre Schultern?
- Haben Sie Schmerzen bei der Innen- oder Außenrotation der Arme?
- Ist es unangenehm, eine Innen- oder Außenrotation der Beine durchzuführen?
- Wie ausgeglichen sind Ihre Füße?
- Krallen Sie mit den Zehen, haben Sie einen Hammerzeh?
- Oder ein Hallux valgus?

Auch wenn sich dieses Buch primär auf das Thema Rückengesundheit fokussiert, so achtet Yoga immer auf einen ganzheitlichen Ansatz. Beschwerden in den Füßen oder in der Hüfte übertragen sich immer auf den Rücken. Deshalb dürfen Sie nicht ausschließlich die Rückenmuskulatur unter die Lupe nehmen. Mit diesem Buch bearbeiten wir den gesamten Körper. Ich werde natürlich gezielter auf den Bereich Rücken eingehen und ab und an dezent darauf hinweisen, dass meine anderen drei Bücher den

Fokus auf Füße, Schulter, Nacken, Kiefer oder unteren Rücken, Becken und Hüfte richten.

Die Symptome in der Halswirbelsäule wirken sich bereits bei Kindern aus, besonders wenn sie mit schweren Schulranzen zur Schule gehen und den Tag im Sitzen verbringen. Im Büroalltag nimmt die Haltung eine ähnliche Form an, wobei der Kopf weiter nach vorne geneigt ist als die Schultern, und man in einer gekrümmten C-Form sitzt. Dies führt zu einem Rundrücken, verkürzter Bauchmuskulatur und geschwächtem Rückenmuskel. Die Schultern sind in einer Fehlhaltung, die langfristig zu Gelenkarthrose führen kann. Rundrücken, Hohlkreuz oder Beckenschiefstand spiegeln ein Ungleichgewicht zwischen verkürzter und zu schwacher Haltung wider, betroffen sind vor allem Muskeln. Durch Yoga-Asanas auf der Matte können diese Ungleichgewichte bearbeitet werden. Eine klare Diagnose durch einen Orthopäden hilft, den Fokus auf besondere Bereiche zu legen, die dann durch ein Mini-Yogaprogramm verbessert werden können. Beginnen Sie mit kleinen Sequenzen, um Überforderung zu vermeiden, und erhöhen Sie die Intensität mit der Zeit. Die Erkenntnis über die eigene Fehlhaltung ist der erste Schritt zur Verbesserung.

Kann Yoga heilen?

Wenn ja, wie genau soll das denn funktionieren? Sehr viele gesundheitliche Beschwerden im Rücken entstehen durch Überforderung – auf emotionaler wie auch körperlicher Ebene. Durch die Yogapraxis wird der Mensch auf der körperlichen Ebene fitter, die Muskulatur wird straffer, die Wirbelsäule richtet sich auf. Vor allem die Kompression im Brustkorb beeinflusst gesundheitliche Symptome in der Rückenpartie, diese entstehen zusätzlich aufgrund der gestressten flachen und schwachen Atmung. Auch deswegen ist Yoga dank seiner Atemtechniken so hilfreich. Bei der tiefen Atmung werden der Brustkorb und der Rippenkäfig ausgedehnt, mit der Ausatmung entspannt sich dieser Bereich komplett.

Ich persönlich setze Yoga wie eine Medizin ein. Wenn ich das Gefühl habe, dass mein Brustkorb eingeengt ist, entscheide ich mich zuerst für Yoga, bevor ich auf mein Asthmaspray zurückgreife. Eine Pranayama-Sequenz oder eine bewusste Vinyasa-Einheit wirken bei mir wie Antidepressiva. Selbstverständlich dürfen wir als Yogalehrende kein Heilversprechen aussprechen. Yoga unterstützt dabei, sich zu entspannen und diese Entspannung kann dem Körper Raum und Zeit geben, Selbstheilungskräfte zu aktivieren. Daraus entspringen vielversprechende Erfolgsstatistiken.

Das Kind hat einen Namen – Rückenschmerzen verstehen

Lassen Sie uns ein bisschen in die Theorie und die Fakten von Rückenschmerzen eintauchen.

Rückenschmerzen lassen sich in spezifische und unspezifische Schmerzen unterteilen. Spezifische Rückenschmerzen haben eine Erkrankung oder Verformung der Wirbelsäule, entzündliche Muskel- oder Bindegewebskrankheiten oder andere Erkrankungen als Ursache (strukturell bedingt). Spezifische »Gründe« für Rückenschmerzen sind also z. B. Tumore, ein Ischias oder entzündliche Rückenschmerzen oder auch Knochenbrüche. Unspezifische Rückenschmerzen nennen Experten auch funktionelle Rückenschmerzen: Bei ihnen sind die Ursachen nicht erkennbar, und es handelt sich keinesfalls um chronische Schmerzen. Hierzu gehören muskuläre oder haltungsbedingte Schmerzen, Skoliose, Beckenschiefstand etc. Diese Schmerzen sind sozusagen gutartig.

Zudem können Schmerzen auch nach ihrer Dauer und dem Bereich, in dem sie auftauchen, klassifiziert werden.

Des Weiteren wird zwischen akut, subakut oder chronischen Schmerzen unterschieden. Akute Schmerzen dauern maximal sechs Wochen an. Wenn die Schmerzen länger anhalten, spricht man von subakuten Schmerzen. Spätestens jetzt sollten die Beschwerden ernstgenommen werden, bevor sie chronisch werden. Chronische Schmerzen liegen vor, wenn Sie sich seit etwa einem viertel Jahr damit plagen und die Schmerzen fast schon Normalität geworden sind. Sie können die Schmerzintensität selbst auf einer Skala von 1–10 bewerten.

Rückenschmerzen können sowohl akut als auch chronisch sein, so ist ein Bandscheibenvorfall oftmals das Ergebnis einer verschleppten chronischen Beschwerde. Schmerzen im oberen Rücken kommen häufig von klassischen sitzenden Tätigkeiten oder Spannungen im Brustkorb. Schmerzen in der Brustwirbelsäule haben ihre Ursache oftmals bei Atemwegsbeschwerden oder bei Beschwerden, die eher von weiter oben oder unten im Körper ausstrahlen. Die meisten gesundheitlichen Rückenbeschwerden betreffen den unteren Rücken, die Lendenwirbelsäule. Letztendlich ist es aber so, dass sowieso alles miteinander in Verbindung steht.

Da Beschwerden aber nicht nur den Körper, sondern auch den Geist belasten, möchten wir dem Leiden natürlich schnellstmöglich ein Ende setzen. Leider brauchen Veränderungen aber immer Zeit und da es bei Rückenschmerzen viel darum geht, Gewohnheiten zu ändern, müssen Sie rücksichtsvoll und geduldig mit sich sein. Zudem ist jeder von uns individuell und jeder Körper reagiert unterschiedlich (schnell) auf Veränderung. Gerade deshalb ist es auch sinnvoll, dass Sie die für sich passende Yogaform finden. Für manche ist eine Praxis mit kontrollierter und intensiver Atmung wichtig, anderen hilft eine Form mit viel Entspannungsübungen. Die einen schwören auf eine Power-Yogapraxis, andere auf Yin Yoga. Im Exkurs »Yogaformen« (Seite 34) erläutere ich die gängigsten Varianten in Kurzform.

Krankheitsbilder und passende Asanas

Rückenschmerzen manifestieren sich in unterschiedlichen Symptomen wie stechendem Schmerz, Taubheitsgefühlen, Ausstrahlung in die Beine und bewegungsabhängigen Veränderungen, die sich sowohl verschlimmern als auch verbessern können. In der medizinischen Praxis werden verschiedene Krankheitsbilder differenziert. In diesem Kapitel werde ich einige der häufigsten Krankheitsbilder ansprechen und Ihnen passende Asanas zur Linderung vorstellen.

Entspannung als Heilmittel

Chronische Schmerzen können dazu führen, dass wir nicht mehr richtig zur Ruhe kommen können. Daher möchte ich Ihnen drei Tipps an die Hand geben, mit denen Sie wieder in die Entspannung finden. Entspannung durch Yoga spielt eine enorme Rolle bei der Bewältigung von Beschwerden im Rücken. Durch die Yogapraxis haben wir den positiven Nebeneffekt, dass die Muskeln gedehnt werden, gleichzeitig werden sie gestärkt und können sich entspannen. Dies fördert die Durchblutung. Die Kombination aus Atemübungen und bestimmten Yogaübungen kann uns dabei unterstützen, nicht nur die Muskulatur, sondern auch den Geist zu beruhigen, und so unser Stresslevel senken. Das ist ein wesentlicher Faktor bei Rückenbeschwerden.
Durch eine sanfte Yogapraxis, wie wir sie im Yin Yoga (Seite 180) erleben, hilft, den unteren Rücken zu entspannen und die Flexibilität zu verbessern, ohne den Rücken übermäßig zu belasten.
Zusätzlich helfen Atemübungen. Gerade durch gezielte Atemübungen, zum Beispiel die Bauchatmung, können wir die Muskeln entspannen und den Körper beruhigen, was die Linderung von Schmerzen enorm beeinflusst.
Die Praxis mit Meditation und Achtsamkeitsübungen zu verbinden kann uns dabei unterstützen, den Geist zu beruhigen und Stress zu reduzieren. Ich erlebe immer wieder, wie dies einen direkten Einfluss auf die Rückenbeschwerden hat, da Stress eine große Rolle bei Muskelverspannungen spielt.
Achten Sie immer darauf, dass die Yogaübungen bei akuten Rückenbeschwerden vorsichtig und achtsam durchgeführt werden. Bei akuten Beschwerden oder Unsicherheit ist es empfehlenswert, sich mit einem Arzt oder Physiotherapeuten zu beraten oder einen Yogalehrer zu buchen, um die optimale Asanas für den individuellen Fall zu erhalten.

Der Bandscheibenvorfall

Ein Bandscheibenvorfall tritt auf, wenn der weiche, gelartige Kern einer Bandscheibe im Rückenmarkskanal austritt oder sich durch die äußere Hülle der Bandscheibe drückt. Die Bandscheiben befinden sich zwischen den Wirbeln der Wirbelsäule und dienen als Stoßdämpfer, um Stöße abzufedern und die Beweglichkeit der Wirbelsäule zu ermöglichen.

Ein Bandscheibenvorfall kann durch Alterungsprozesse, Verschleiß, übermäßige Belastung oder Verletzungen verursacht werden. Wenn der ausgetretene Bandscheibenkern auf Nervenwurzeln oder das Rückenmark drückt, kann dies zu verschiedenen Symptomen führen. Dazu gehören Schmerzen, Taubheitsgefühle, Kribbeln und Muskelschwäche im Bereich, der von den betroffenen Nerven versorgt wird. Die Symptome eines Bandscheibenvorfalls können je nach betroffener Region der Wirbelsäule variieren. In der Lendenwirbelsäule (Lendenbereich) kann beispielsweise ein Bandscheibenvorfall Schmerzen im unteren Rücken, Gesäß und Bein verursachen, während ein Bandscheibenvorfall im Halswirbelsäulenbereich (Halswirbel) Schmerzen im Nacken, Schultern und Armen hervorrufen kann.

Geeignete Übungen bei einem Bandscheibenvorfall:

- Heuschrecke (Seite 140)
- Brett (Seite 116)
- Berghaltung (Seite 76)
- gebundener Winkel
- Totenstellung (Seite 164)

Achten Sie darauf, liebevoll mit sich selbst umzugehen. Sie müssen keinen Wettkampf gewinnen, jetzt geht es darum, liebevoll und achtsam zu agieren.

Der Ischias

Der Ischiasnerv ist der längste Nerv im menschlichen Körper. Er verläuft vom unteren Rücken über das Gesäß und geht dann entlang der Beinrückseite bis zu den Füßen. Seine Hauptaufgabe besteht darin, Nervenimpulse zwischen dem Gehirn und den Beinen zu übermitteln, was uns erst ermöglicht, die Beine zu bewegen und Gefühlsempfindungen wahrzunehmen. Die Ischialgie, auch als Ischiasschmerz bekannt, bezieht sich auf Schmerzen, die im Verlauf des Ischiasnervs auftreten. Diese Schmerzen können durch verschiedene Ursachen ausgelöst werden, beispielsweise eine eingeklemmte oder gereizte Nervenwurzel, Bandscheibenprobleme, Muskelverspannungen oder Entzündungen des Nervs selbst. Der Ischiasschmerz wird oft als scharfer, stechender oder brennender Schmerz beschrieben, der sich vom unteren Rücken über die Beinrückseite, und teilweise bis zum Fuß, ausbreiten kann. Dabei kann die Schmerzintensität von leicht bis sehr stark variieren und auch von Taubheitsgefühlen oder Kribbeln begleitet sein.

Geeignete Übungen bei Ischias:

- Kobra (Seite 142)
- Berghaltung mit Rückbeuge (Seite 88)

Flachrücken und Hohlkreuz

Ein Flachrücken, auch als Hypokyphose bezeichnet, ist eine anatomische Abweichung in der Wirbelsäule, bei der die natürliche Krümmung der oberen Wirbelsäule, die als Kyphose bekannt ist, reduziert oder abgeflacht ist. Die normale Krümmung in der Brustwirbelsäule sorgt für eine leichte Rundung des Rückens nach vorne. Bei einem Flachrücken ist diese Krümmung weniger ausgeprägt, und die Wirbelsäule erscheint gerader als üblich. Dies kann zu verschiedenen Problemen führen, darunter Rückenschmerzen, eingeschränkte Beweglichkeit und Haltungsprobleme.

Geeignete Übungen bei einem Flachrücken:

- Kobra (Seite 142)
- Heuschrecke (Seite 140)
- Schulterbrücke (Seite 172)
- Happy Baby (Seite 170)

Ein Hohlkreuz, auch als Hyperlordose bekannt, ist eine anatomische Abnormalität der Wirbelsäule, bei der die Lordose, also die natürliche Krümmung im unteren Bereich der Wirbelsäule (Lendenwirbelsäule), übermäßig betont oder verstärkt ist. Die normale Lendenlordose sorgt für eine leichte Vorwärtskrümmung im unteren Rücken.

Bei einem Hohlkreuz ist diese Krümmung jedoch stärker ausgeprägt, was dazu führt, dass der untere Rücken übermäßig nach vorne gewölbt wird. Dies kann zu verschiedenen Problemen führen, darunter Rückenschmerzen, Bandscheibenprobleme, muskuläre Dysbalancen und Haltungsprobleme.

Geeignete Übungen bei einem Hohlkreuz:
- Sphinx (Seite 186)
- Heuschrecke (Seite 140)
- Kamel (Seite 138)
- Bogen (Seite 136)
- Krieger I (Seite 106)
- Kobra (Seite 142)
- Halbmond (Seite 120)
- Kindhaltung (Seite 126)

Skoliose

Skoliose ist eine seitliche Verbiegung oder Krümmung der Wirbelsäule, die oft mit einer Verdrehung der Wirbel einhergeht. Dies bedeutet, dass die Wirbelsäule nicht mehr gerade verläuft, sondern eine seitliche Krümmung bildet. Diese Veränderung der Wirbelsäulenform kann sich in verschiedenen Bereichen der Wirbelsäule manifestieren, einschließlich der Brustwirbelsäule (oberer Rücken) und der Lendenwirbelsäule (unterer Rücken).

Die Auswirkungen von Skoliose können von Person zu Person variieren. In milden Fällen verursacht Skoliose möglicherweise keine spürbaren Symptome oder Beeinträchtigungen. In schwereren Fällen kann es jedoch zu Rückenschmerzen, eingeschränkter Beweglichkeit, Asymmetrien im Schulter- oder Hüftbereich sowie in fortgeschrittenen Fällen zu Atemproblemen kommen.

Geeignete Übungen bei Skoliose:
- Berghaltung (Seite 76)
- Dreieck (Seite 98)
- Brett (Seite 116)
- Kindhaltung (Seite 126)
- Kindhaltung Variante 3 (Seite 126)

Freiheit im oberen Rücken mit voller Beweglichkeit

Beschwerden oder Schmerzen im oberen Rücken sind etwas, worüber 85 % meiner Kunden klagen. Aus meiner Erfahrung kommt dies daher, dass Beschwerden wie Hohlkreuz oder Skoliose sich auch auf den oberen Rücken übertragen. Wenn wir uns nach vorne neigen, um auf unser Handy zu schauen, bedeutet das nicht, dass der Kopf nach vorne unten fällt, sondern dass die Hals,- Nacken- und obere Rückenmuskulatur dagegenhalten muss. Das führt natürlich zu verspannten und überlasteten Muskeln.

Geeignete Übungen für den oberen Rücken:
- Berghaltung (Seite 76)
- Schulterkreisen (Seite 86)
- Katze-Kuh (Seite 124)
- Adlerarme (Seite 110)

Wie Sie mit Schmerz umgehen

Ich habe selten erlebt, dass jemand massive Schmerzen hat und gleichzeitig glücklich ist. Gibt es einen Zusammenhang zwischen Schmerz und Glück? Wenn ich nicht im Glück bin, welche innere Haltung begleitet mich? Wenn ich vermehrt nach vorne geneigt bin, die Schultern zusammengezogen habe, wie wirkt sich das physiologisch auf meinen Rücken aus? Ist es nicht so, dass ich den Ursachen meiner Rückenschmerzen näherkommen kann, indem ich die Hindernisse zu meinem persönlichen Glück unter die Lupe nehme?

Die Yogapraxis setzt sich mit den fünf Hindernissen des Inneren

Glücks auseinander: Anhaftung (Raga), Egoismus (Asmita), Abneigung (Devsha), Unwissenheit (Avidya), Selbsterhaltungstrieb (Abhinivesha). Diese Hindernisse dienen nicht als universeller Glücks-Fahrplan, sondern zeigen, wo Widerstände und Impulse auftreten können, die den Zugang zur inneren Freiheit behindern. Ziel ist es, in die innere Freiheit einzutauchen, ein Gefühl von Weite und innerer Harmonie zu erleben, unabhängig von äußeren Umständen. Vor dem Beginn der Praxis werden Selbstreflexionsfragen gestellt, um den Einfluss auf äußere Umstände und die wahrgenommenen Hindernisse für die innere Ausgeglichenheit zu erkennen. Die Hindernisse haben eine positive Absicht, indem sie Sicherheit bieten, können jedoch die wahre innere Authentizität verschleiern. Es wird betont, dass die Herausforderung darin besteht, diese Hindernisse zu erkennen, um die eigene Authentizität nicht zu verlieren.

In dem Moment, in dem wir Veränderungen anstreben, tritt oft eine innere Angst auf, wenn wir kurz davor stehen, die Komfortzone zu verlassen. Plötzlich fühlen wir uns müde und kraftlos. Die innere Stimme sagt: »Alles ist doch gut, wie es ist. Warum jetzt diesen Stress? Alles ausmisten, vieles wegwerfen?« Diese Energielosigkeit durchzieht plötzlich jeden Teil unseres Körpers – ist es Angst? Ja! Das Ego stößt hier auf das erste Hindernis, die Unwissenheit (Avidya). Vielleicht kennen Sie auch Situationen, in denen Sie Ihr volles Potenzial nutzen wollen, und plötzlich taucht die Frage auf: »Kann ich das überhaupt? Bin ich gut genug? Ich könnte mich blamieren!« Und wieder verharren Sie sicher in Ihrer Komfortzone. Alles scheint doch gut, wie es ist. Es wäre so schön, wenn alles im äußeren Leben nach unseren Vorstellungen verliefe. Doch wenn Dinge anders laufen als erwartet, erleben wir plötzlich ein Hindernis, das uns stoppt und Frustration auslöst. Besonders, wenn unsere Wünsche von äußeren Umständen abhängig sind, wie zum Beispiel bei einer Bewerbung, die trotz Einsatz und Hingabe in einer Absage endet. Hier tritt das zweite Hindernis, der Egoismus (Asmita), in Erscheinung.

Auf meinen Bildungsreisen, in denen ich über »Yoga als Präventionsmaßnahme gegen Stress« spreche, thematisiere ich ein weiteres Hindernis auf dem Weg zum Glück: Anhaftung (Raga). Dabei beziehe ich mich auf Ängste, die uns im Alltag begegnen und mit denen wir uns regelrecht angefreundet haben, ohne zu bemerken, wie sich unser Brustkorb dabei zusammenzieht. Viele dieser Ängste haben ihre Wurzeln in den Urängsten, die auf Erfahrungen aus der Kindheit zurückgehen. Es ist jedoch nicht zwingend erforderlich, ein großes Trauma erlebt zu haben, um Ängste zu entwickeln. Dennoch ist es wichtig, sich mit diesen Ängsten auseinanderzusetzen, und Yoga kann dabei unterstützen, in Verbindung mit sich selbst zu treten und zu erkennen, was man wirklich braucht. Es ist entscheidend, sich immer wieder vor Augen zu führen, dass der einzige konstante Faktor Wandel ist und dass wir die Fähigkeit zur Anpassung sowohl in beruflichen als auch persönlichen Bereichen besitzen. Wir sollten uns bewusst machen, dass wir trotz Veränderungen tief verwurzelt sind und sowohl Ablehnung als auch Veränderung bewältigen können. Wir sind immer für uns selbst da.

Ein weiteres Hindernis auf dem Weg zum Glück ist Abneigung (Dvesha). Wenn Sie sich für eine Veränderung entscheiden, können plötzlich Zweifel aufkommen, ob dies wirklich der richtige Weg oder die richtige Entscheidung ist. Hierbei geht es darum, die Zweifel genau zu analysieren. Erstellen Sie eine Pro-und-Contra-Liste, nehmen Sie Ihre Zweifel ernst, um sich selbst besser zu verstehen. Reflektieren Sie, tauschen Sie sich mit anderen aus, beobachten Sie sich selbst und hören Sie sich zu, während Sie sprechen. Manchmal kann man von der eigenen inneren Wahrheit überrascht sein. Zweifel können sich auch körperlich durch Anspannung zeigen, indem sie eine regelrechte Kontraktion im Brustkorb und ein seltsames Gefühl im Bauch erzeugen. Hören Sie genau hin, denn die Zweifel möchten Ihnen etwas mitteilen. Lassen Sie Zweifel nicht in sich einsperren, sondern gewähren Sie ihnen die Möglichkeit, Ihnen die Sicherheit zu geben, alles gründlich bedacht zu haben.

Ein weiteres Hindernis auf dem Weg zum Glücksgefühl und weg vom Schmerz ist der Selbsterhaltungstrieb (Ashinivesha). Wenn Schmerz aufkommt, neigen wir dazu, uns abzulenken – sei es durch sinnloses Essen ohne Hunger, das Greifen zum Smartphone zur Unterhaltung oder der spontane Impuls, das Haus zu verlassen. Diese Momente dienen oft der Ablenkung von innerer Anspannung, die möglicherweise nichts mit der aktuellen Gegenwart zu tun hat. Alte Gefühle der Traurigkeit können den Körper überfluten, und der Impuls, sich abzulenken, entsteht. Doch diese Energie aus vergangenen Gefühlen möchte eigentlich nur wahrgenommen werden. Es ist lohnenswert, sich die Zeit zu nehmen, einen Blick auf die oft unangenehmen Gefühle zu werfen und zu überprüfen, warum sie gerade jetzt auftauchen. Erlauben Sie sich, das Gefühl zu fühlen, mit der Gewissheit, dass es wieder vergehen wird, wenn es einmal richtig wahrgenommen wurde. Das Weglaufen vor sich selbst kann ich nicht empfehlen. Früher oder später werden Sie müde, und Sie können nicht mehr weiter wegrennen. Mit jedem Tag werden Sie älter. Konstant vor sich selbst zu fliehen kann ziemlich anstrengend sein, denn egal wie weit oder wie schnell Sie laufen, Sie können sich selbst nicht entkommen. Unabhängig davon, wie sehr Sie sich ablenken, wird das innere Gefühl bleiben und immer wieder hochkommen. Nehmen Sie sich also besser die Zeit und schauen Sie genau hin. Die Yin-Yoga-Praxis hat mir persönlich sehr geholfen. Mit ihr habe ich gelernt, mich allmählich immer mehr »auszuhalten«. Irgendwann war ich in der Lage, in die hohe Kunst der Meditation einzutauchen, was zu Beginn nicht leicht für mich war. Besonders die Atemmeditation hat mir dabei geholfen, altes Gewitter im Inneren zu mobilisieren und aufzulösen.

Erkenntnis ist in jedem Fall der erste Schritt, um neue Wege und Strategien für sich zu finden. Der wichtigste Schritt besteht darin, Frieden für sich selbst und in sich selbst zu finden. Seien Sie sich selbst wichtig genug dafür. Emotionale Herausforderungen zeigen sich oft in Form von körperlicher Anspannung, die sich in Verspannungen und Schmerzen manifestiert. Daher ist es mir wichtig, Ihnen zu verdeutlichen, dass Entspannung der Schlüssel zum Wohlbefinden ist. Achten Sie darauf, wenn Sie Energie verlieren, frustriert sind, Angst oder Zweifel verspüren oder zur nächsten Ablenkung greifen. Weder ein Glas Wein, eine Netflix-Serie, eine Zigarette noch eine Tafel Schokolade wird Ihnen die langfristige Entspannung bieten, die Sie tief im Inneren anstreben.

Geistige und körperliche Entspannung wie Atempraxis, progressive Muskelentspannung sowie Yoga und Meditation sind hilfreiche Möglichkeiten. Freude bringende Hobbys, Bewegung in der Natur und sozialer Austausch fördern Glück und Entspannung aufgrund der vermehrten Ausschüttung von Glückshormonen.

Ihr persönliches Warum

Warum haben Sie dieses Buch gekauft? Was ist Ihre Mission in diesem Leben? Ihr persönliches Warum?

Geht es darum zu arbeiten und die Vorfreude aufs Wochenende zu genießen? Oder gibt es noch etwas, was darüber steht? Sind Sie sich dessen bewusst, warum Sie tun, was Sie tun? Was motiviert Sie täglich, Ihren Weg zu gehen? Was inspiriert Sie, was bringt Ihre Augen zum Leuchten?

In meinem persönlichen Yogacoaching erkunden meine Kunden diese Fragen. Nehmen Sie sich einen Moment, um über Ihr »Warum« nachzudenken – Ihr Antreiber im privaten, beruflichen und häuslichen Umfeld. Diese Fragen sind ebenso anspruchsvoll wie die meditative Frage »Wer bin ich?«. Finden Sie klare Antworten, um nicht nur ein weiteres Buch zu kaufen, sondern um einen Weg zu Ihrer Lösung zu ebnen. Die Antworten helfen Ihnen, Ihren inneren Antreiber zu verstehen und für sich zu nutzen.

Wissen Sie, warum Sie den Job haben, den Sie haben? Warum tun Sie genau das, was Sie jetzt beruflich tun? Macht Ihnen Spaß, was Sie tun?

Ich bin sehr sicherheitsorientiert und habe mein Warum gefunden: Die äußere Sicherheit ist nicht so zuverlässig wie die innere Sicherheit, auf die ich mich verlassen möchte. Mein Antrieb war immer, eine Familie zu haben, und ich habe es geschafft, von einem einsamen Mädchen zur Mutter einer Großfamilie zu werden. Bevor ich mein Warum kannte, fühlte ich eine innere Leere und handelte ohne Ziel. Die Entdeckung meines Warums führte zu einem Gefühl der Fülle, Klarheit und anhaltender Motivation.

Stellen Sie sich die Frage: »Was ist meine Mission? Warum bin ich auf dieser Welt?« Eine scheinbare Erfolgsfalle kann dazu führen, dass Sie sich fragen, was als Nächstes kommt und ob es noch unerreichte Ziele gibt.

Ich lade Sie dazu ein, sich einen Moment der Ruhe gönnen. Machen Sie sich eine Tasse Tee, zünden Sie eine Kerze an. Machen Sie sich ruhige, entspannende Musik an.

Nehmen Sie sich diese Zeit, diese Me-Time, für Ihr persönliches Warum und schreiben Sie sich die Antworten zu folgenden Fragen auf:

- Warum habe ich zu diesem Buch gegriffen?
- Was möchte ich durch einen gesunden Rücken für mich entwickeln oder verändern?

Meine Empfehlung für Ihren Weg zu einem gesunden Rücken: Nehmen Sie sich Zeit und denken Sie an den Spruch »Der Weg ist das Ziel«. Die gesunden Gewohnheiten, die Sie auf Ihrem Weg entwickeln, sollen ein Teil Ihres neuen Lebens werden. Formulieren Sie Ihre Antworten positiv und emotional. Horchen Sie in sich hinein und achten Sie auf die Signale Ihrer Seele und Ihres Herzens. Ihr Herz schlägt nah am Rücken, und wenn Sie dessen Gefühle überhören, wird Ihr Körper es Ihnen durch Schmerzen mitteilen. Diese Schmerzen sind die Sprache Ihres Körpers. Die Yogapraxis hat mir geholfen, in mich hineinzufühlen und die Bedürfnisse meiner Seele und meines Herzens zu erkennen.

- Warum gestalte ich meinen Alltag so wie ich es eben tue?
- Warum habe ich mich für diese berufliche Richtung entschieden?
- Warum lebe ich hier?
- Warum habe ich mich für diesen Partner entschieden?

Diese Fragen sind unglaublich wichtig, um Ihr Wesen tiefer zu erkennen, um sich selbst kennenzulernen. Jahrelang haben wir uns damit beschäftigt, die Menschen um uns herum kennenzulernen, zu analysieren. Dabei ist es an der Zeit, sich selbst unter die Lupe zu nehmen. Nehmen Sie sich selbst wichtig, Sie dürfen das. Ich kann gar nicht oft genug betonen: Sie sind sich selbst der wichtigste Mensch! Alles andere darf jetzt gleichgültig sein.

- Wo genau stehe ich in meinem Leben?
- Habe ich alle meine Ziele erreicht?
- Macht es mir Spaß, meinen Alltag zu bewältigen?
- Bin ich gut in dem, was ich tue?
- Bekomme ich beruflich Anerkennung?
- Habe ich ein Hobby, das mir Freude bereitet?
- Ist mein Partner/meine Partnerin mit mir glücklich und zufrieden (und ich mit ihm/ihr), oder wird viel gemeckert?

Vielleicht regen diese Fragen Sie an, tiefer in Ihren aktuellen Zustand einzutauchen. Es ist wichtig zu erkennen, wo Energie fließt und wo sie stagniert. Was bereitet Ihnen Freude und wo möchten Sie gesehen werden? Haben Sie eigene Überzeugungen oder Philosophien? Diese persönlichen Überzeugungen können als Antreiber dienen.

Welche Überzeugungen treiben Sie an? Klare Antworten helfen Ihnen, Prioritäten zu setzen und Zeit für Ihre Gesundheit und Ihren Rücken zu nehmen. Wenn Ihr Warum gefährdet ist, setzen Sie alles daran, Ihre Mitte wiederzufinden. Es geht nicht nur um Rückenschmerzen, sondern um Ihre Lebenseinstellung. Ihre Rückenschmerzen spiegeln auf gewisse Weise Ihr inneres Glück wider.

So verfolgen Sie trotz Zweifel Ihr Ziel

In diesem Kapitel möchte ich mit Ihnen über Ihr Ziel sprechen und durch welchen Weg Sie dieses erreichen können. Wenn ich nun von Ihrem Ziel spreche, meine ich damit eine ganz klare Absicht. Um Ihr Ziel zu erreichen, haben Sie einige To-Dos zu erledigen.

Was ist Ihr Ziel, wenn es darum geht, einen gesunden Rücken zu haben? Sicherlich haben Sie gedacht, dass Sie mit diesem Buch ein paar Übungen an die Hand bekommen, die sie tagtäglich praktizieren. Das stimmt auch. Da Yoga sich auf Körper, Geist und Seelenebene konzentriert, biete ich Ihnen aber nicht nur Übungen an, sondern wir arbeiten gemeinsam auch daran, dass Sie Ihren Weg nicht nur intellektuell, sondern auch aus dem

Für wen ist Yoga geeignet?

Yoga ist absolut für jedermann geeignet, der nicht nur die physische Praxis sucht, sondern auch mental etwas für sich tun möchte. Yoga ist für jeden in jedem Alter geeignet. Dank der vielen Variationen und Hilfsmittel können Sie Ihre Praxis sogar mit akuten Rückenschmerzen beginnen. Lassen Sie sich von den zirkusreifen Fotos auf Social Media nicht einschüchtern. Suchen Sie sich ein Yogastudio um die Ecke oder üben Sie zu Hause.

Herzen heraus gehen. Ich möchte sicherstellen, dass der Weg auf Ihre Yogamatte, der Moment der Selbstreflexion oder der Meditation zu einem unverzichtbaren Teil Ihres Lebens wird. Ein Weg, der nicht zur puren Pflicht wird, sondern ein Weg, der Sie zu sich selbst kommen lässt.

Das Schöne ist der positive Nebeneffekt: Ein gesundes und bewusstes Leben! Sie werden nur erfolgreich sein, wenn Sie zielstrebig sind. Nur dadurch können Sie erreichen, was Sie sich vornehmen. Wie sieht Ihr Ziel aus? Erinnern Sie sich immer wieder an diese Frage. Stellen Sie sich Ihren Weg und Ihr Ziel immer wieder bildlich vor. Sie programmieren hiermit Ihr Navigationssystem. Sie wissen genau, wo es lang gehen darf. Das ist der Antreiber, der Ihnen die Energie gibt. Wenn Sie beobachten, wie es Ihnen immer besser geht, werden Sie auch einen Selbstvertrauensschub verspüren.

Liebe zum eigenen Körper pflegen

Eine Kundin teilte mir mit, dass sie mit ihrem Körper unglücklich ist und sich sogar vor ihm ekelt. Die Frage, wie wir für unseren Körper sorgen können, wenn wir ihn nicht richtig lieben, steht im Raum.
Ein gesundes Selbstbild erfordert Zeit und eine achtsame Reise zu sich selbst. Mangelnde Selbstliebe kann zu Schaden durch negative Gedanken und Handlungen führen, die dem Körper schaden. Unterstützung durch Therapeuten oder Freunde ist wichtig. Die Reflexion über eigene Glaubenssätze, besonders bezüglich des Körperbildes, kann helfen. Es ist entscheidend zu erkennen, dass persönliche Ablehnung oft auf externen Einflüssen basiert und nicht die Realität widerspiegelt. Die Akzeptanz des eigenen Körpers und die Reflexion über dessen Wahrnehmung können durch Yoga gefördert werden.

Fangen wir doch mit dem Thema Meditation an. Dies ist eine wundervolle Art und Weise, um sich selbst zu zentrieren. Raus aus den wilden Gedanken und rein in die Flugzeugperspektive, über das, was Sie tatsächlich denken. Sind das Gedanken, die Ihnen guttun? Entscheiden Sie sich bewusst für diese Gedanken, oder möchten Sie diese ziehen lassen?

Achtsame Bewegung durch regelmäßige liebevolle Yogapraxis ist vollkommen anders als diese ganze intensive Ashtanga- und Vinyasa-Power-Yoga-Praxis. Bitte verstehen Sie mich nicht falsch, die intensive Praxis hat auch Ihre Vorteile. Wir generieren Kraft und Stabilität. Das ist auch wichtig, aber alles zu seiner Zeit. Jetzt geht es darum, Selbstliebe zu generieren. Da hilft eine liebevolle und achtsame Praxis. Es geht nicht darum, sich zu etwas zu zwingen. Vor allem nicht, sich so zu disziplinieren, etwas zu tun, was Sie gar nicht tun möchten. Es geht darum, den Körper zu beobachten und sich selbst die Frage zu stellen, was Sie jetzt möchten. Was Ihnen jetzt guttut. Vielleicht hilft es Ihnen einfach, eine Geh-Meditation draußen im Freien, in der Natur zu praktizieren, um Ihrem Körper ein schönes und gutes Gefühl zu schenken. Ein Gefühl, in die Gegenwart eintauchen zu können und die Natur wahrzunehmen. Wie sieht es um Sie herum aus? Sehen Sie Bäume? Welche Farben nehmen Sie wahr? Wie riecht es hier? Haben Sie schon mal die Wolken gesehen, auch wenn Sie sie jetzt gesehen haben, verspreche ich Ihnen, dass sie in 5 Minuten schon wieder ganz anders aussehen. Schauen Sie hin. Schenken Sie Ihrem Körper Bewegung, die ganz liebevoll vonstatten geht und Ihnen einfach Freude bereitet und guttut.

Natürlich ist es am Anfang eine große Nummer, sich damit zu befassen, sich selbst zu lieben. Irgendwie wissen wir intuitiv, wie man andere Menschen liebt, aber uns selbst lieben? Wie soll das gehen? Da kommt ja nichts zurück. Es ist hilfreich, Momente der Stille zu genießen, schöne Musik zu hören. Wundervolle Bücher zu lesen und auch mal eine inspirierende Dokumentation zu betrachten, welche wirklich liebevoll gemacht wurde, zu sehen. Umgeben Sie sich mit Freude. Ihr Zuhause darf mit Liebe dekoriert sein. Blumen und schöne Gerüche, umhüllen Sie sich mit Freude in jeder Hinsicht. Lassen Sie sich helfen. Sie sind nicht allein auf der Welt, anderen zu helfen kann uns selbst glücklich machen. Also dürfen Sie auch um Hilfe bitten. Denn Sie machen auch andere dabei glücklich. Sorgen Sie dafür, dass Sie Ihre Oase haben, die Ihnen guttut! Einen Platz, an dem Sie sich wohlfühlen, und entschleunigen Sie. Das Leben darf schön sein. Essen Sie langsam. Nehmen Sie sich Zeit zur Entspannung und tiefe gleichmäßige Atmung.

Louise Hay predigt die Spiegelarbeit, indem man sich einfach vor dem Spiegel eine Liebeserklärung ausspricht, und zwar regelmäßig. Bis sie daran glauben. Viele Menschen haben damit großartige Erfolge erzielt. Verbinden Sie sich mit dem Gefühl der Dankbarkeit, dankbar auch für die Dinge, die Ihnen gerade nicht zusagen. wenn Sie zum Beispiel im Beruf permanent Überstunden machen müssen. Erinnern Sie sich daran, dass Sie sich freiwillig in diesem Geschäft beworben haben und dass Sie dankbar dafür sind, dass Sie diese Arbeit haben. Wenn es etwas gibt bei dieser Arbeit, das sie ändern möchten, dann sorgen Sie dafür, dass Sie Strategien entwickeln, um eine Änderung einzuleiten. Die Erkenntnis ist immer der erste Schritt.

Glaubenssätze und ihre Wirkung

Kennen Sie Ihre tiefsitzenden Überzeugungen, auch Glaubenssätze genannt? Diese entstehen aus Erfahrungen und dienen oft als Schutzmechanismus. Ein Beispiel ist der Glaubenssatz »Sei perfekt!«, der vor Fehlern schützen soll. Doch solche Überzeugungen können zu Unzufriedenheit führen. Es ist wichtig zu verstehen, dass hinter jedem Glaubenssatz eine positive Absicht steckt. Diese kann Einfluss auf unseren Rücken haben, besonders wenn wir Gefühle unterdrücken. Menschen mit Rückenschmerzen haben oft Schwierigkeiten, sich authentisch zu zeigen, da sie verschiedene Facetten im Alltag präsentieren. Spannend ist, dass solche Facetten oft mit der persönlichen Geschichte verknüpft sind.

Menschen mit Rückenschmerzen erleben häufig Ängste, die den Brustkorb eng zusammenziehen. Eine unterstützende Affirmation könnte hier lauten: »Mein Atem lädt die verengten Stellen meines Körpers zu Sanftheit ein.« Pflegen Sie liebevolle Selbstliebe und gehen Sie behutsam mit sich um.

Positiv formulierte Glaubenssätze beeinflussen die mentale Ausrichtung, fördern eine optimistische Denkweise, erzeugen eine positive emotionale Resonanz und können Verhaltensänderungen anregen. Sie stärken das Selbstvertrauen, reduzieren Stress und werden sogar mit gesundheitlichen Vorteilen wie einem verbesserten Immunsystem in Verbindung gebracht.

Ihr wichtigster Schritt für mehr Lebensqualität

Die Seele strebt danach, ihre Emotionen authentisch zu erleben, doch im Laufe der Kindheit haben wir oft gelernt, diese Gefühle zu unterdrücken. Wir neigen dazu, unsere Emotionen zu kontrollieren, um in der äußeren Welt zu funktionieren, bis wir den Kontakt zu unseren eigenen Gefühlen verlieren.

Was denken Sie, wie sich Ihre Seele dann fühlt? Ihre eigenen Gefühle zu unterdrücken ist nicht die Lösung. Es staut sich alles zu einem Gewitter an, das irgendwann in Ihnen losdonnert. Diese Schmerzen sind das Sprachrohr Ihrer Seele. Wenn wir lernen, unsere Gefühle zu spüren und sie mit unseren Mitmenschen zu teilen, damit wir uns verstanden fühlen, beginnen wir mit einer unglaublichen Transformation, der inneren Heilung. Unser Körper darf sich entspannen und er muss diesen Druck nicht mehr aushalten. Ihre Seele fühlt sich sicher in der Hülle Ihres Körpers. Wenn dies unser neues Wesen wird, werden wir unser wahres Ich in die Welt hinaustragen. Ich lade Sie dazu ein, achtsam und liebevoll mit sich selbst und Ihren Emotionen umzugehen. Immer wenn Sie das Gefühl haben, dass Sie innerlich Einengung spüren oder dass eine dunkle Wolke in Ihrem Brustkorb schwebt, lade ich Sie dazu ein, sich einen Moment lang zurückzuziehen. Finden Sie heraus, was Sie stört. Schließen Sie die Augen, atmen Sie mehrmals tief ein und aus. Nehmen Sie sich ein paar Minuten Zeit, um zu spüren, was Sie stört. Fragen Sie sich selbst, wie lange dieses Gefühl schon da ist. Was hat es ausgelöst? Was brauchen Sie, um sich verstanden zu fühlen? Wenn es Ihnen gelingt, mitfühlend und achtsam mit Ihren Mitmenschen und den Betroffenen zu sprechen, kann es sehr schnell passieren, dass die dunkle Wolke vorbeizieht, ohne dass es gewittern muss.

Viele meiner Kunden leiden unter schlaflosen Nächten, weil sie ihre Themen nicht bereinigen. Dann kommt alles Unverarbeitete nachts nach ein paar wenigen Stunden Schlaf wieder hoch und möchte bearbeitet werden. Das behindert unsere Lebensqualität. Wir sind am nächsten Tag nicht ausgeruht, spannen uns noch mehr an und sind viel stressempfindlicher als sonst. Heilung beginnt, wenn wir unsere Seele mit unseren Emotionen verbinden und uns selbst treu werden. Sorgen Sie für sich, verlassen Sie sich nicht darauf, dass alle wissen, was Sie gerade denken. Das ist ein Prozess und vielleicht hilft es Ihnen, eine vertraute Person in Ihrer Umgebung aufzusuchen und öfters mal im Austausch zu sein. Feiern Sie Ihre Erfolge, wenn es Ihnen gelingt, Ihre Themen möglichst schnell aufzulösen. Lösen Sie sie auf, bevor Sie sich im Rücken manifestieren. Wenn sie bereits im Rücken manifestiert sind, ist es umso wichtiger, dass Sie sich die neuen Verhaltensmuster achtsam und liebevoll angewöhnen.

Warum Veränderungen schwerfallen

Ihr Verstand weiß ganz genau, was es zu verändern gilt. Eine Veränderung einzuleiten erfordert mehr als nur die positive Absicht, dies tun zu wollen. Unser bisheriges Verhalten ist in einem Automatismus hinterlegt, mühevoll erarbeitet. Vieles lief bisher auf Autopilot. Und jetzt sollen Angewohnheiten über Bord geworfen werden? Da hat das Unbewusste mächtig was dagegen!

Wenn Sie das Empfinden haben, dass Ihre neuen Absichten und gewünschten positiven Gewohnheiten nicht so rasch umgesetzt werden, wie Sie es sich vorgenommen haben, seien Sie bitte nachsichtig mit sich selbst. Nicht immer ist mangelnde Selbstdisziplin der Grund dafür. Neue Gewohnheiten müssen oft wiederholt werden, bis sie in Ihr System integriert sind. Vertrauen Sie darauf: Wenn Sie konsequent bleiben und fest hinter Ihrer neuen Lebensausrichtung stehen, wird sie früher oder später ein integraler Bestandteil Ihrer Persönlichkeit werden. Kurzfristige Veränderungen setzen sich schneller durch als langfristige Verhaltensänderungen. Dies kann mit der Motivation zusammenhängen. Haben Sie eine positive Motivation, oder wurde die Motivation durch Angst ausgelöst? Hier ein Beispiel: Wenn Sie Angst vor Rückenschmerzen haben, verknüpfen Sie den Wunsch nach Veränderung mit einem negativen Gefühl, nämlich der Angst. Dadurch kann es auf lange Sicht schwieriger werden, an der gewünschten Veränderung zu arbeiten. Stattdessen sollten Sie den Wunsch nach Veränderung mit einem positiven Gefühl, nämlich Leichtigkeit und Schmerzfreiheit, manifestieren, so wird es einfacher, das gewünschte Ziel zu erreichen.

Eine weitere Ursache für Schwierigkeiten bei Veränderungen sind die großen Meilensteine. Ich erlebe immer wieder Kunden, die mit Yoga anfangen und dann regelmäßig anderthalb Stunden praktizieren möchten. Das sind meist die Kunden, die es nicht so lange aushalten wie die Kunden, die einfach sagen: »Ich möchte jetzt täglich zehn bis 15 Minuten Yoga in meinen Alltag integrieren.« Kleinere Meilensteine in die Praxis umzusetzen ist definitiv realistisch und stresst uns nicht so sehr. Die Erwartungen an uns selbst sind umsetzbar. Kurze Einheiten lassen wir auch weniger oft ausfallen, entsprechend haben wir seltener ein schlechtes Gewissen.

Unterschätzen Sie nicht, wie schwierig die Herausforderung einer Veränderung sein kann, nehmen Sie also das Projekt, eine Veränderung in Ihrem Leben zu integrieren, nicht auf die leichte Schulter. Dieses Projekt erfordert eine ganze Menge Energie und Sie müssen mit Leidenschaft an die Sache herangehen. Holen Sie sich gerne Hilfe und Unterstützung, um den Weg zu meistern.

Versagensängste können auf dem Weg der Veränderung ebenfalls ein großes Hindernis darstellen. Wenn Sie sich eine regelmäßige Yogapraxis angewöhnt haben, sind Sie stolz auf sich. Plötzlich verändert sich aber etwas in Ihrem Alltag. Sie werden vielleicht krank oder sind verreist und zack ist die Routine dahin. Nun vergehen die Tage und Sie waren immer noch nicht auf der Matte und irgendwann haben Sie das Gefühl, versagt zu haben. Genau dieses Gefühl bringt Sie auf die falsche Spur. Egal, was Sie sich im Leben vornehmen, es wird nie fehlerfrei ablaufen. Das gehört einfach dazu. Wenn etwas schiefläuft, dann dürfen Sie daraus lernen, statt sich selbst Vorwürfe zu machen. Erkennen Sie, welche Gelegenheiten es gibt, die die Gefahr bergen, vom Weg abzukommen. Planen Sie dies in Ihr Konzept ein. Was könnten Sie tun, wenn Sie auf Reisen oder krank sind? Wie kommen Sie danach wieder in Ihre gewohnte und gewünschte Routine? Was brauchen Sie als Unterstützung?

Selbsterkenntnis ist der Schlüssel, um sich selbst am besten zu helfen. Sie ist der absolute Schlüssel zum Erfolg, den man in sich selbst findet. Eine unerschütterliche Absicht oder eine klare Vereinbarung mit sich selbst zu treffen ist entscheidend. Nehmen Sie wahr, wie wichtig die Veränderung auf einer Skala von 1–10 für Sie ist. Ist es eher ein kleiner Impuls im Sinne von »Naja, ich könnte mal ein bisschen Yoga machen« oder haben Sie es sich richtig fest vorgenommen? Wenn Sie es sich fest vorgenommen haben und plötzlich kommt ein Hindernis, wie gehen Sie mit diesem Hindernis um? Vielleicht möchten Sie eine schriftliche Vereinbarung mit sich selbst treffen, wie Sie sich für Ihre Erfolge belohnen? Vielleicht möchten Sie Ihren Freundeskreis mit einbeziehen, sodass Sie gemeinsam feiern? Vielleicht möchten Sie sich sogar mit Freunden, Partnern oder der Familie verabreden, dass diese Sie verbindlich an Ihr Vorhaben erinnern und vielleicht sogar mit der Matte vor Ihrer Tür stehen.

6 Yogaformen unter der Lupe

Es gibt unzählige verschiedene Yogaformen und jede hat ihre eigenen Vorteile. Hier möchte ich Ihnen meine Lieblingsformen und ihre Wirkungen vorstellen.

Neuro Yoga

Entspannen Sie mit Neuro Yoga! Diese Methode, auch als neurogenes Zittern bekannt, basiert auf TRE (Tension and Trauma Release Exercise) von Dr. David Berceli. Durch gezielte Übungen bereiten Sie sich darauf vor, Stress und Traumata aus dem Körper zu zittern. Die professionell angeleitete Praxis führt zu tiefer Entspannung und Befreiung von Anspannungen.

Yin Yoga

Lindern Sie Rückenschmerzen mit Yin Yoga! Diese entspannende und eher passive Yogatechnik senkt das Stressniveau, löst Faszienverklebungen und fördert die Beweglichkeit. Durch Hingabe und sanfte Dehnungen, ohne Aufwärmen, können Sie sich in liebevollen Asanas wie dem Schmetterling (Seite 182) oder der Sphinx (Seite 186) wohlfühlen und entspannen.

Wichtig zu beachten: Die Übungsnamen lauten oftmals anders als bei anderen Yogaformen. Wundervolle Asanas für den Rücken sind im Yin Yoga zum Beispiel der Schmetterling (Seite 182), die Raupe (Seite 192), die Sphinx (Seite 186) oder Bananasana (Seite 194).

Intensivere Formen

Ich liebe strukturierte Yogasequenzen wie Ashtanga, Bikram oder Atmananda Yoga. Obwohl diese Formen manchmal kritisiert werden, bieten sie intensive persönliche Entwicklungsmöglichkeiten. Es besteht das Risiko von Verletzungen, wenn man zu ehrgeizig wird, aber das gilt für alle Yogaformen. Mein Tipp: Hören Sie auf Ihr Herz, spüren Sie in sich hinein und folgen Sie dem Impuls, intensiver zu praktizieren. So können Sie auch intensive Yogaformen wie Ashtanga sicher und genießerisch erleben.

Hatha Yoga

Wenn Sie vollkommen ins Gleichgewicht eintauchen möchten, die Balance zwischen Power und Hingabeherstellen möchten, dann ist Hatha Yoga genau das Richtige für Sie. Hier wird die innere Ruhe gefördert, während man gleichzeitig Stress abbaut. Für mich ist es eine der herausforderndsten Yogaformen. Man bleibt statisch auch in intensiven Haltungen und muss nicht nur die Kraft und Arbeit der Muskulatur aushalten, sondern auch die Emotionen und Themen, die im Körper gespeichert sind. Das Heilsame in dieser Praxis ist es, dass immer wieder Momente der Entspannung in Rücken- oder Bauchlage integriert werden. Dadurch wird man sich bewusst, wie dringend man manchmal schon nach einer intensiven Minute der Disziplin eine Pause braucht. Die Lektion, die wir aus dieser Praxis in unserem Alltag mitnehmen, ist, dass wir achtsam mit uns selbst umgehen und öfters mal eine Pause machen sollten.

Vinyasa Yoga

Der Rücken wünscht sich sowohl Kraft als auch Beweglichkeit und dies auch in der Tiefen-Muskulatur. Genau dadurch generieren wir Stabilität. Heißt das, dass bei Yoga das Herz-Kreislauf-System auf der Strecke bleibt? Nicht bei Vinyasa. Hier haben wir alles in einem. Sie werden Ihre Beweglichkeit steigern und gleichzeitig etwas für Ihre Ausdauer tun. Diese Technik eignet sich für Fortgeschrittene, da die Asanas relativ schnell aneinandergereiht werden. Die Bewegung passt sich der Atmung an. Diese Technik sieht für Außenstehende sehr ästhetisch aus, fast wie ein Tanz. Wichtig ist, dass Sie die einzelnen Übungen vorher sehr gut geübt haben und die Technik präzise und korrekt beherrschen.

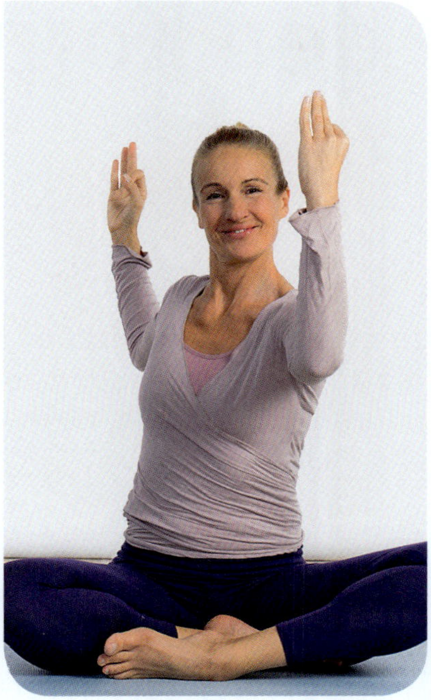

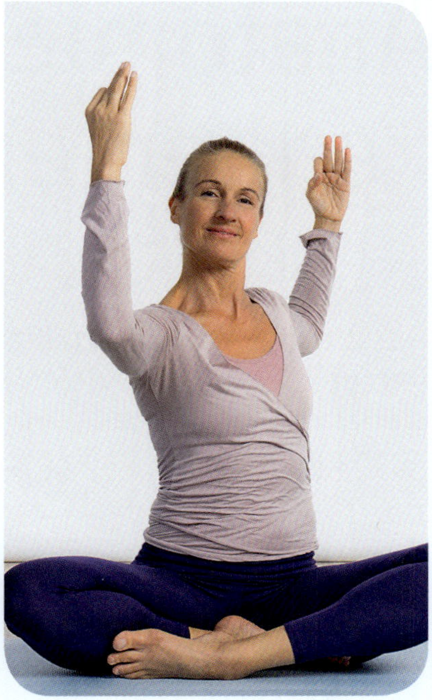

Kundalini Yoga

Diese Form hat sich darauf spezialisiert, Spiritualität mit Bewegung zu verbinden und den Chakra-Fluss gezielt zu steigern. Choreografierte Programme, die Kriyas genannt werden, werden häufig wiederholt, bei Rückenprogrammen steht das Thema Liebe stets im Mittelpunkt. Unsere Aufgabe ist es, lieben zu lernen und ganz bewusst zu leben, Liebe zu geben und zu empfangen und dieses Gleichgewicht zu halten. An der Praxis für den Rücken sehen wir ganz deutlich, dass sich Herausforderungen für das Herz durch Rückenschmerzen spürbar machen können. Es finden viele Armbewegungen statt und die Brustwirbelsäule durch Rotationen und kreisende Bewegungen wird intensiv mobilisiert.

Anatomie – den Körper richtig kennenlernen

Das Ziel des Yoga ist es, die Ganzheit von Körper, Geist und Seele zu fördern. Diese Perspektive mag für diejenigen, die an Yoga aus körperlichen Gründen interessiert sind, zunächst esoterisch wirken. Das ist in Ordnung, denn die wunderbaren Effekte nach einer Yogaeinheit sprechen für sich.

Es gibt zahlreiche wissenschaftliche Veröffentlichungen über die Wirkung von Yoga auf den Körper, von Studien zu Nackenschmerzen bis hin zu Rücken- und Herz-Kreislauf-Erkrankungen. Yoga kann die Beweglichkeit steigern, indem Asanas verschiedene Muskelgruppen und Faszien dehnen. Gelenke und Wirbelsäule werden beweglicher, was Schmerzen lindern und Gelenkverschleiß verringern kann.

Nach einer Yogastunde sind oft Hände und Füße warm, da sich die Blutzirkulation durch Muskelaktivität und geöffnete Energiekanäle (Nadis) verbessert. Körpergewichtsübungen stärken die Muskeln und verbessern die Haltung. Yoga wirkt sich positiv auf Puls, Blutdruck und den Vagusnerv aus, reduziert Stresshormone und fördert Entspannung und beeinflusst den Schlaf positiv. Atemübungen aktivieren die Großhirnrinde und steigern die Konzentrationsfähigkeit. Drehungen und Rückbeugen haben positive Effekte auf Organsysteme und das Hormonsystem, von Entgiftung über Stoffwechselaktivierung bis hin zu Anti-Aging und Immunmodulation.

Yoga führt uns nicht nur zu körperlicher Gesundheit, sondern auch zu innerer Ausgeglichenheit. Es fördert Gelassenheit im Umgang mit anderen und bringt uns näher zu uns selbst. Probieren Sie es aus und lassen Sie sich überraschen.

Unser Rücken

Unsere Wirbelsäule, auch Columna vertebralis genannt, besteht aus 24 Wirbeln, die in die Halswirbelsäule (sieben Wirbelkörper), die Brustwirbelsäule (12 Wirbelkörper) und die Lendenwirbelsäule (fünf Wirbelkörper) eingeteilt werden. Die Größe der Wirbel nimmt von oben nach unten zu, wobei die Lendenwirbel die größten sind und die meiste Last tragen. Die Wirbelsäule ist der zentrale Punkt unseres Skelettsystems, der fast alle Teile unseres Bewegungsapparates miteinander verbindet und Bewegungen durch nervale Elemente erst möglich macht. Die Wirbelsäule ermöglicht eine aufrechte Körperhaltung und eine hohe Bewegungsfreiheit.

Am Übergang zum Becken befindet sich das Kreuzbein (Sacrum oder »Heiliger Knochen«), danach folgt das Steißbein (Os coccygis), das aus vier bis fünf im Laufe des Lebens verwachsenen Wirbeln besteht.

Das Becken verbindet die Wirbelsäule mit den Beinen über das Iliosakralgelenk (ISG) oder Kreuzdarmbeingelenk. Es handelt sich um eine gelenkige Verbindung rechts und links des Kreuzbeins, die vor allem durch Bänder stabilisiert wird. Blockierungen des ISG können zu Schmerzen und starken Bewegungseinschränkungen führen.

Im Inneren des Beckens befindet sich der Beckenboden, eine Muskelplatte, bestehend aus drei Muskelschichten, die unsere Organe wie in einer Schale umschließt. Er fungiert auch als Schließmuskelschicht für Blase und Darm. Vor allem die innerste Schicht des Beckenbodens hat über sogenannte Faszienzüge eine enge Verbindung zu den Beinen, dem Rücken und dem Bauchraum und somit auch eine große Bedeutung für unsere aufrechte Körperhaltung.

Von der Seite betrachtet, zeigt die Wirbelsäule eines Menschen die Form eines doppelten S. Die Vorwärts-Krümmung in Hals- und Lendenwirbelsäule wird Lordose, die Rückwärts-Krümmung im Brustwirbelbereich und im Bereich des Kreuzbeins wird Kyphose genannt. Sie sind eine bewusste Anpassung der Natur, um Druckbelastungen auf die Wirbelsäule und Bandscheiben abzufangen.

Die Wirbel bestehen aus einem Wirbelkörper, der die tragende Funktion übernimmt. Zudem haben sie knöcherne Ausläufer nach vorne und zu den Seiten, wie die Dorn- und Querfortsätze. Diese dienen als Anhaftungspunkte für Muskeln und Bänder, wodurch unsere Wirbelsäule Stabilität und Beweglichkeit erhält. Es gibt jeweils zwei gelenkige Verbindungen nach oben und unten zu den benachbarten Wirbeln (die Facettengelenke) sowie seitlich am Wirbelkörper und den Querfortsätzen Gelenkflächen für die Rippen. Zwei benachbarte Wirbel bilden ein Zwischenwirbelloch, durch das die Spinalnerven verlaufen und Bewegungsimpulse für die Muskulatur übertragen. Das Rückenmark, unsere zentrale Nervenleitung, verläuft geschützt durch das Wirbelloch und wird von der Dura mater umhüllt. Die Dura hat knöcherne Anheftungen am Hinterhauptloch und im Bereich des Kreuzbeins und bildet Öffnungen für die Spinalnerven. Im Kopfbereich ist die Dura fest mit der Schädeldecke verwachsen, sodass Bewegungen der Wirbelsäule sich bis in den Kopf auswirken können.

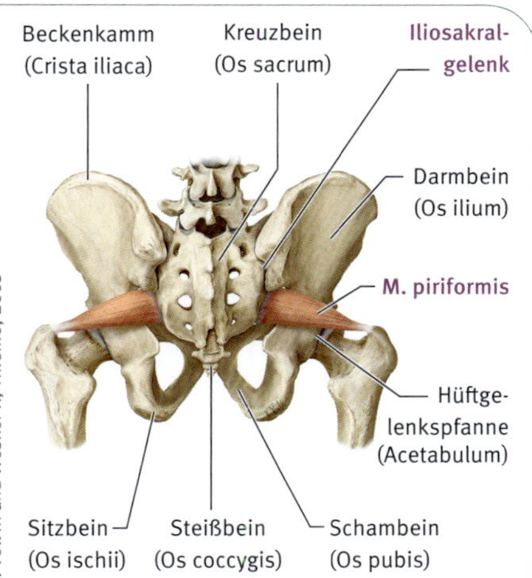

Die Hüftbeuger verbinden die Oberschenkel mit den Hüften.

Die Lendenwirbelsäule – ganz verwurzelt

Die Lendenwirbelsäule (LWS) wird oft als das »Rückgrat« des Körpers bezeichnet. Sie verbindet den oberen und unteren Teil unseres Körpers, ermöglicht aufrechtes Gehen und eine gute Verwurzelung im Leben. Die Stabilität der Lendenwirbelsäule ist entscheidend, um Verletzungen und Beschwerden zu vermeiden. Eine starke Rückenmuskulatur und Bänder (einschließlich Ligamenta flava, iliolumbale Bänder und Ligamentum longitudinale posterius) halten sie in natürlicher Position und mindern Überbelastungen. Die paravertebrale Muskulatur stabilisiert die Wirbelsäule

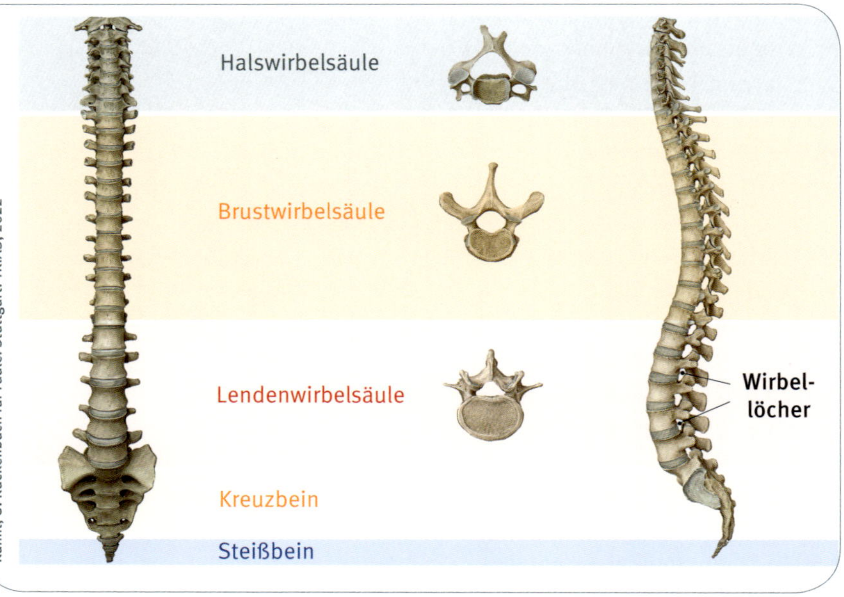

Kuhnt, U. Rückenbuch für Faule. Stuttgart: TRIAS; 2022

Die faszinierende Anatomie der Wirbelsäule

entlang ihrer Länge, große Wirbelkörper und Bandscheiben tragen unser Gewicht. Muskeln und Bänder erlauben Beweglichkeit, obwohl die LWS im Vergleich zu anderen Wirbelsäulen weniger beweglich ist.

Der Brustkorb – die unendliche Quelle der Liebe

Im Brustraum sind wir eng mit unserem Herzen und unseren Atemorganen in Verbindung. In der chinesischen Medizin wird dieser Ort als der Sitz des Qi, der Lebensenergie, betrachtet. Hier befindet sich auch unser Herzchakra. Ein offenes Herz bedeutet einen ungehinderten Energiefluss im Herzchakra. Diese Energie kann durch den Körper strömen und ermöglicht eine starke Verbindung zwischen physischer, emotionaler und spiritueller Ebene. Das ermöglicht uns, Mitgefühl für uns selbst und andere zu entwickeln.

Die Beweglichkeit und Öffnung des Brustkorbs ist entscheidend für einen reibungslosen Atemfluss. Die Beweglichkeit der Rippen und der darunterliegenden Strukturen wie Zwerchfell, Rippen und Lungenfell ist hierbei von großer Bedeutung. Durch sanfte Dehnung und Entfaltung des Brustkorbs kann die Energie in Fluss gebracht und physische sowie psychische Spannungen können gelöst werden. Dadurch verbessert sich auch die Durchblutung und Sauerstoffversorgung der umliegenden Gewebe. Ein Gefühl von Weite, Raum und Positivität entsteht, ein Resonanzgefühl mit einer unendlichen Quelle der Liebe.

Der obere Rücken – Äußeres gelangt nach innen

Dieser Bereich ist der beweglichste Teil der Wirbelsäule und beherbergt unsere Kommunikationszentren. Der Nacken ermöglicht eine Vielzahl von Bewegungen wie Vorwärtsbeugung, Rückwärtsbewegung, Seitwärtsneigung und Rotation. Diese Beweglichkeit ist entscheidend für das Schauen in verschiedene Richtungen und andere Alltagsbewegungen, da die Kopfbewegungen Auswirkungen auf die Körperhaltung haben.

Der Bereich von Schultern und Nacken ist oft angespannt, besonders bei Menschen, die unter Stress, Angst oder physischer Belastung stehen. Ängste oder Sorgen führen häufig zu Muskelverspannungen und körperlichen Beschwerden, was die Verbindung von Körper und Geist verdeutlicht.

Um eine positive Verbindung zwischen Schulter, Nacken und Außenwelt herzustellen, sind Entspannung und mentales Wohlbefinden wichtig. Der obere Rücken ist essenziell für Kopfstabilität und Haltungserhaltung. Die Halswirbelsäule schützt das Rückenmark, stärkt das Nervensystem und erleichtert die Kommunikation zwischen Gehirn und Körper. Blutgefäße und Nervengeflechte im Nacken beeinflussen unsere Gesundheit.

Häufig ist auch das Halschakra blockiert, was die Kommunikation und den Selbstausdruck beeinträchtigen kann. Schilddrüsenprobleme und Heiserkeit können damit verbunden sein. Daher wirkt sich eine gezielte Praxis für diesen Bereich vielfältig positiv auf uns aus.

Das Kreuzbein – Verbindung von oben und unten

Das Kreuzbein besteht aus fünf verschmolzenen Wirbeln und hat eine begrenzte Beweglichkeit, was dem Becken Stabilität verleiht und die Kraftübertragung vom Oberkörper zu den Beinen ermöglicht. Die natürliche Bewegungsstelle ist das iliosakrale Gelenk, das minimale Bewegungen (ca. 1,5 mm) erlaubt, um Belastungen gleichmäßig zu verteilen. Es neigt sich leicht vor und zurück, man spricht von Nutation und Gegennutation, außerdem gleitet es zwischen den Darmbeinen etwas nach oben und unten. Besonders bei Frauen während der Schwangerschaft und Geburt spielt diese Bewegungsfähigkeit eine wichtige Rolle. Hormone sorgen dafür, dass der Bandapparat während der Schwangerschaft weicher wird, was auch eine häufige Ursache für Rückenschmerzen in dieser Zeit ist.

Die Tiefenmuskulatur

Die Tiefenmuskulatur ist eine versteckt liegende Gruppe von Muskeln, die für Stabilisierung und Unterstützung der Körperstrukturen verantwortlich ist. Im Gegensatz zur oberflächlichen Muskulatur, die für Bewegung und Kraft zuständig ist, sorgen die Tiefenmuskeln für Stabilität, Ausrichtung und Kontrolle unserer Körperhaltung, beispielsweise beim Ausgleich von Stolpern. Besonders die tiefen Bauch- und Rückenmuskeln wie der Musculus transversus abdominis und die Musculi multifidi arbeiten zusammen, um die Wirbelsäule zu unterstützen und die Belastung auf die Bandscheiben zu verringern. Ebenfalls wichtig sind der Beckenboden und Teile der Hüft- und Brustmuskulatur. Diese Muskeln lassen sich jedoch nicht so einfach trainieren wie oberflächliche Muskeln wie beispielsweise der Bizeps. Langes Sitzen und Bewegungsmangel schwächen oder überlasten oft diese wichtigen Muskeln, was zu Schmerzen, Fehlhaltungen und Abnutzungserscheinungen der Gelenke und Bandscheiben führen kann. Regelmäßiges Training durch Pilates und Yoga kann eine effektive Methode sein, um diese Muskeln zu aktivieren und zu stärken, was zu einer besseren Körperhaltung und weniger Beschwerden führt.

Es ist nie zu spät für eine optimale Haltung

Es ist ein Irrtum zu glauben, dass wir mit zunehmendem Alter nichts mehr für unsere Haltung tun

Die tiefen Rückenmuskeln überspannen den Bereich zwischen Rippen und Becken.

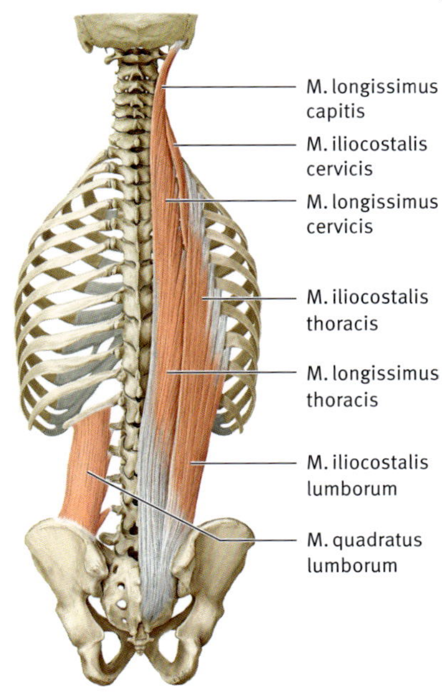

Schünke M, Schulte E, Schumacher U. PROMETHEUS LernAtlas, Grafiken: Voll M, und Wesker K; Thieme; 2018

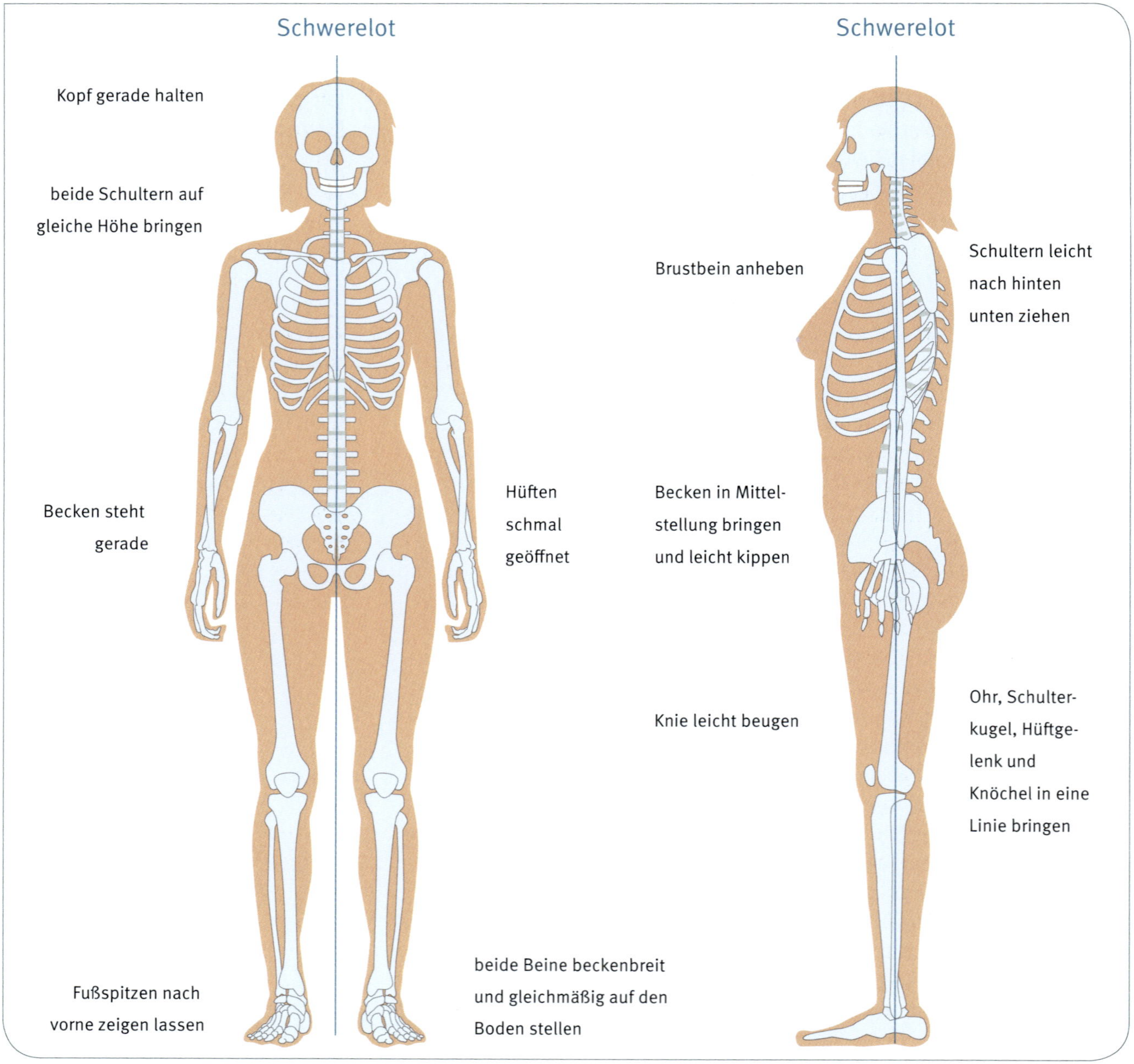

Eine gute Körperhaltung zeigt sich in einem ausbalancierten Skelett.

können. Tatsächlich ist es nie zu spät, positive Veränderungen herbeizuführen. Eine aufrechte Körperhaltung schafft einen gesunden Ausgleich zwischen Wirbelsäule, Gelenken, Muskeln und Organen, was Rückenschmerzen vorbeugen kann. Bewegungsmangel und Muskelverlust im Alter begünstigen eine gebeugte Haltung und Schmerzen, aber bewusstes Wahrnehmen und regelmäßiges Üben können hier Wunder bewirken. Eine gute Haltung ermöglicht eine tiefere Atmung, optimale Sauerstoffversorgung und mehr Energie, sozusagen ein natürliches Anti-Aging-Programm. Unsere Wirbelsäule ist das Fundament unseres Lebens, und wenn wir sie gut pflegen, können wir ein langes und gesundes Leben genießen.

Es ist Zeit, sich von alten Haltungsmustern zu lösen und neu zu starten. Schaffen Sie ein Bewusstsein dafür, wie Sie sitzen, liegen oder stehen. Fragen Sie sich ehrlich, warum diese negativen Haltungsmuster entstanden sind und wie sie sich auf Ihr Leben auswirken. Sprechen Sie sich selbst Mut zu und erinnern Sie sich daran, dass Sie fähig sind, Veränderungen herbeizuführen, auch wenn es Zeit braucht. Entwickeln Sie neue gesunde Gewohnheiten, die zu einer aufgerichteten Haltung beitragen, wie öfter mal aufstehen statt zu sitzen oder sich gerade auf den Fußboden zu legen. Bedenken Sie, dass es ein Prozess ist, sich von alten Mustern zu verabschieden und eine neue Haltung zu kultivieren. Seien Sie geduldig und liebevoll mit sich selbst. Nutzen Sie ein Spiegeltraining, indem Sie sich mindestens einmal täglich vor dem Spiegel bewusst in eine aufrechte Körperhaltung bringen – aufrecht bedeutet dabei aktiv und dennoch entspannt. Beobachten Sie, was dies mit Ihnen im Inneren und im Äußeren bewirkt.

Erschaffen und visualisieren Sie Ihre Haltung. »Wenn du es dir vorstellen kannst, kannst du es auch machen.« Dieses Zitat von Walt Disney sagt in Kürze alles über das Visualisieren aus. Und sicher nutzen Sie diese wertvolle Fähigkeit auch bereits auf die eine oder andere Weise in Ihrem Leben. Visualisieren ist wertvoll: Stellen Sie sich vor, wie Sie kraftvoll und aufrecht durchs Leben gehen. Nutzen Sie positive Affirmationen als Erinnerung. Achten Sie im Alltag auf Ihre Körperhaltung und integrieren Sie eine Übungspraxis. So wird jeder Ort zum Trainingsplatz für bewusste Körperhaltung.

Gesünder sitzen & besser arbeiten

Mit einigen hilfreichen Tipps können Sie Ihren (Büro-)Alltag erheblich verbessern und gleichzeitig etwas Gutes für Ihre Haltung tun. Es existieren klare Empfehlungen und Richtlinien für die optimale Sitzposition, die richtige Bildschirmplatzierung und die korrekte Einstellung der Stuhlhöhe. Viele Unternehmen investieren in höhenverstellbare Schreibtische, um die Arbeitsbedingungen zu verbessern. Auch Krankenkassen richten ihr Augenmerk verstärkt auf das Thema »Gesund am Arbeitsplatz«. Trotz dieser Bemühungen steigen jedoch die Zahlen von Menschen mit Rückenschmerzen kontinuierlich an. Hier setzt Yoga an. Es gibt wunderbare Empfehlungen und Übungen, die Sie direkt am Schreibtisch durchführen können, um sich von der einseitigen Belastung zu befreien. Unsere Wirbelsäule ist in der Lage, sich in alle Richtungen zu bewegen: nach vorne beugen, nach hinten lehnen und Rotationen durchführen. Verharren Sie nicht ständig in der vorgebeugten Haltung mit dem Blick auf den Bildschirm, sondern integrieren Sie diese vielfältigen Bewegungen regelmäßig in Ihre sitzende Position.

Einige Tipps für den Arbeitsplatz: Positionieren Sie den Bildschirm so, dass der oberste Teil auf Augenhöhe steht, um Überstreckung oder Senken des Kopfes zu vermeiden. Achten Sie auf eine aufrechte Sitzposition mit Füßen unter den

Knien, Hüfte unter den Schultern und Ohren über den Schultern. Die Ellenbogen sollten sich unter den Schultern befinden, Handgelenke auf Ellenbogenhöhe. Stellen Sie sicher, dass Schreibtisch und Stuhl diese Kriterien erfüllen. Die Ellenbogen sollten entspannt im rechten Winkel gebeugt sein. Wählen Sie einen Stuhl mit anpassbarer Höhe, Armlehnen und Rückenlehne. Bei Rückenbeschwerden trotz Einhaltung dieser Kriterien kann Yoga helfen. Reflektieren Sie Ihre Lebenssituation und versuchen Sie entspannende Yogapraktiken wie Meditation oder Pranayama. Integrieren Sie kurze Pausen und tragen Sie bequeme Schuhe bei der Arbeit.

Eine kleine Übung für den Büroalltag: Sie atmen tief ein, die Arme sind an den Ohren nach oben über den Kopf gestreckt. Mit der Einatmung dehnt sich der Rippenkäfig, mit der Ausatmung neigen Sie den gestreckten Oberkörper mit den gestreckten Armen zu einer Seite. Mit der Einatmung zurück zur Mitte, ausatmend entweder wieder zur selben Seite oder zur anderen Seite neigen. Als Variante können Sie auch nur einen Arm nach oben strecken und den anderen auf der Armlehne ablegen. Nach einigen Seitneigungen lassen Sie sich mit dem Ausatmen nach vorne fallen, die Hände berühren den Boden, Ihr Kopf hängt nach unten, den Oberkörper lassen Sie sanft hin- und herschwingen. Das sorgt für Entspannung der Nacken- und Rückenmuskulatur. Bleiben Sie fünf Atemzüge in dieser Position. Mit der nächsten Einatmung kommen Sie zurück in den aufrechten Sitz, Arme Richtung Decke strecken. Mit der Ausatmung erfolgt nun eine Rotation über die rechte Schulter, die Hände sind auf Rückenlehne, bei der Einatmung strecken Sie sich zurück in die Mitte, beim Ausatmen wieder zur Seite rotieren. Fünf Atemzüge, dann Seitenwechsel.

Den langsamen Zyklus beenden und die Bewegung dynamisch wiederholen.

Auf die Verbindung der Faszien kommt es an

Das Fasziengewebe umgibt unseren gesamten Körper, inklusive Organen, Blutgefäßen, Nervenfasern und Muskelfasern. Es besteht hauptsächlich aus kollagenen, elastischen und retikulären Fasern und verbindet alles miteinander, was uns aufrecht stehen lässt. Die Faszien enthalten viele Nervenfasern und reagieren auf mechanische und biochemische Einflüsse ähnlich wie ein eigenständiges Organ mit hirnähnlichen Strukturen. Die Größe aller Faszien zusammen entspricht der Größe eines Fußballfeldes. Bewegungsmangel, Fehlernährung, Narben, Verletzungen und Stress führen dazu, dass Faszien verkleben und Spannungen entstehen. Myofasziale Leitbahnen sind wie ein Eisenbahnnetz, das Muskelgruppen miteinander verbindet und in einem funktionellen Zusammenhang steht. Ein Beispiel ist die oberflächliche Rückenlinie, die vom Kopf über den Rücken und die Beine bis unter die Füße verläuft. Sie können diese Linie gut beim Vorbeugen wahrnehmen. Beim Testen können Sie Spannungen bemerken oder wo die Bewegung stoppt. Faszienspannung breitet sich breitflächig aus und verweilt nicht an einer Stelle.

Faszien sind kein isoliertes System, sondern ein umfassendes Netzwerk, das den Körper durchdringt und als Kommunikations- und Integrationsplattform fungiert. Sie sind mit Nervenenden durchzogen und helfen, Bewegungen zu koordinieren und Kräfte auszugleichen. Dieses Konzept wird als »Tensegrity-Modell« bezeichnet und beschreibt die stabile und flexible Struktur der Faszien. Faszien bilden Leitbahnen zwischen verschiedenen Körperregionen und könnten eine ganzheitliche funktionale Einheit darstellen. Thomas Myers beschreibt verschiedene Faszienlinien im Körper, z. B. die Rückenlinie, die Frontallinie, laterale Linien und Spirallinien, die den Körper in einem dreidimensionalen Netzwerk durchziehen.

Zusätzlich gibt es oberflächliche und tiefe Armlinien sowie funktionelle Linien zu den gegenüberliegenden Becken- und Beinseiten. Die tiefe Frontallinie verläuft von den Füßen bis zur Innenseite des Oberschenkels und hat Verbindungen zur Lendenwirbelsäule, zum Iliopsoas-Muskel, zu Zwerchfell, Brustkorb, Gehirn und Gesichtsschädel. Dieses komplexe Netzwerk der Faszien sorgt für Stabilität und Beweglichkeit des Körpers und beeinflusst eine Vielzahl von Funktionen und Verbindungen zwischen verschiedenen Körperregionen.

Wirbelsäule und Bandscheiben in Einklang

Vom 2. Halswirbel bis zum Kreuzbein gibt es zwischen jeweils zwei Wirbeln Stoßdämpfer, die sogenannten Bandscheiben. Sie fangen Druck und Stöße auf die Wirbelsäule ab und unterstützen die S-Form und aufrechte Körperhaltung. Die Bandscheiben bestehen aus einem Faserring (Anulus fibrosus) und einem gelartigen Kern (Nucleus pulposus), der hauptsächlich aus Wasser besteht. Im Laufe des Tages und mit zunehmendem Alter nimmt die Flüssigkeit in den Bandscheiben ab, wodurch wir kleiner werden. Dennoch ermöglicht die enorme Verformbarkeit der Bandscheiben Bewegungen in alle Richtungen und schützt die Wirbelsäule. Die Wirbelsäule ist insgesamt beweglich, wobei jeder Abschnitt seine eigene Stärke hat. Die Bewegungen umfassen Lateralflexion (Seitneigung), Rotation (Drehung), Flexion (Beugung) und Extension (Streckung). Viele Muskeln unterstützen diese Bewegungen im Wechselspiel von Spieler (Agonist) und Gegenspieler (Antagonist).

Der Seelenmuskel Psoas

Der Iliopsoas-Muskel, auch als Hüftbeuger bekannt, hat eine erstaunliche Vielfalt an Funktionen. Er verläuft vom 12. Brustwirbel und dem 1.–4. Lendenwirbeln über mehrere Gelenke bis zur Innenseite des Oberschenkels. Gemeinsam mit dem Darmbeinmuskel Musculus iliacus bildet er die funktionelle Einheit Iliopsoas und ist ein zentrales Bindeglied von Ober- zu Unterkörper. Dieser bemerkenswerte Muskel ist nicht nur für unsere Hüftbewegung wichtig, sondern auch mit unseren Emotionen verbunden. Über die Faszien beeinflusst er unsere Atmung und spielt eine Rolle in Kampf-Flucht-Situationen. Der Psoas wird auch als »Emotionsmuskel« bezeichnet, da er blitzschnelle Fluchtbewegungen oder das Kauern in der embryonalen Haltung ermöglicht. Verkürzungen durch langes Sitzen führen häufig zu Rückenschmerzen beim Aufstehen. Eine regelmäßige Übungspraxis und Pflege des Iliopsoas-Muskels kann körperliches und emotionales Gleichgewicht fördern, Verspannungen und Verkürzungen verhindern und Rückenschmerzen vorbeugen.

Überlastete Nerven

Kribbeln, Taubheitsgefühle oder das Gefühl von eingeschlafenen Körperteilen sind Folgen eines gedrückten oder überlasteten Nervs. Ein bekanntes Beispiel: Wenn wir in einer Position verharren, z. B. mit übereinandergeschlagenen Beinen, und dann aufstehen, fühlt sich das Bein fremd an. Ähnlich kann es sein, wenn wir morgens mit einem eingeschlafenen Arm aufwachen. Überlastung und Druck auf Nerven führen dazu, dass die von ihnen versorgten Muskeln vorübergehend ihre Kraft und Kontrolle verlieren. Unsere sensorische Wahrnehmung kann ebenfalls beeinflusst werden, ähnlich wie nach einer Betäubungsspritze beim Zahnarzt.

Überlastete Nerven können auch starke Schmerzen verursachen, wie beispielsweise bei Ischiasbeschwerden, die als stechend, brennend oder elektrisierend empfunden werden. Eine gerade Sitzposition, regelmäßige Pausen und ausreichend Schlaf entlasten unsere Nerven.

Negative Bewegungsabläufe und -impulse der Basalganglien

Die Basalganglien sind eine Gruppe von Nervenzellkernen im tiefen Gehirn, die eine wichtige Rolle bei der Koordination und Steuerung von Bewegung, Lernen, Emotionen und anderen kognitiven Fähigkeiten spielen. Sie gehören zum extrapyramidalen System, das Bewegungsabläufe reguliert. Die Basalganglien empfangen Informationen aus der Großhirnrinde und senden angepasste Impulse zurück, um Bewegungen zu koordinieren. Zum Beispiel wählen sie eine Bewegungsvariante aus, wenn wir eine Tasse fassen möchten, während andere Varianten unterdrückt werden. Die Basalganglien spielen eine entscheidende Rolle beim Erlernen von Bewegungsabläufen, sowohl positiven als auch negativen. Diese Muster sind wie auf unserer Festplatte gespeichert, aber wir können Bewegungsabläufe durch Bewusstsein und regelmäßige Praxis neu programmieren, da Bewegungen durch Bewegung erlernt werden.

Reine Nervensache – wenn es um den Vagusnerv geht

Der Vagusnerv ist einer der wichtigsten und längsten Hirnnerven und gehört zum unwillkürlichen Nervensystem. Dieses beeinflusst Atmung, Herzschlag und Organfunktionen. Es gibt einen sympathischen Teil, der den »Fight or Flight«-Modus aktiviert, und einen parasympathischen Teil für die »Rest and Digest«-Phase. Der Nervus vagus spielt eine zentrale Rolle im parasympathischen System und verläuft vom Hirnstamm über den Hals, Brustkorb und die Verdauungsorgane. Er beeinflusst viele lebenswichtige Funktionen wie Herz, Lunge und Verdauung. Eine Störung dieses Nervs kann zu verschiedenen Beschwerden führen. Eine gute Möglichkeit, den Vagusnerv zu stimulieren, ist die Massage der Ohrmuschel.

Beweglicher Körper – beweglicher Geist

Beweglichkeit ist bekanntermaßen förderlich für unsere Gesundheit. Doch es ist nicht nur der Körper, der sich bewegt – es betrifft auch den Geist. Es geht nicht darum, akrobatische Kunststücke zu vollführen, sondern darum, regelmäßig auf eigene Weise aktiv zu sein. Studien zeigen, dass Bewegung die Lern- und Konzentrationsfähigkeit steigert und sogar vor neurodegenerativen Erkrankungen schützen kann. Durch Bewegung wird die Durchblutung des Gehirns verbessert und es wird mit Sauerstoff versorgt, was die Neuroplastizität, die Fähigkeit zur Bildung neuer neuronaler Verbindungen, fördert.

Beweglichkeit trägt dazu bei, Stresshormone wie Cortisol abzubauen, während vermehrt Endorphine ausgeschüttet werden – unsere Glückshormone, die uns präsenter machen. Ein tieferer Schlaf verbessert unsere Tagesenergie und Präsenz. Das bemerkenswerte Zusammenspiel aus über 640 Muskeln, 200 Knochen und über 200 Gelenken, die mit Gehirn und Rückenmark zusammenwirken, ermöglicht das Wunder der Bewegung. Es lohnt sich, beweglich zu bleiben, und es ist wichtig zu schätzen, welches Potenzial unser Körper für physische und geistige Stärke bereithält, wenn wir Raum für zunehmende Flexibilität schaffen.

Ein Leben in Bewegungsfreiheit

Kennen Sie das Gefühl, dass Sie etwas vom Boden aufheben möchten und schon beim Beugen nach vorne fühlt es sich an, als ob im Rücken feste Bänder ziehen? Sie fühlen sich total verspannt und in Ihrer Bewegungsfreiheit eingeschränkt.

Verspannungen entstehen oft durch einseitige Belastung über längere Zeit, wie zum Beispiel durch langes Sitzen. Dies führt zur Schwächung bestimmter Muskelgruppen und zur Überbeanspruchung anderer. Die dauerhafte Spannung vermindert die Durchblutung und Sauerstoffzufuhr, was zu Verhärtungen führt.

Stress, Flüssigkeits- und Nährstoffmangel sowie Verletzungen und Narben können diesen Zustand begünstigen. Um Bewegungsfreiheit zurückzugewinnen, ist Bewegung entscheidend. Arbeiten Sie an Ihrer Bewegungsfreiheit und Stabilität, indem Sie kleine Dehnpausen einbauen und Faszienübungen durchführen.

Akupressur kann helfen, indem Sie Druck auf bestimmte Punkte ausüben, um das Gewebe zu entspannen. Hierzu können Sie einen Tennisball oder Ihre Finger verwenden. Achten Sie auf eine ausreichende Flüssigkeitszufuhr und eine pflanzenbasierte Ernährung. Essen Sie oft warm, um den Muskeln von innen Wärme zuzuführen und sie zu entlasten.

Steifheit vs. Stabilität

Ein steifes, unbewegliches und eingeschränktes Gefühl kann auf die Festigkeit der Muskeln, Bänder und Gelenke hinweisen und dazu führen, dass Sie Schwierigkeiten haben, sich zu bewegen, es kann durch Muskelverspannungen und verkürzte Muskeln verursacht werden. Hoch angespannte Muskeln beanspruchen viel Energie und Blutversorgung, was andere Gewebe beeinträchtigen kann. Stabilität und Bewegungskontrolle sind essenziell, um Gleichgewicht und Schmerzfreiheit zu erreichen. Eine gute Muskelstärke und -funktion sind dafür wichtig und führen zu innerer Ausgeglichenheit.

Asanas für verspannte Muskeln

Gesichts- und Kaumuskulatur

Achten Sie darauf, die Zähne nicht aufeinanderzupressen, die Stirn nicht zu runzeln oder die Augen nicht zuzukneifen. Diese Verspannungen können zu Kopfschmerzen, Schulterverspannungen und Rückenschmerzen führen.

Spannen Sie Ihr Gesicht kräftig an, inklusive der Kopfhaut, und pressen Sie die Zähne zusammen. Halten Sie diese Spannung mehrere Sekunden lang und lösen Sie dann langsam wieder auf. Wiederholen Sie dies ein- bis zweimal.

Löwenatmung (Simhasana) erfordert ein wenig Überwindung, aber danach folgt ein Lächeln. Setzen Sie sich aufrecht hin, legen Sie die Hände auf die Knie, atmen Sie tief durch die Nase ein, beugen Sie dann die Arme und beugen sich nach vorne. Öffnen Sie den Mund weit und strecken Sie die Zunge weit heraus, während Sie brüllen wie ein Löwe. ❶

Augenyoga: Für Augenyoga setzen Sie sich aufrecht hin und schließen Sie die Augen. Atmen Sie im Fluss Ihrer Atmung und beschreiben Sie dabei mit den Augen eine liegende Acht. Anschließend reiben Sie die Hände warm und legen Sie sie auf die Augen, entspannen Sie diese in ihrer Höhle. ❷

Nacken- und Schultermuskulatur

Schulterkreise: Machen Sie Schulterkreise, um diese Muskeln zu entspannen und zu mobilisieren. Führen Sie ganz einfach und überall Schulterkreise aus. Setzen Sie sich aufrecht hin und heben Sie bei der

Löwenatmung

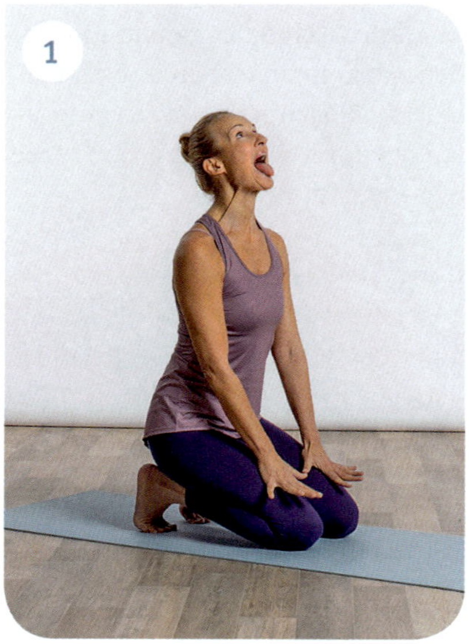

Augenyoga

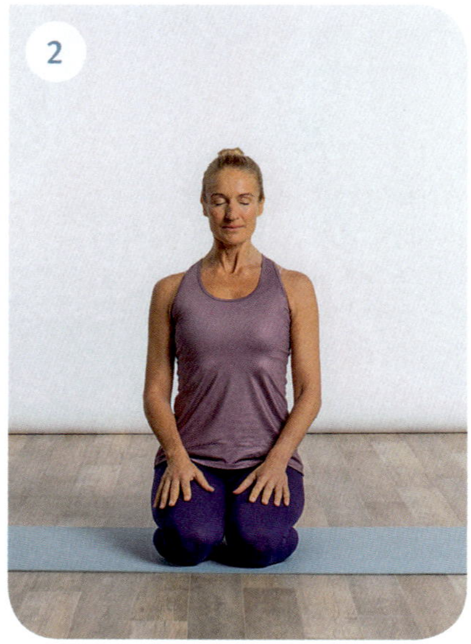

Schulterkreise

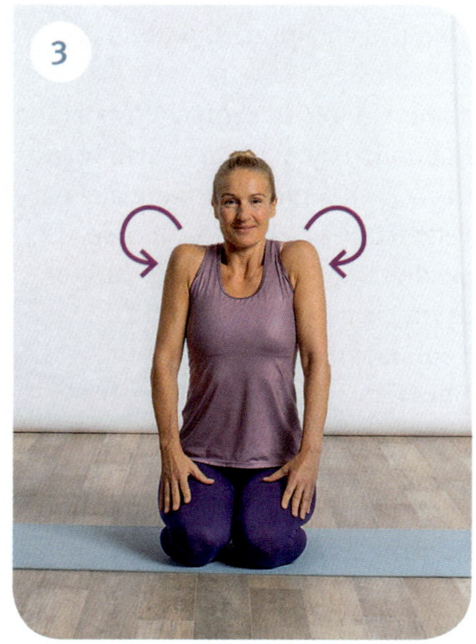

Kopfneigungen

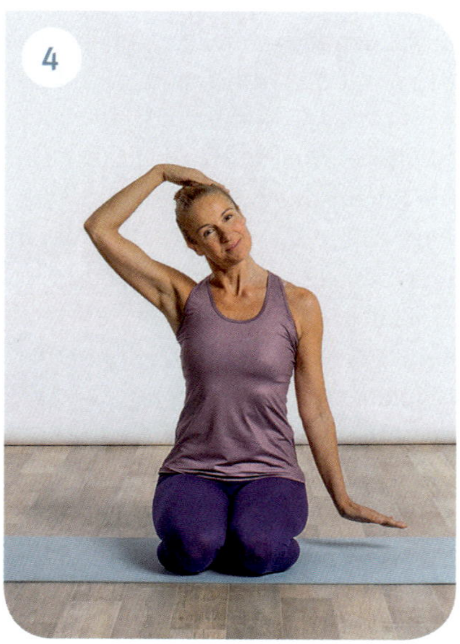

Kuhgesicht

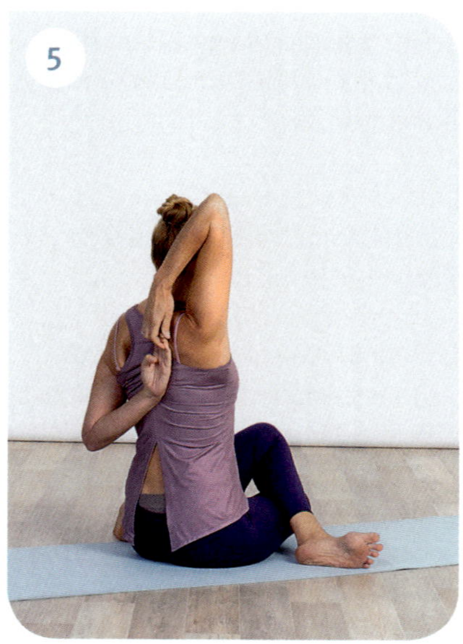

Stocksitz

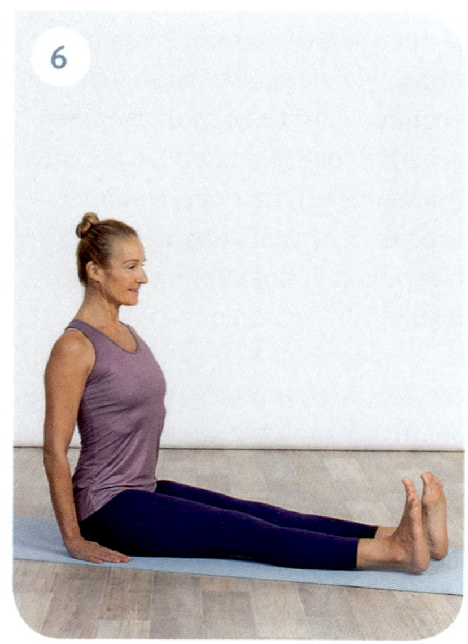

Einatmung die Schultern nach vorne und oben, bei der Ausatmung rollen Sie sie nach hinten und unten. ❸

Kopfneigungen: Führen Sie seitliche Kopfneigungen mit gleichlaufender und gegenläufiger Rotation aus. Setzen Sie sich aufrecht hin, senken Sie den Kopf zur rechten Schulter, legen Sie die rechte Hand auf den Kopf mit den Fingern zum linken Ohr, ohne zu drücken. Der linke Arm ist seitlich neben dem Körper mit leicht nach hinten gedrehten Fingern. Atmen Sie in die gedehnte Position und verweilen Sie dort für einige Atemzüge. Anschließend rotieren Sie den Kopf zur rechten Achsel und verweilen im Atemfluss. Danach Seitenwechsel. ❹

Kuhgesicht (Gomukhasana): Die Haltung kann entweder in aufrechter Sitzhaltung oder in einer Grätsche begonnen werden. Zu Beginn führen Sie den rechten Arm gebeugt hinter den Kopf, die Fingerspitzen zeigen in Richtung Boden. Sobald Sie sich hier wohlfühlen, legen Sie den linken Arm an den Rücken, die Fingerspitzen zeigen nach oben. Die Fingerspitzen beider Hände versuchen in Kontakt zu kommen, vielleicht gelingt es Ihnen, dass sich die Finger greifen können. Als Hilfsmittel können Sie einen Gurt zur Unterstützung verwenden. Wiederholen Sie das Ganze andersherum und achten Sie auf eine ruhige Atmung und die Öffnung des Brustkorbs. ❺

Ischiocrurale Muskulatur (Hamstrings)

Versuchen Sie Übungen wie den Herabschauenden Hund (s. u.) oder auch die stehende Vorbeuge (Seite 78) für eine Dehnung dieser Muskulatur.

Stocksitz (Dandasana): Setzen Sie sich aufrecht mit gestreckten Beinen auf den Boden und ziehen Sie Ihre Sitzbeinhöcker nach außen. Die Hände stützen rechts und links neben dem Becken, die Arme sind gestreckt. Achten Sie auf eine aufrechte Wirbelsäule, leichtes Doppelkinn und einen langen Hals, als ob Sie an einem Faden nach oben gezogen werden. Die Füße sind geflext und der Atem fließt ruhig und gleichmäßig in die rückwärtige Richtung. ❻

Supta Padangustasana, eine adaptive Übung mit Gurt: Legen Sie sich in die Rückenlage, der untere Rücken ist gut am Boden verankert. Das rechte Bein ist gestreckt, die Fußspitze sanft aktiviert. Heben Sie das linke Bein an und bringen Sie es zunehmend in die Streckung, indem Sie einen Gurt um den Vorfuß wickeln und daran ziehen. Achten Sie darauf, nur so weit zu gehen, dass das untere Bein am Boden bleibt, und achten Sie auf Kopf und Schultern. Sie können auch den Oberschenkel mit der Hand statt dem Gurt unterstützen und gegen die Hände spannen, um die Muskulatur reflexartig zu lösen. Atmen Sie ruhig weiter. ❼

Herabschauender Hund (Adho Mukha Svanasana): Schieben Sie sich über den Vierfüßlerstand mit dem Becken nach oben. Die Schultern sind schmal, die Finger sind breit gefächert und zeigen nach vorne. Das Steißbein strebt nach oben, die Wirbelsäule ist lang. Die Füße sind hüftschmal. Sie können dynamisch die Fersen wechselseitig in Richtung Boden bewegen und die Knie etwas beugen. Dann verweilen Sie mit gestreckten Beinen, jedoch nur so weit, wie es schmerzfrei möglich ist. Senden Sie Ihren Atem in die Beinrückseite. ❽

Asanas für die Dehnung des unteren Rückens

Kindhaltung (Balasana): Über die Vierfüßlerposition schieben Sie sich zurück in Richtung Fersen, gerne mit leicht geöffneten Knien. Legen Sie den Oberkörper entlang Ihrer Oberschenkel ab und legen Sie den Kopf auf die Stirn. Die Hände können unter die Stirn gelegt werden oder für mehr Dehnung können die Arme seitlich nach vorne gestreckt werden. Atmen

Supta Padangustasana

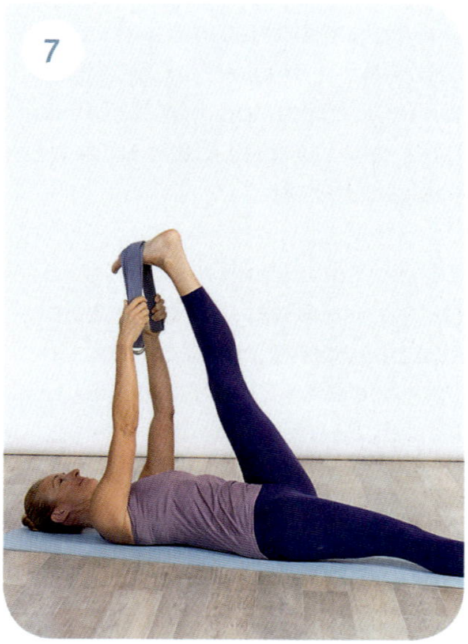

Herabschauender Hund

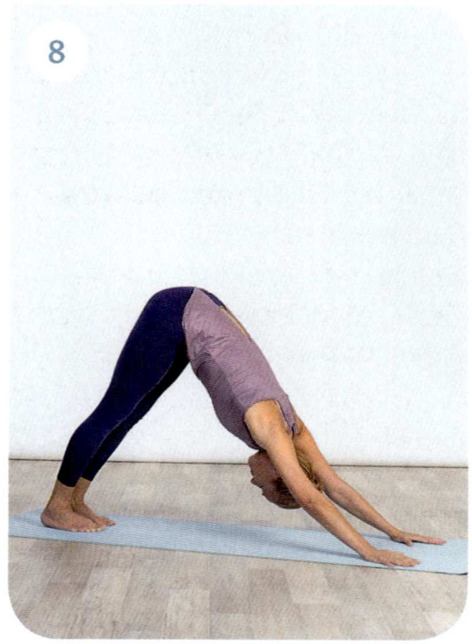

Kindhaltung

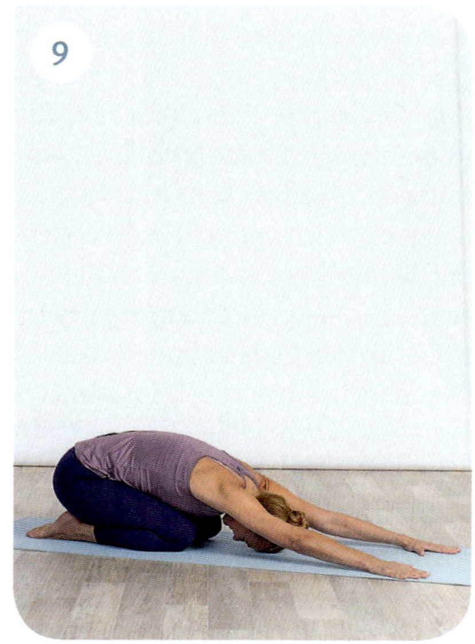

Stehende Vorbeuge

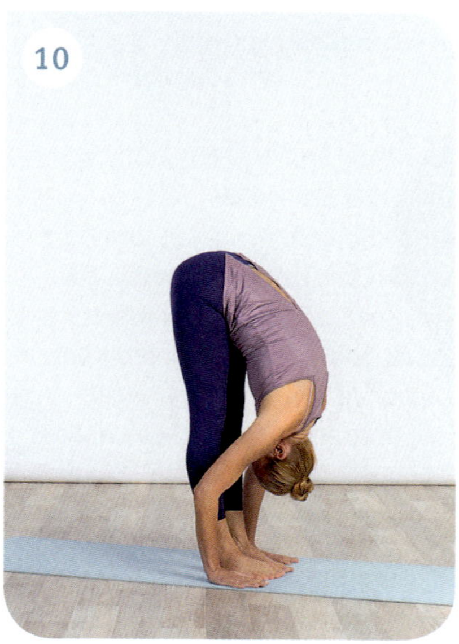

Katze-Kuh

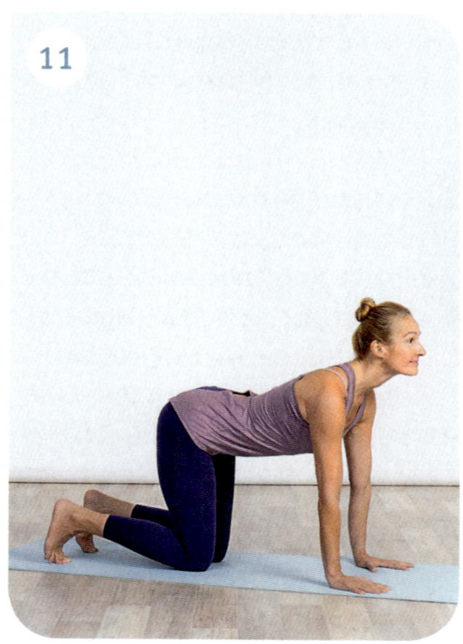

Tiefer Ausfallschritt

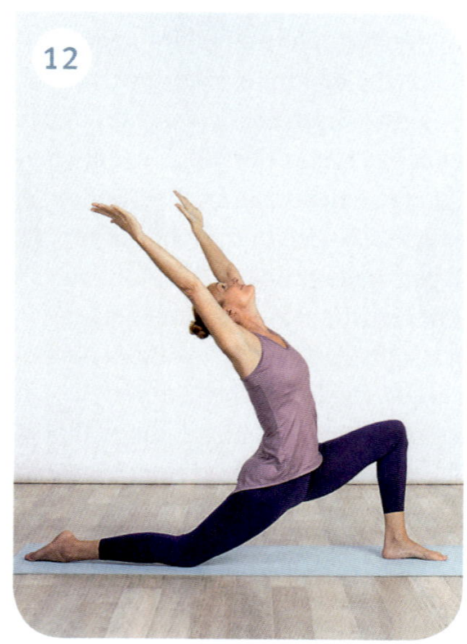

Sie tief in den unteren Rücken und sinken Sie mit jeder Ausatmung tiefer. ⑨

Stehende Vorbeuge (Uttanasana): Aus der Berghaltung ziehen Sie sich einatmend in die Länge und tauchen ab in die Vorbeuge. Die Knie können zu Beginn leicht gebeugt sein, der Rücken ist lang, Kopf und Schultern sind entspannt. Wenn die Hände den Boden nicht erreichen, ist das kein Problem, der Weg ist das Ziel. Sie können die Hände auch an den Oberschenkeln oder Unterschenkeln abstützen. Atmen Sie tief in Ihren Rücken ein. ⑩

Katze-Kuh (Chakravakasana): Die Katze-Kuh-Asana ist eine Yoga-Übung, die die Beweglichkeit der Wirbelsäule verbessert und den gesamten Rücken dehnt.

Starten Sie auf allen Vieren, mit den Händen unter den Schultern und den Knien unter der Hüfte. Der Rücken ist in einer neutralen Position. Beim Einatmen runden Sie langsam Ihren Rücken nach oben, ziehen das Kinn zur Brust und spannen den Bauch an. Die Bewegung kommt von der Wirbelsäule. Beim Ausatmen senken Sie Ihren Rücken nach unten, heben den Kopf und lassen den Bauch entspannt nach unten hängen. Die Blickrichtung geht nach oben. Wechseln Sie zwischen Katzen- und Kuhposition, synchronisiert mit Ihrem Atem. Die Bewegung sollte fließend und bewusst sein. ⑪

Iliopsoas-Muskel

Für eine Dehnung dieses Muskels können Sie den tiefen Ausfallschritt (s. u.) oder das Nadelöhr (Seite 188) (Sucirandhrasana) ausführen.

Tiefer Ausfallschritt (Anjaneyasana): Aus dem Herabschauenden Hund bringen Sie das linke Bein nach vorne, achten Sie darauf, dass das Knie nicht vor dem Fuß steht. Das rechte Bein wird geerdet und gegebenenfalls etwas weiter nach hinten geschoben. Sie können einatmend die Hände auf dem linken Oberschenkel abstützen und sich aufrichten. Oder wenn Sie mehr Dehnung möchten, können Sie die Arme über die Seite anheben und leicht nach hinten ziehen. Verweilen Sie für einige Atemzüge und kehren Sie dann vor dem Seitenwechsel zurück in den Herabschauenden Hund. ⑫

Hoher Ausfallschritt: Ebenfalls aus dem Herabschauenden Hund bringen Sie das linke Bein zwischen die Hände nach vorne. Lassen Sie sich gegebenenfalls von den Händen helfen. Der hintere Fuß steht auf den Zehenspitzen und das Bein erfährt Länge. Mit Hilfe der Einatmung und einer stabilen Mitte steigen Sie nach oben und lassen sich dabei von Ihren Armen nach oben tragen. ⑬

Schulterbrücke mit Block (Setu Bandhasana): Legen Sie sich in die Rückenlage, die Beine sind hüftschmal aufgesetzt, der Abstand ist so, dass die Hände gerade an die Fersen reichen. Die Füße sind aktiv und geerdet. Rollen Sie sich nach oben in die Schulterbrücke, der Nacken bleibt lang und die Schultern im Kontakt zum Boden. Wenn die Vorderseite gut geöffnet ist, schieben Sie den Block hochkant unter Ihr Becken. Dieses ist nun sanft gestützt, und Sie dürfen sich in die Atmung und das zunehmende Lösen und Öffnen der Vorderseite sinken lassen. Bleiben Sie so lange in dieser Position, wie es Ihnen guttut. ⑭

Piriformis-Muskel

Nadelöhr (Sucirandhrasana): In Rückenlage, die Beine sind aufgestellt, den rechten Fuß positionieren Sie etwas unterhalb des linken Knies. Nun das linke Knie oder den linken Oberschenkel umfassen und das Bein näher an den Oberkörper heranziehen, um eine leichte Dehnung im rechten Gesäß zu spüren. Verweilen Sie hier für mehrere Atemzüge, danach lösen. ⑮

Hohe Ausfallschritt

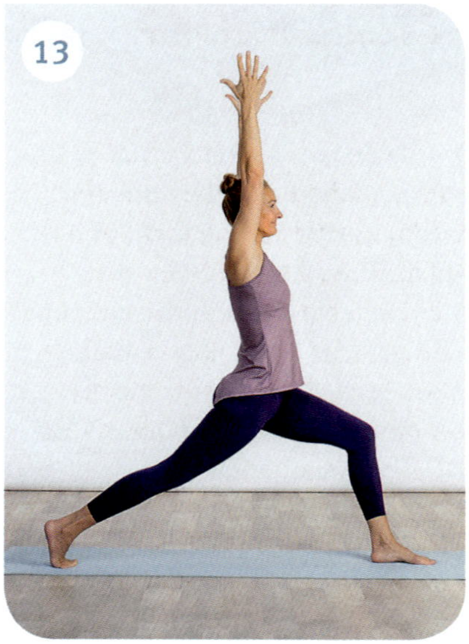

Schulterbrücke

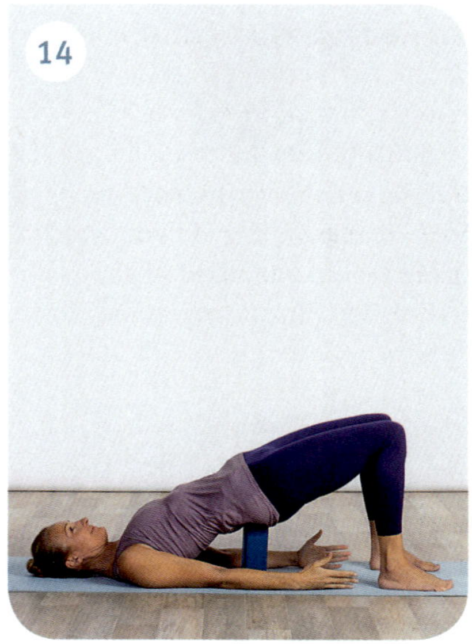

Nadelöhr

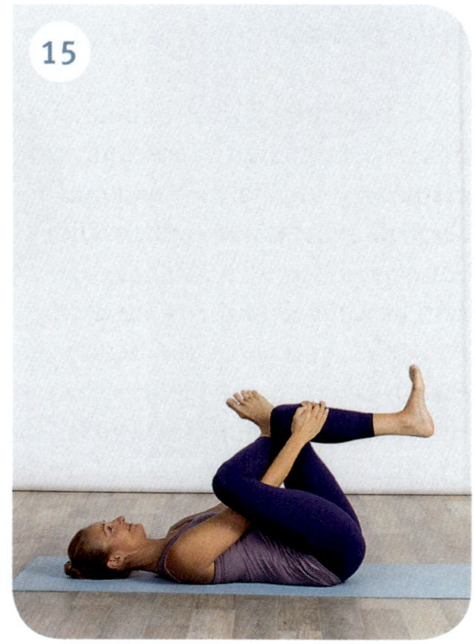

Intensive Taube im 90/90-Winkel

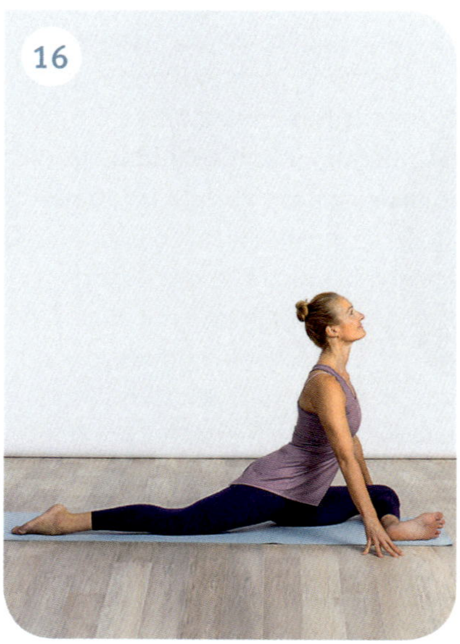

Seitliche Rotation Vierfüßlerstand

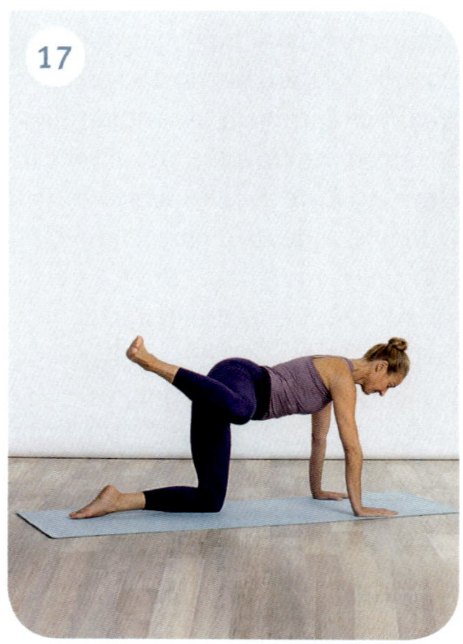

Brücke

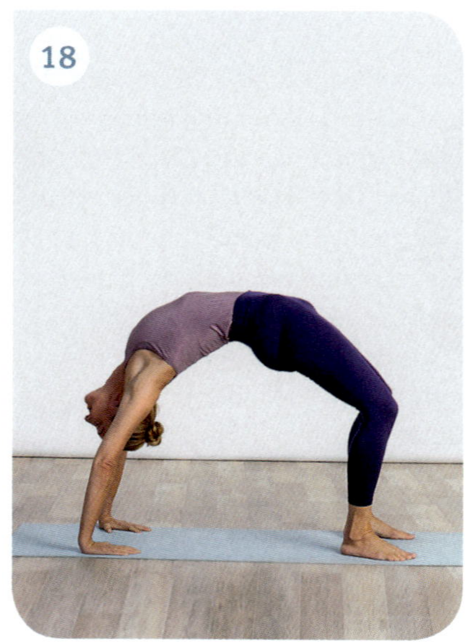

Intensive Taube im 90/90-Winkel: Die intensive Taube mit einem 90-Grad-Winkel bezieht sich auf eine Anpassung, bei der das vordere Bein im rechten Winkel gebeugt ist (90 Grad) und das hintere Bein ausgestreckt wird. Ziehen Sie die vordere Hüfte sanft nach außen. Die Hände sind vor oder seitlich neben dem linken Bein. Führen Sie leichte Wellenbewegungen des Oberkörpers in Richtung des vorderen Beins aus und kehren Sie mit der Ausatmung zurück. Anschließend die Beine aufstellen, zur anderen Seite kippen und wiederholen. ⑯

Seitliche Rotation im Vierfüßlerstand: Gehen Sie in den Vierfüßlerstand. Schieben Sie das rechte Bein etwas nach hinten und heben Sie es seitlich an, beginnen Sie, in der Hüfte zu rotieren. Anschließend die Rotationsrichtung wechseln. Danach die Beinseite wechseln. Achten Sie auf Ihren Körper, überfordern Sie sich nicht. Finden Sie eine regelmäßige Praxis, die zu Ihnen passt, und bleiben Sie dran, um Bewegungsfreiheit und Entspannung zu erreichen. ⑰

Berghaltung

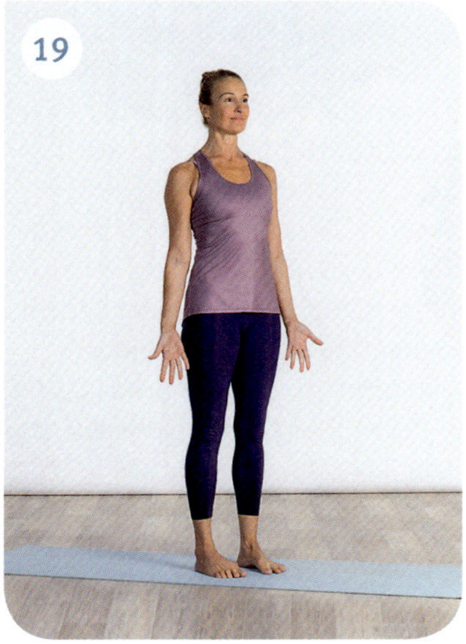
19

Aufrichtung der Wirbelsäule

Brücke (Setu Bandha Sharvangasana) ist eine Übung zur Aufrichtung der Wirbelsäule. Legen Sie sich flach auf den Rücken, beugen Sie die Knie, stellen Sie die Füße hüftbreit auf. Die Hände sind neben den Schultern auf dem Boden platziert, die Finger zeigen in Richtung der Füße. Durch Anheben des Beckens und Drücken der Hände und Füße in den Boden entsteht eine Brücke mit dem Körper, wobei der Rücken stark gekrümmt ist und eine tiefe Dehnung entlang der Vorderseite des Körpers entsteht. Achten Sie darauf, dass Ihre Mulha Bandha (Beckenboden) und Udfhijana Bandha (Nabelverschluss) aktiv sind. ⑱

Berghaltung (Tadasana) mag einfach aussehen, hat aber eine tiefe Wirkung auf Haltung und Körperaufrichtung. Stellen Sie sich aufrecht hin, die Zehen breit aufgefächert, die Fersen gut geerdet. Aktivieren Sie sanft die Oberschenkelmuskulatur und verlängern Sie die Wirbelsäule, während Sie die Schultern entspannt halten. Die Arme und Finger sind langgestreckt, aktiv angespannt mit einer Außenrotation der Schulter, Daumen dabei nach außen. Dabei spüren Sie eine Brustkorböffnung. Wenn Sie Ihren Geist bündeln möchten, um sich zu zentrieren, sind die Arme vor dem Brustkorb in Gebetshaltung zusammengebracht. Achten Sie auf ruhiges und gleichmäßiges Atmen durch die Nase und fixieren Sie einen Punkt auf Augenhöhe, um das Gleichgewicht zu unterstützen. ⑲

Beschwerden der Wirbelsäule besser verstehen

Laut dem Deutschen Krankenkassen Report gehören Rückenbeschwerden zu den häufigsten Krankheitsursachen überhaupt. Vor allem in Bezug auf Krankheitstage und Krankschreibungen. Ein tieferes Verständnis für die Stimme Ihres Körpers kann hier helfen. Begleiten Sie uns auf einer Reise des Bewusstseins und der Heilung.

Hexenschuss: Über 80 % der Menschen erleben mindestens einmal im Leben den sogenannten Hexenschuss (Lumbalgie): plötzlich auftretende Schmerzen im unteren Rücken nach alltäglichen Bewegungen wie Bücken, Heben oder Verdrehung. Die Ursachen dafür sind vielfältig und können Blockierungen des Iliosakralgelenks, der Wirbelgelenke oder der Bandscheibe sein.

Bandscheibenprotrusion: Eine Bandscheibenprotrusion ist eine Vorwölbung der Bandscheibenflüssigkeit, während beim Bandscheibenvorfall der Faserring reißt und Flüssigkeit nach außen tritt, was zu Schmerzen, Taubheit oder Schwäche im unteren Rücken, Gesäß oder den Beinen führen kann. Auch im Bereich der Brust- und Halswirbelsäule können Blockaden und Bandscheibenvorfälle auftreten, oft als Folge länger andauernder muskulärer Verspannungen.

Spondylarthrose (Facettengelenksarthrose) ist eine degenerative Erkrankung der Facettengelenke der Wirbel, die zu Schmerzen, Steifheit und Bewegungseinschränkungen führen kann. Die Ursachen sind eine altersbedingte Abnahme der Knorpelschicht sowie langfristige Fehlbelastungen, alte Verletzungen, Fehlernährung und andere Umstände.

Spinalkanalstenose: Bei der Spinalkanalstenose handelt es sich um eine Verengung des Wirbelkanals, die Druck auf das Rückenmark und/oder die Nervenwurzeln ausüben kann. Es führt häufig zu Rückenschmerzen, Taubheit und Schwäche in den Beinen. Ursachen können Abnutzungsprozesse, Bandscheibenvorfälle sowie angeborene oder erworbene Fehlbildungen sein.

Skoliose bezeichnet eine Verkrümmung der Wirbelsäule, bei der sich Wirbelsäule, Schultern und Becken in drei Dimensionen verdrehen. Dies führt zu einer abnormalen S- oder C-Form der Wirbelsäule und kann Rückenschmerzen sowie Probleme mit der Körperhaltung verursachen. Die Ursachen gelten oft als unbekannt (idiopathisch), doch hormonelle, muskuläre, genetische und neurologische Faktoren spielen vermutlich eine Rolle.

Osteoporose, auch Knochenschwund genannt, führt zu einem Verlust an Knochenmasse und -dichte, wodurch die Knochen schwächer und anfälliger für Brüche werden. Die Hauptursache ist ein Ungleichgewicht zwischen Knochenbildung und -abbau. Risikofaktoren sind hormonelle Ursachen wie Wechseljahre, Schilddrüsenunterfunktion oder Erkrankungen der Nebenniere. Mit zunehmendem Alter nimmt auch die Knochendichte ab. Bewegungsmangel, Fehlernährung (insbesondere Vitamin-D-Mangel), Alkoholkonsum, Rauchen und bestimmte Medikamente begünstigen ebenfalls Osteoporose.

Morbus Bechterew: Bei Morbus Bechterew (Spondylitis ankylosans) handelt es sich um eine chronisch entzündliche Erkrankung aus dem rheumatischen Formenkreis, die vor allem die Wirbelsäule und die angrenzenden Gelenke betrifft. Die genaue Ursache gilt immer noch als unklar, es wird jedoch angenommen, dass genetische Faktoren eine Rolle spielen. Außerdem zählt diese Erkrankung zu den sogenannten Autoimmunkrankheiten. Im Verlauf kann es zu einer Verknöcherung der Wirbelsäule kommen, der Ankylose.

Morbus Scheuermann: Bei Morbus Scheuermann liegt eine Wachstumsstörung der Wirbelsäule im Jugendalter vor. Sie betrifft vor allem die Brustwirbelsäule und führt meist zu einem verstärkten Rundrücken (Hyperkyphose) mit Schmerzen und Bewegungseinschränkungen. Die genaue Ursache ist nicht geklärt, jedoch scheinen genetische Faktoren und Risikofaktoren wie Vitamin- und Bewegungsmangel, jedoch auch Leistungssport sowie schnelles Wachstum begünstigend zu sein.

Fibromyalgie (früher unter dem Begriff Weichteilrheumatismus bekannt) zählt mittlerweile zu den chronischen Schmerzerkrankungen, die häufig von anderen Symptomen wie Müdigkeit, Schlafstörungen, Reizdarmsyndrom und Konzentrationsproblemen begleitet werden. Sie betrifft hauptsächlich das Muskel- und Skelettsystem sowie das Nervensystem. Vor allem Frauen sind hiervon betroffen. Die genauen Ursachen sind noch unklar, jedoch weiß man, dass es eine Störung der Schmerzverarbeitung vom Gehirn zum Rückenmark gibt, wodurch es zu einem deutlich höheren Schmerzempfinden kommt. Auch genetische Faktoren, Stress und alte Traumen könnten eine Rolle spielen.

Asanas für bestimmte Krankheiten

Vor Beginn einer Yogapraxis ist es ratsam, mit Ihrem Arzt zu sprechen, da die meisten Ärzte eine ausgewogene Bewegungspraxis befürworten. Es gibt zunehmend Studien zur positiven Wirkung von Yoga auf Rückenbeschwerden. Dennoch ist jeder Fall individuell, daher ist es wichtig, das Gespräch zu suchen und sich beraten zu lassen, um den individuellen Weg zu klären.

Asanas bei Bandscheibenvorfall

In der akuten Phase sollte man eine Pause von der Praxis einlegen, um dem Körper Ruhe zu gönnen. Meditation und Visualisierung sind jedoch möglich. Später ist es wichtig, auf den Schmerz zu hören und vorsichtig den Bewegungsumfang zu erkunden. Eine gut ausgerichtete Wirbelsäule und Länge im Rücken sind entscheidend.

Empfohlene Asanas:

- Berghaltung (Seite 76) für einen geerdeten Stand
- Katze-Kuh (Seite 124) für die Bandscheibenmassage
- Tiefe Hocke (Seite 204) für die Streckung der Wirbelsäule
- Kindhaltung (Seite 126) zur Entspannung des unteren Rückens

- Schulterbrücke (Seite 172) für Wirbelsäulenstreckung und Beinkräftigung
- modifizierte Kobra (Seite 142) zur Öffnung des Brustkorbs
- Totenstellung (Seite 164) zur Entspannung der Wirbelsäule

Asanas bei ISG- und Wirbelblockaden

Empfohlene Asanas:

- Schulterbrücke (Seite 172) mit raschem Hoch- und Runterschaukeln und wechselseitigen Twist-Bewegungen im Becken
- Katze-Kuh (Seite 124)
- Kobra (Seite 142)

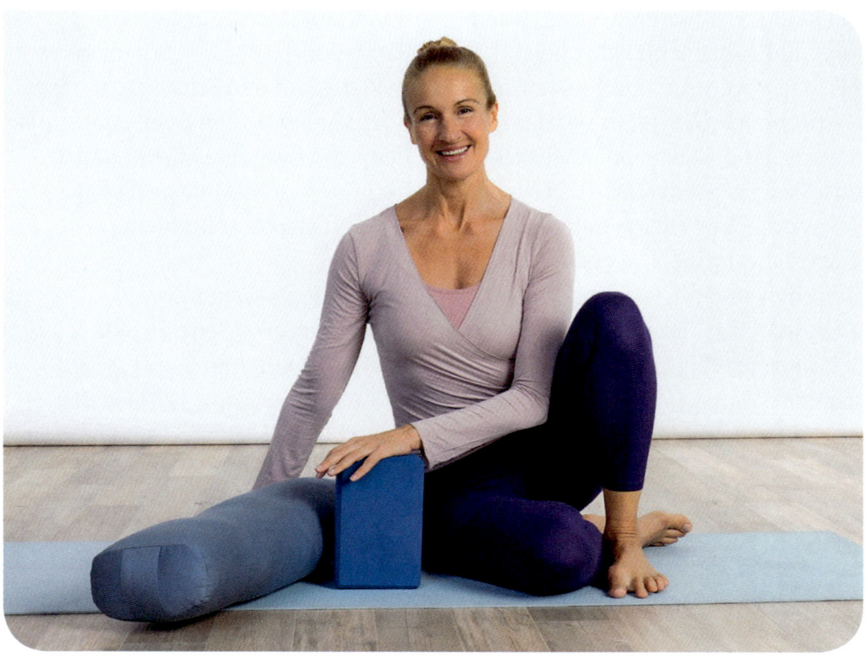

- Vorgebeugter Schmetterling (Seite 184)
- Krokodil (Seite 174)
- Nadelöhr in Rückenlage (Seite 188)

Bei Facettengelenksarthrose sollten Übungen behutsam und langsam ausgeführt werden, ohne Schmerzen zu verursachen, und eine gute Ausrichtung des Körpers und der Wirbelsäule sollte beachtet werden.

Empfohlene Asanas:

- Katze-Kuh (Seite 124)
- Kindhaltung (Seite 126)
- Einfacher Drehsitz (Seite 152)
- Kobra (Seite 142)
- Schulterbrücke (Seite 172)
- Stuhl (Seite 94)
- Tiefe Hocke (Seite 204)

Asanas bei Spinalkanalstenose

Oft ist es so, dass die Betroffenen im Sitzen wenig Beschwerden haben, jedoch zunehmend kürzere Strecken gehen können und Pausen benötigen. Ursächlich sind die Verkürzungen in der Bauch-, Brust- und Hüftmuskulatur. Daher ist eine häufige sanfte Dehnung hier sehr wertvoll, generell ist es besser, wenn die Asanas länger gehalten werden, um dem Gewebe die Möglichkeit zu geben, sich zu lösen. Bitte achten Sie auf Ihre Schmerzgrenze. Atem und Entspannungsübungen sowie Meditationen sind in jeder Phase gut geeignet.

Empfohlene Asanas:

- Halbe stehende gedrehte breite Vorbeuge (Seite 90)
- Katze-Kuh (Seite 124)
- Kindhaltung (Seite 126)
- Schulterbrücke (Seite 172)
- seitliche sitzende Dehnung
- Berghaltung mit Rückbeuge oder Räuberleiter (Seite 88)

Asanas bei Skoliose

Iyengar Yoga ist eine zu empfehlende Yogapraktik. Hierbei handelt es sich um eine präzise und detaillierte Form des Hatha Yoga, bei der besonderer Wert auf korrekte Körperausrichtung und die Verwendung von Hilfsmitteln wie Blöcken und Gurten gelegt wird, um eine präzise Ausführung der Asanas zu fördern. Benannt nach dem Begründer B.K.S. Iyengar, betont diese Yoga-Praxis die Entwicklung von Stärke, Flexibilität und bewusstem Körperbewusstsein.

Empfohlene Asanas:
- Kindhaltung (Seite 126)
- Kobra (Seite 142)
- Schmelzendes Herz (Seite 108)
- Nadelöhr in Rückenlage (Seite 188)
- Fisch (Seite 104)
- Halbe stehende gedrehte breite Vorbeuge (Seite 90)
- Seitliche Planke (Seite 116)
- Dreibeiniger Hund (Seite 122)
- Berghaltung mit Rückbeuge oder Räuberleiter (Seite 88)
- Tänzer (Seite 112)
- Vierfüßler diagonal (Seite 124)

Asanas bei Osteoporose

Yoga ist ideal zur Vorbeugung von Osteoporose, da es die Gelenke mobilisiert, die Muskeln stärkt und den Knochenstoffwechsel unterstützt. Menschen mit Osteoporose sollten keine ruckartigen Bewegungen ausführen, stattdessen sollten stabilisierende, aufrichtende und das Gleichgewicht schulende Asanas bevorzugt werden.

Empfohlene Asanas:
- Berghaltung (Seite 76)
- Stuhl (Seite 94)
- Tänzer (Seite 112)
- Dreieck (Seite 98)
- Friedvoller Krieger (Seite 106)
- Katze-Kuh (Seite 124)
- Krokodil (Seite 174)
- Herabschauender Hund (Seite 122)
- Kuhgesicht (Seite 46)

Bei Facettengelenksarthrose sollten Übungen behutsam und langsam ausgeführt werden, ohne Schmerzen zu verursachen, und eine gute Ausrichtung des Körpers und der Wirbelsäule sollte beachtet werden.

Empfohlene Asanas:
- Katze-Kuh (Seite 124)
- Kindhaltung (Seite 126)
- Einfacher Drehsitz (Seite 152)
- Schulterbrücke (Seite 172)
- Stuhl (Seite 94)
- Tiefe Hocke (Seite 204)

Asanas bei M. Bechterew und M. Scheuermann

Empfohlene Asanas:
- Fisch (Seite 104)
- Kobra (Seite 142)
- Sphinx (Seite 186)
- Schmelzendes Herz (Seite 108)
- Taube (Seite 51)
- Halbmond (Seite 120)
- Bogen (Seite 136)
- Krokodil (Seite 174)
- Einfacher Drehsitz (Seite 152)
- Halswirbelsäulen-Mobilisation (Seite 80 und Seite 146)

Führen Sie Atemübungen zur Öffnung durch und achten Sie auf die Aufrichtung der Wirbelsäule und die Reduktion von Schmerzen und Verspannungen.

Asanas bei Fibromyalgie

Hier empfiehlt sich zunächst ein sanftes Yoga, um keinen zusätzlichen Stress zu verursachen, denn dieser kann zu mehr Schmerzen führen. Daher empfehlen sich Atemübungen (Pranayama) und Meditationstechniken wie Yoga Nidra. Auch gut geeignet sind Yin Yoga und Restoratives Yoga, damit sich Körper und Geist zunehmend entspannen können. Je geübter sie sind, desto mehr werden Sie spüren, welche Praxis Ihnen guttut.

Ergänzende Praxismethoden

Achten Sie auf die Bedürfnisse Ihres Körpers und hören Sie bewusst täglich in ihn hinein. Beobachten Sie Schmerzen oder Einschränkungen und wählen Sie eine Praxis aus, die Ihnen Freude bereitet und Stabilität, Kraft und Beweglichkeit aufbaut.

Meine Empfehlung: Erkunden Sie die kraftvolle Verbindung zwischen Körper und Geist, während Sie sich auf Ihrem Weg zu mehr Wohlbefinden und innerer Balance begleiten lassen. Stärken Sie Ihr Körperbewusstsein und Ihre Achtsamkeit durch regelmäßige Atem- und Meditationspraxis. Therapeutische Unterstützung wie Massage, Physiotherapie oder Akupressur kann Ihnen helfen, Schmerzen zu lindern und sich in Ihrem Körper wohler zu fühlen. Bauen Sie regelmäßige Trainingseinheiten in Ihren Alltag ein und wählen Sie eine feste Tageszeit dafür. Sie werden schnell positive Veränderungen spüren, die Sie motivieren, weiterzumachen. Vielleicht finden Sie auch einen Übungspartner, der Sie motiviert.

Was der Schmerz Ihnen mitteilen möchte

Der Körper als Sprachrohr der Seele ist ein häufig gehörter Begriff. In meiner Praxis erlebe ich täglich, dass körperliche Beschwerden oft den Ruf der Seele widerspiegeln. Wenn es uns nicht gutgeht oder wir Kummer haben, reagieren wir oft mit Schmerzen und Unwohlsein. Umgekehrt spüren wir bei Freude oder Verliebtheit plötzlich mehr Energie und Lebendigkeit.

Krankheiten, Schmerzen und körperliche Beschwerden können innere Konflikte, ungelöste Emotionen oder unausgesprochene Bedürfnisse ausdrücken. Die Verbindung zwischen Seele und Körper ist tiefgreifend. In der traditionellen chinesischen Medizin sind Emotionen bestimmten Organen zugeordnet. Ein Beispiel ist die Zuordnung von Wut und Stress zur Leber und Galle. Der Körper zeigt uns auf diese Weise, worauf wir achten sollten, und ermutigt uns, uns mit unseren inneren Prozessen auseinanderzusetzen.

Bewusstsein für Körpersignale kann uns Einblicke in verborgene Emotionen geben. Meditation, bewusstes Fühlen und Atemübungen helfen dabei, eine tiefere Verbindung zur eigenen inneren Welt herzustellen. So erkennen wir, was der Schmerz oder das Unwohlsein uns mitteilen möchte. Indem wir dies annehmen, nutzen wir körperliche Themen als

Chancen für inneres Wachstum und fühlen uns Tag für Tag besser.

Wie wirkt sich die Gefühlswelt auf den Körper aus?

Die Last sitzt einem im Kreuz, die Angst im Nacken. In stressigen und emotional belastenden Situationen reagiert der Körper oft mit Schmerzen, Erschöpfung oder Krankheit. Dies hängt mit unserem Mindset und den damit verbundenen Glaubenssätzen zusammen. Das Mindset beschreibt unsere Einstellung und Denkweise, wie wir die Welt und bestimmte Situationen betrachten.

Arbeitsplatzprobleme wie Überlastung, Unsicherheit, Konflikte oder Mobbing können negative Emotionen wie Wut oder Angst auslösen. Dadurch werden Adrenalin, Noradrenalin und Cortisol freigesetzt, was zu erhöhtem Puls, Blutdruck und Blutzuckerspiegel führt, um dem Körper mehr Energie zu liefern. Dies versetzt uns in die sogenannte »Kampf oder Flucht«-Reaktion und führt zu Muskelverspannungen und Schmerzen, die vor allem durch das Fasziengewebe verstärkt werden, das stark auf emotionale Anspannung reagiert. Stress unterdrückt das Immunsystem und macht uns anfälliger für Krankheiten und chronische Entzündungen. Auch unsere Verdauung kann beeinträchtigt sein, da wir mehr Magensäure produzieren und dies sich auf die Darmflora auswirken kann, was wiederum die Aufnahme von Mikro- und Makronährstoffen reduziert.

Wie Sie wieder in Ihren Flow kommen

Vielleicht haben Sie schon mal Yoga praktiziert, aber die Matte liegt nun schon eine Weile ungenutzt da. Oder Sie wollten Yoga schon immer mal ausprobieren, aber es gab viele Gründe, warum Sie es bis heute nicht geschafft haben: keine Zeit, kein geeigneter Kurs, oder Sie fühlen sich zu unbeweglich.

Hier sind fünf einfache Tipps, wie es mit Yoga klappen kann:

- Überlegen Sie sich Ihr Warum für Yoga und was Sie sich damit in Ihrem Leben verwirklichen möchten, z. B. mehr Ruhe, Gelassenheit oder besseren Schlaf.
- Tragen Sie »Me-Time« für Yoga in den Kalender ein, entweder einmal pro Woche für einen

Umgang mit Muskelkater und Krämpfen

Wie reagieren Sie auf Muskelkater und Krämpfe? Führen diese Schmerzen dazu, dass Sie enttäuscht sind und möglicherweise Ihr Training abbrechen? Lassen Sie sich möglicherweise davon demotivieren? Oder gehören Sie zu den Menschen, die sich erst recht motivieren und denken, dass sie noch intensiver und härter trainieren müssen? Setzen Sie sich dadurch unter Druck, auf die eine oder andere Weise?
Muskelkater, auch Delayed Onset Muscle Soreness (DOMS) genannt, entsteht meist durch neue oder intensive Aktivitäten. Dies führt zu Mikroverletzungen der Muskelfasern und Entzündungen im Körper. Die Kommunikation zwischen Muskeln und Nerven kann ebenfalls Muskelkater auslösen. Geben Sie Ihrem Körper Zeit zur Anpassung, seien Sie geduldig mit sich, Ruhe und sanfte Bewegung fördern die Genesung. Spaziergänge, Massagen und leichtes Stretching helfen ebenso.
Muskelkater kann auf innere Anspannung hinweisen. Hier dürfen wir bewusst zur Ruhe kommen und uns eine Dosis Mitgefühl und Selbstwert schenken.
Tipp: Tägliches Magnesium hilft präventiv, ein Natronbad wirkt entsäuernd und entkrampfend.

festen Kurs oder täglich für eine kurze zehnminütige Praxis zu Hause.
- Hören Sie auf Ihren Körper und überfordern Sie sich nicht. Seien Sie liebevoll und großzügig mit sich selbst.
- Suchen Sie sich einen Übungspartner, um sich gegenseitig zu unterstützen und zu motivieren.
- Yoga hat viele Gesichter wie bewusstes Atmen oder achtsame Zubereitung von Mahlzeiten. Integrieren Sie Yoga in Ihren Alltag, wo immer es möglich ist.

Bleiben Sie dran, Sie haben das Potenzial für großartige Fortschritte!

Yoga und Akupressur

Wenn körperliche Schmerzen im Rückenbereich entstehen, sind in der Regel verschiedene Muskelgruppen daran beteiligt. Zusätzlich zu den Muskeln spielen im Schmerzgeschehen verklebte Faszien, die sich in Stresssituationen zusammenziehen, eine enorme Rolle. Die Yogapraxis gewinnt an Effektivität, wenn Sie dazu unterstützend Akupressur einsetzen. Durch die Akupressur lösen Sie verklebtes Gewebe und die Yogapraxis führt dazu, dass Sie sowohl die Beweglichkeit als auch die Kraft im Körper aufbauen. Beides zusammen führt zu wiedergewonnenem körperlichen Gleichgewicht. Wenn Sie mit der Akupressur-Technik bestimmte Stellen im Körper gezielt bearbeiten, wird Druck ausgeübt, damit die sogenannten Golgi-Rezeptoren an den Muskelansätzen angesprochen werden. Diese befinden sich zwischen den Sehnen und den Muskelfasern. Ihre Funktion besteht darin, die gegebene Spannung in der jeweiligen Muskelpartie zu messen. Sie schützen die Sehnenmuskeln vor Überlastung in der Muskulatur, indem sie eine Gegensteuerung aktivieren, um für Entspannung zu sorgen. Und genau darum geht es in der Technik der Akupressur. Sie sorgen dafür, dass der natürliche Muskeltonus zwischen den einzelnen Muskeln wieder hergestellt wird.

M. Iliopsoas und M. Iliacus

Beschwerden in diesem Bereich können zu Schmerzen im unteren Rücken führen. Es handelt sich hier um unseren starken Hüftbeuger. Sie finden den Ansatz, indem Sie vorne an der Hüfte mit der einen Hand den vorderen Darmbeinstachel und mit der anderen Hand Ihren Schambeinknochen ertasten. Etwa mittig auf dieser Linie finden Sie den passenden Akupressurpunkt. Sie erkennen die Stelle auch daran, dass Sie bei leichtem Druck schon schmerzempfindlich reagieren, ähnlich wie bei einem blauen Fleck. Sie können entweder in Bauchlage einen kleinen Faszienball an diese Stelle legen und sanft massieren oder Sie legen sich in Rückenlage und führen die Akupressur mit dem eigenen Daumen durch. Wer Empfindlichkeit oder Überlastung in diesem Muskel hat, kann auch Schmerzen im Gesäßmuskel empfinden.

Rectus abdominis

Dieser Muskel ist häufig bei stressempfindlichen Menschen überlastet. Da dieser Muskel am Schambeinknochen ansetzt, ist dieser Bereich sehr druckempfindlich. Zusätzlich können Sie neben dem Brustbeinknochen unten seitlich die Rippe ertasten, um den Punkt zu spüren, an dem der Muskel mit der Sehne am Knochen verbunden ist. Diese beiden Stellen können Sie gut in Bauchlage mit einem Faszienball bearbeiten.

M. quadratus lumborum

Gerade wenn man es mit Schmerzen in der Lendenwirbelsäule zu tun hat, kann das mit diesem Muskel zusammenhängen. Sie können mit einem kleinen Faszienball, den Daumen oder einem Stab, der als Massagefee bezeichnet wird, seitlich der Wirbelsäule von der Hüfte hinauf bis zur untersten

Rippe wandern. Verweilen Sie 2–5 Minuten an den schmerzempfindlichen Stellen.

M. trapezius

Der Trapezmuskel setzt am Hinterkopf an und zieht über den Hals bis zu den Brustwirbeln. Von hier führt er kreuzförmig zu den Schulterblättern. Ist dieser verspannt, können sich im Nacken und oberen Rücken Beschwerden äußern. Sie können ihn mit einem Faszienball an seinen Schulterblattansätzen bearbeiten.

M. levator scapulae

Ein weiterer Nackenmuskel, der zu Verspannungen neigt, ist der Schulterblattheber. Er beginnt an der inneren oberen Kante des Schulterblatts, von dort zieht er nach oben zu den Querfortsätzen der obersten vier Halswirbel. Er dient zur Stabilisierung und Bewegung der Halswirbelsäule. Ist er angespannt, bewegen sich sowohl die Halswirbel als auch das Schulterblatt. Bei einer Verspannung kann der Muskel seine Wirkung auf den Nacken nicht mehr optimal ausüben. Daraus folgen chronische Verkrampfungen in diesem Bereich. Das Endergebnis sind Kopfschmerzen und Nackenverspannungen. Für eine lindernde Akupressur suchen Sie mit dem Twin Ball nach den schmerzenden Bereichen. Hierzu legen Sie sich auf den Rücken, der Twin Ball ist im Nacken platziert. Bewegen Sie Ihren Kopf im Zeitlupentempo in einer langsamen Ja-Nein-Bewegung, um druckempfindliche Punkte zu finden. Verweilen Sie dort 2–5 Minuten und üben Sie Druck aus. Dadurch lösen Sie Verspannungen und mögliche Verklebung.

M. deltoideus

Der Deltamuskel zieht sich über die gesamte äußere Schulter. Hier zeigen sich bei vielen Menschen Anspannungen und Bewegungsschmerzen beim Anheben des Armes. Wenn die Verspannungen sehr stark sind, kann sich zudem ein Gefühl der Schwäche einstellen. Um Verspannungen selbst entgegenzuwirken, hilft es, diesen Bereich mit einem Faszienball zu massieren.

M. supraspinatus

Die Schulter wird in der Bewegung durch den Musculus supraspinatus stabilisiert. Wenn das Anheben des Armes schmerzhaft ist, liegen eindeutig Verspannungen oder Überlastungen, die durch einseitige Bewegung entstehen, vor. Verspannungen können in den Oberarm, den Ellenbogen und Unterarm ausstrahlen. Manchmal »schnappt« der Muskel in der Schulter bei der Bewegung, was man spüren und sogar hören kann. Sie können den Muskel mit einer Akupressur lockern und in Verbindung mit Faszienrollmassage und Yoga wieder ins Gleichgewicht bringen. Dazu suchen Sie in Rückenlage mit dem Twin Ball nach schmerzempfindlichen Punkten am Übergang von Nacken zu Rumpf (Schulterblatt). Sobald Sie eine empfindliche Stelle finden, verweilen Sie dort 2–5 Minuten. Sie üben erhöhten Druck aus, indem Sie die Hüfte anheben und somit schwerer auf dem Ball liegen. Dadurch lösen Sie Verspannungen und mögliche Verklebungen auf.

Kraftvolles Kundalini Yoga und Chakren

Kundalini Yoga, aus dem indischen Tantrismus stammend, weckt die »Kundalini-Energie«. Diese Energie, als schlafende Schlange repräsentiert, liegt nahe der Wirbelsäulenbasis. Ziel des Kundalini Yoga ist, diese Energie entlang der Wirbelsäule aufsteigen zu lassen, um spirituelles Wachstum und Bewusstseinserweiterung zu fördern.

Durch die Praxis von Atemübungen, Asanas, Mantras, Mudras und Meditation, oft in Form von dynamischen Kriyas, wird ein energetisierender und entspannender Effekt erzielt. Dies fördert Heilung und persönliches Wachstum durch einen freien Energiefluss, gestützt auf moderne Erkenntnisse über Gehirn und Neuroplastizität. Die Chakren, symbolisierte Energiezentren als drehende Räder entlang der Wirbelsäule, repräsentieren physische, emotionale, mentale und spirituelle Aspekte unseres Selbst. Der ungehinderte Energiefluss in diesen Chakren, der Lebensenergie (Prana oder Qi) im Körper bewegt, trägt zum allgemeinen Wohlbefinden bei. Blockaden in den sieben Hauptchakren, die sich von der Basis bis zum Scheitel erstrecken, können zu Problemen führen. Die Entwicklung dieser Chakren ist mit unserer kindlichen Entwicklung verbunden, und Störungen in den ersten sieben Lebensjahren können langfristige Auswirkungen auf organische und emotionale Themen haben, die bestimmten Wirbeln der Wirbelsäule zugeordnet sind (vgl. Louise Hay).

Chakren und ihre Bedeutungen:

- Wurzelchakra: Sicherheit und Verbindung zur physischen Welt.
- Sakralchakra: Kreativität, Lust, Emotionen, Sexualität.
- Solarplexuschakra: Selbstbewusstsein, Selbstwertgefühl.
- Herzchakra: Liebe, Mitgefühl, zwischenmenschliche Beziehungen.
- Halschakra: Kommunikation, Selbstausdruck.
- Stirnchakra: Intuition, Klarheit.
- Kronenchakra: Spiritualität, Bewusstsein.

Die Chakren sind Zentren der Lebensenergie, verbunden durch sogenannte Nadis. Diese Energiekanäle ermöglichen Energiezirkulation. Hauptleitbahnen bilden Chakren an Kreuzungspunkten. Chakren nehmen äußere Energie auf, beeinflussen Empfindungen und den Umgang mit anderen. Sie beeinflussen das Hormonsystem und das körperliche/emotionale Wohlbefinden. Yoga kann den freien Energiefluss fördern und somit dazu beitragen, emotionale Themen und das innere Kind zu heilen. Yoga fördert demnach die Ganzheit von Körper, Geist und Seele.

Die sieben Chakren

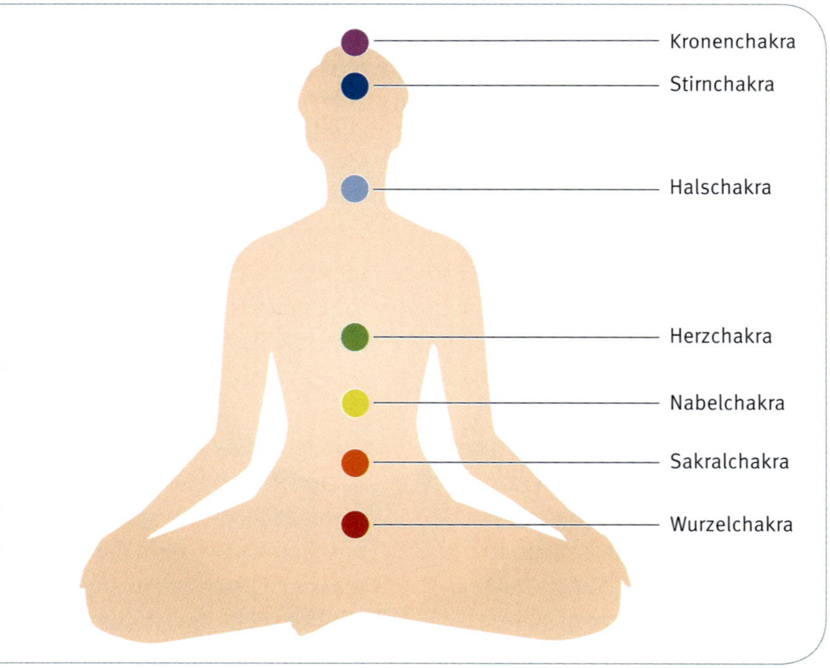

Römpke P. Yoga für gesunde Füße. Stuttgart: TRIAS; 2019

Bandhas – Schlösser der Lebensenergie

Der Begriff Bandha bedeutet so viel wie Verschluss, Siegel oder Ventil. Die Bandhas dienen dazu, die Lebensenergie im Körper zu lenken und die Stabilität zu gewährleisten. Dies erfolgt durch bewusste Muskelkontraktion, man spricht auch davon, die Bandhas zu aktivieren oder zu »setzen«. Durch das Setzen der Bandhas werden Beckenboden und Bauchdecke gefestigt, die Wirbelsäule aufgerichtet sowie deren Muskelgruppen gekräftigt. Zugleich beruhigt sich durch sie das vegetative Nervensystem, was die Konzentrationsfähigkeit erhöht. Um Bandhas während der Praxis zu halten, bedarf es Konzentration und kontinuierlicher Übung.

Die fünf Vayus

Immer mehr Studien zeigen, dass Rückenschmerzen oft durch Störungen in unserer inneren feinen Schicht entstehen können, besonders in schwierigen Lebensphasen. Yoga hilft, diese innere Ordnung wiederherzustellen. Yogis sprechen von der Lebensenergie namens Prana, die sich in Chakren und Vayus zeigt. Die Vayus sind wie innere Strömungen, die den Körper beeinflussen. Das Ziel des Yoga ist es, ein Gleichgewicht zwischen diesen Kräften herzustellen. Jedes Vayu beeinflusst bestimmte Bereiche des Körpers und emotionales Wohlbefinden. Yoga hilft, diese Energie auszugleichen.

Die fünf Vayus:

- Prana-Vayu (im Bereich des Herzens, kontrolliert den Atem)
- Apana-Vayu (im Bereich des Bauchs, kontrolliert die Verdauung)
- Samana-Vayu (kontrolliert ebenfalls die Verdauung)
- Udana-Vayu (im Bereich des Kehlkopfs, kontrolliert die Aufnahme von Luft und Nahrung)
- Vyana-Vayu (durchströmt den gesamten Körper, verteilt Energie)

Fußverschluss – Pada Bandha

Wenn Ihre Füße auf der Matte platziert sind und Sie die Zehen anheben, um sie dann weit gespreizt in die Matte zu schieben, üben die Zehenspitzen aktiv Druck aus, um die Fußwölbung zu aktivieren. Diese Wölbung erlaubt es Ihnen, Ihr Körpergewicht gleichmäßig zu verteilen, dabei vermeiden Sie einseitige Überlastung und Fehlstellungen des gesamten Bewegungsapparats. Gleichzeitig drücken Sie die Fußaußenkanten sowie den Ballen in den Boden.

Pada Bandha, auch als Fußschloss bekannt, ist bei allen stehenden Asanas für einen aktiven Stand sehr wichtig.

Um Pada Bandha zu entdecken, kommen Sie in eine bequeme Sitzposition, Sukasana, und bringen die Fußflächen zusammen, indem Sie die Füße auf die Fußaußenkanten legen. Behelfen Sie sich anfangs mit einem sanften Druck der Hände auf die jeweiligen Fußrücken. Drücken Sie die Fußflächen und Zehen der beiden Füße aktiv fest zusammen. Spüren Sie, dass zwischen den Fußflächen der Hohlraum größer wird? Sie spannen die Muskeln der Fußzehen und der Fußwölbung dadurch an. Vermeiden Sie gleichzeitig Druck auf die Fußaußenkante. Fühlen Sie, wie sich durch das Ändern der Druckpunkte der Zehengelenke die Wölbung der Füße vergrößert.

Versuchen Sie als Nächstes, Pada Bandha mit Ihren Füßen auf der Matte zu finden, insbesondere während Sie Balance-Asanas wie den Tänzer, Adler oder Krieger I ausführen. Durch das Anspannen der

Unterschenkel nach außen und der Oberschenkel nach innen entsteht eine Spiralbewegung, die sich wie eine Verschraub-Wirkung auf den Fuß überträgt. Dabei werden bewusst alle Zehen auf dem Boden aufgefächert, die Fußaußenkanten in den Boden geschoben und die Ferse nach außen gedreht.

Es wird einige Zeit dauern, bis Ihnen Pada Bandha zur Gewohnheit wird, aber mit ein wenig Übung kann diese geringfügige Anpassung die Sicherheit bei Standübungen erhöhen. Wenn es Ihnen gelingt, diese Spannung zu aktivieren, können Sie dies auch in alle liegenden und sitzenden Asanas integrieren. So erzeugen Sie immer Energie und Lebendigkeit vom Gesäß bis in die Zehen, auch wenn Sie die Beine und Füße für die Ausführung der Übung eigentlich nicht benötigen. Durch das Aktivieren von Pada Bandha sorgen Sie für eine gleichmäßige Anspannung im gesamten Körper.

Pada Bandha sorgt für einen aktiven Stand.

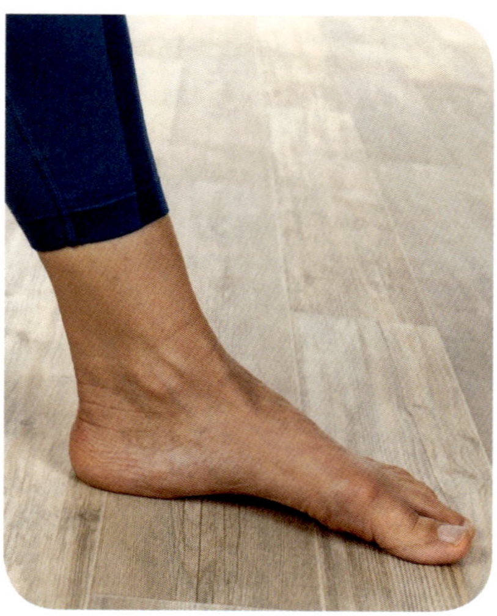

Handverschluss – Hasta Bandha

Durch Anspannen der Muskulatur des Handtellers und der Fingerkuppen leiten Sie Kraft nach oben, um Hände, Arme und Oberkörper zu stabilisieren und zu kräftigen. Hasta Bandha, das Handschloss, ist wichtig in Asanas wie dem Herabschauenden Hund, vor allem wenn Sie Schmerzen im Handgelenk haben. Beschwerden im Handgelenk kommen häufig aus der Verspannung in der Halswirbelsäule.

Hasta Bandhas sorgen für eine gleichmäßige Körperspannung.

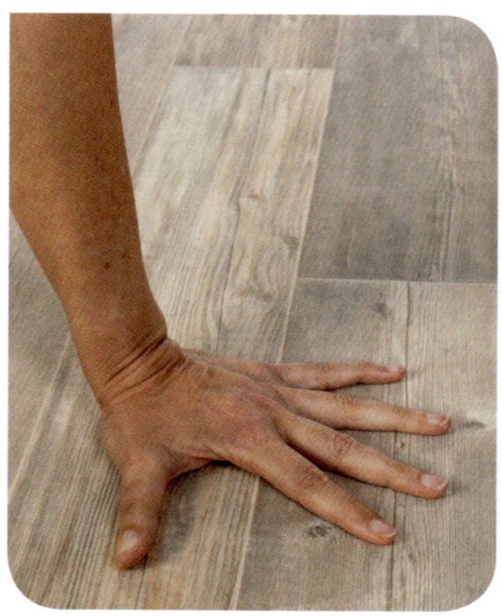

Um Hasta Bandha zu entdecken, nehmen Sie eine bequeme Sitzposition, zum Beispiel den Schneidersitz, ein und bringen die Hände in Gebetshaltung. Drücken Sie die Handflächen fest zusammen und zeigen Sie mit den Fingerspitzen nach vorn, damit Sie die Handwurzeln Ihrer Hände sehen können. Beachten Sie, dass zwischen den Handwurzeln und der Handflächen kein Platz ist. Zeigen Sie nun mit den Fingerspitzen nach oben und drücken Sie die Fingerflächen zusammen. Drücken Sie gleichzeitig die Fingerwurzeln zusammen. Setzen Sie diese Aktionen fort, während Sie sich darauf konzentrieren, zusätzlichen Druck auf die Gelenke der Zeigefinger und Daumen auszuüben. Vermeiden Sie gleichzeitig Druck auf die Handwurzel, insbesondere auf den äußeren Bereich der Handwurzel. Spüren Sie, wie durch das Ändern der Druckpunkte der Fingergelenke eine Wölbung der Hände entsteht. Drehen Sie Ihre Finger wieder nach vorn und blicken Sie ein zweites Mal auf den Handballen. Sie werden jetzt einen Raum in der Mitte der Handwurzeln bemerken, der groß genug ist, um einen Bleistift aufzunehmen. Dies ist der Karpaltunnel, der Durchgang auf der Handfläche des Handgelenks, der den Unterarm mit der Hand verbindet.

Versuchen Sie als Nächstes, Hasta Bandha mit Ihren Händen auf der Matte zu finden, insbesondere während Sie Asanas wie den Vierfüßlerstand, den Herabschauenden Hund und Arm-Balance-Übungen praktizieren. Es wird einige Zeit dauern, bis Hasta Bandha zur Gewohnheit wird, aber mit ein wenig Aufwand kann diese geringfügige Anpassung die Sicherheit und den Genuss Ihrer Yogapraxis stark verbessern. Wenn es Ihnen gelingt, diese Spannung zu aktivieren, können Sie dies auch in alle stehenden, liegenden und sitzenden Asanas integrieren. So erzeugen Sie immer Energie und Lebendigkeit vom Arm bis in die Finger, auch wenn Sie die Hände für die Ausführung der Übung eigentlich nicht benötigen. Durch das Aktivieren der Hasta Bandhas sorgen Sie für eine gleichmäßige Anspannung im gesamten Körper.

Wurzelverschluss – Mula Bandha

Aktivieren Sie Ihren Beckenboden durch Kontraktion der Beckenbodenmuskulatur nach innen und oben. Schieben Sie hierbei das Steißbein nach vorn und das Schambein nach oben. Dies sorgt für Stabilität, Körperbewusstsein und Gleichgewicht während der gesamten Yogapraxis. Mula Bandha kontrolliert die Energie im gesamten Rumpf. Dadurch werden zusätzlich die inneren Organe stimuliert.

Halsverschluss – Jalandhara Bandha

Der Halsverschluss befindet sich an der Halsregion. Schieben Sie Ihr Kinn in Richtung Körper, wodurch möglicherweise ein Doppelkinn entsteht, und strecken Sie Ihre Halswirbelsäule. Nehmen Sie Ihre Atmung bewusst wahr. Dies regelt den Energiefluss vom Herzen zum Gehirn, nimmt Druck vom Herzen und verhilft zu mentaler Entspannung. Dies beruhigt Sie zutiefst, während Sie in die Gegenwart eintauchen.

Bauchverschluss – Uddiyana Bandha

Ziehen Sie den unteren Bauch in der Ausatmung nach innen und den Bauchnabel nach oben. Dies fördert Ihr Körperbewusstsein, reduziert die Verletzungsgefahr für den Rücken und erweitert Stabilität und Kraft im Körperzentrum. Diese Bandha dient als Allheilmittel für Verdauungsprobleme.

Heilende Mudras für ein ausgeglichenes Leben

In dem folgenden Kapitel möchte ich Ihnen meine drei Lieblings-Mudras vorstellen, wenn es um Rückenschmerzen geht. Mudra ist ein Begriff aus dem Sanskrit und bezeichnet symbolische Handgesten oder Fingerpositionen, die in der hinduistischen, buddhistischen und spirituellen Praxis verwendet werden. Diese Gesten werden oft während der Meditation, des Yogas oder während ritueller Zeremonien eingesetzt. Mudras haben eine symbolische, energetische und spirituelle Bedeutung.

Herz-Mudra

Rückenschmerzen sind oftmals das Ergebnis einer angespannten Brustmuskulatur. Wieder einmal können Sie sehen, wie im Körper alles zusammenspielt. Für unsere Herz-Region ist das folgende Mudra ideal. Sie entspannen damit Ihren Brustbereich und stärken Ihren Herzraum. Eine positive Begleiterscheinung kann sein, dass dadurch Hormone für die Empfindung von Liebe, Freude und Hingabe aktiviert werden. Für das Herz-Mudra kreuzen Sie Ihre Handgelenke und verbinden die kleinen Finger miteinander. Verbinden Sie den linken Daumen mit dem linken Mittelfinger. Der Zeigefinger, der Ringfinger sowie der kleine Finger werden lang gestreckt abgespreizt. Gleiches mit den rechten Fingern. Bei der Einatmung ganz bewusst aktiv die kleinen Finger nach außen schieben, dadurch werden die Brustmuskulatur und die Herzregion aktiviert. Wiederholen Sie dies gerne 8- bis 16-mal.

Konzentrations-Mudra

Nun ein Mudra für die Konzentration: Wenn wir nicht ganz in unserer Spur sind, nicht ganz glücklich sind und darüber nachdenken, an unserem Leben vielleicht etwas ändern zu wollen, dann ist dieses Mudra eine gute Option. Es ist wichtig, dass Sie Ihr Leben so gestalten, wie es für Sie optimal ist. Das Konzentrations-Mudra wird oft in Meditationen oder Atemübungen eingesetzt, um den Geist zu beruhigen und die innere Konzentration zu stärken. Hier eine einfache Anleitung: Setzen Sie sich in eine bequeme Position, entweder auf dem Boden im Lotussitz oder auf einem Stuhl mit geradem Rücken. Legen Sie Ihre Hände auf Ihre Knie oder Oberschenkel, mit den Handflächen nach oben. Bringen Sie die Spitzen Ihrer Daumen und Zeigefinger leicht zusammen, sodass sie sich berühren. Die anderen Finger bleiben gerade und leicht ausgestreckt. Halten Sie Ihre Handgelenke entspannt, ohne Spannung aufzubauen. Die Berührung von Daumen und Zeigefinger repräsentiert die Vereinigung oder Verbindung von individuellem Bewusstsein (Daumen) und universellem Bewusstsein (Zeigefinger). Durch diese Verbindung soll die Energie im Körper zirkulieren und die Konzentration gestärkt werden.

Vitalisierendes Mudra

Gestern haben Sie sich vorgenommen, gleich am nächsten Tag mit Ihrer Yogapraxis zu beginnen. Nun ist es Morgen und Sie sind überhaupt nicht fit. Dann ist das Mudra gegen Müdigkeit perfekt. Positionieren Sie den Daumen der linken Hand auf dem Nagel des linken Mittelfingers und den Daumen der rechten Hand zwischen Daumen und Zeigefinger der linken Hand. Strecken Sie alle weiteren Finger lang und positionieren Sie Ihre Hände direkt vor dem Brustbein. Die Unterarme sind parallel zum Boden. Verweilen Sie 16–24 Atemzüge in dieser Haltung. Atmen Sie so, dass Sie bei der Einatmung länger atmen und die Ausatmung dafür kürzer ist. Mit dieser Atemtechnik vitalisieren Sie sich zusätzlich.

Meditation und Atmung

Meditation hat sich inzwischen auch im Westen sehr gut etabliert, nicht nur, um Stress entgegenzuwirken, sondern auch, um viele weitere positive Absichten wie Achtsamkeit und Selbstliebe in den Alltag zu integrieren. Die Frage ist, kann Meditation auch Rückenschmerzen lindern?

Zu Beginn haben viele von uns Schwierigkeiten, eine Meditationshaltung schmerzfrei einzunehmen und zu halten. Es spricht aber nichts dagegen, Hilfsmittel unter der Hüfte oder unter den Knien zu positionieren. Sorgen Sie dafür, dass es Ihnen gutgeht. Sie können auch auf einem Stuhl sitzend oder in Rückenlage meditieren, um sich erst mal damit auseinanderzusetzen. Ich persönlich hatte zu Beginn große Schwierigkeiten, so lange in Stille zu sitzen. Wenn es Ihnen auch so geht, können Sie zu Beginn mit einer geführten Meditation starten. Irgendwann kommt der Punkt, an dem Sie sich selbst sagen: »Oh, wie schön es wäre, wenn es jetzt ruhig wäre.« Dann sind Sie sozusagen auf das nächste Level gekommen und können tiefer eintauchen in die Meditation.

Ein entspannter Einstieg in die Stille ist eine kleine Abschluss-Meditation nach einer Yogapraxis. In der

Shavasana-Position können Sie sich langsam an die Stille gewöhnen. Durch diese Praxis gewöhnen Sie sich sukzessive daran, zu entschleunigen und Momente, in denen Sie sonst vielleicht in den Angriff übergehen oder in denen Sie fliehen würden, können Sie jetzt besser hinterfragen. Ihr Nervensystem kommt durch diese Praxis zur Ruhe.

Mit dem Kauf dieses Buches bekommen den kostenlosen Zugang zu unserem Onlineprogramm. Dort werden Sie einige geführte Meditationen finden. Sicherlich fragen Sie sich, wie lange oder wie häufig Sie meditieren müssen, bis Sie eine Wirkung wahrnehmen. Wenn Sie ein bis zwei Monate regelmäßig praktizieren, zeigt sich die Wirkung. Fangen Sie klein an und feiern Sie sich selbst, wenn Sie regelmäßig fünf Minuten in Stille genießen können. Sie können Meditationen auch in Ihren Alltag integrieren: Halten Sie auf dem Weg in die Kaffeeküche für einige Minuten inne. Oder wenn gerade keine Termine anstehen und Sie eine kurze Pause machen können, lehnen Sie sich zurück, schließen Sie die Augen und atmen Sie sich in eine Meditation. Manchmal sind diese kleinen Pausen in Summe wirkungsvoller, als wenn Sie sich einen festen Termin für eine einstündige Meditationseinheit einplanen. Und wenn Ihnen die kleinen Pausen guttun, werden Sie in sich selbst das Bedürfnis spüren, die Meditationszeit auszudehnen.

Ich lade Sie ein, sich an einer Position Ihrer Wahl einzufinden. Stellen, setzen oder legen Sie sich einfach hin. Verweilen Sie eine Weile so und schenken Sie sich diesen Moment der Pause. Nach einer Weile richten Sie Ihre Aufmerksamkeit auf die Gegenwart. Ins Hier und Jetzt. Nehmen Sie Ihre Gedanken wahr. Beobachten Sie Ihren Atem. Spüren Sie, welche Emotionen aufkommen, ohne dass Sie sie fixieren. Immer wenn die Gedanken zu wandern beginnen, kehren Sie zurück zu Ihrer Atmung. Und wenn Sie das Gefühl einer körperlichen Anspannung spüren, dann lenken Sie Ihre Atmung genau zu dieser Körperstelle. Stellen Sie sich vor, wie Sie ein ganz klares Licht dorthin atmen, während Sie bei der Ausatmung alles an Anspannung loslassen. Diese Meditation können Sie beliebig oft und überall praktizieren.

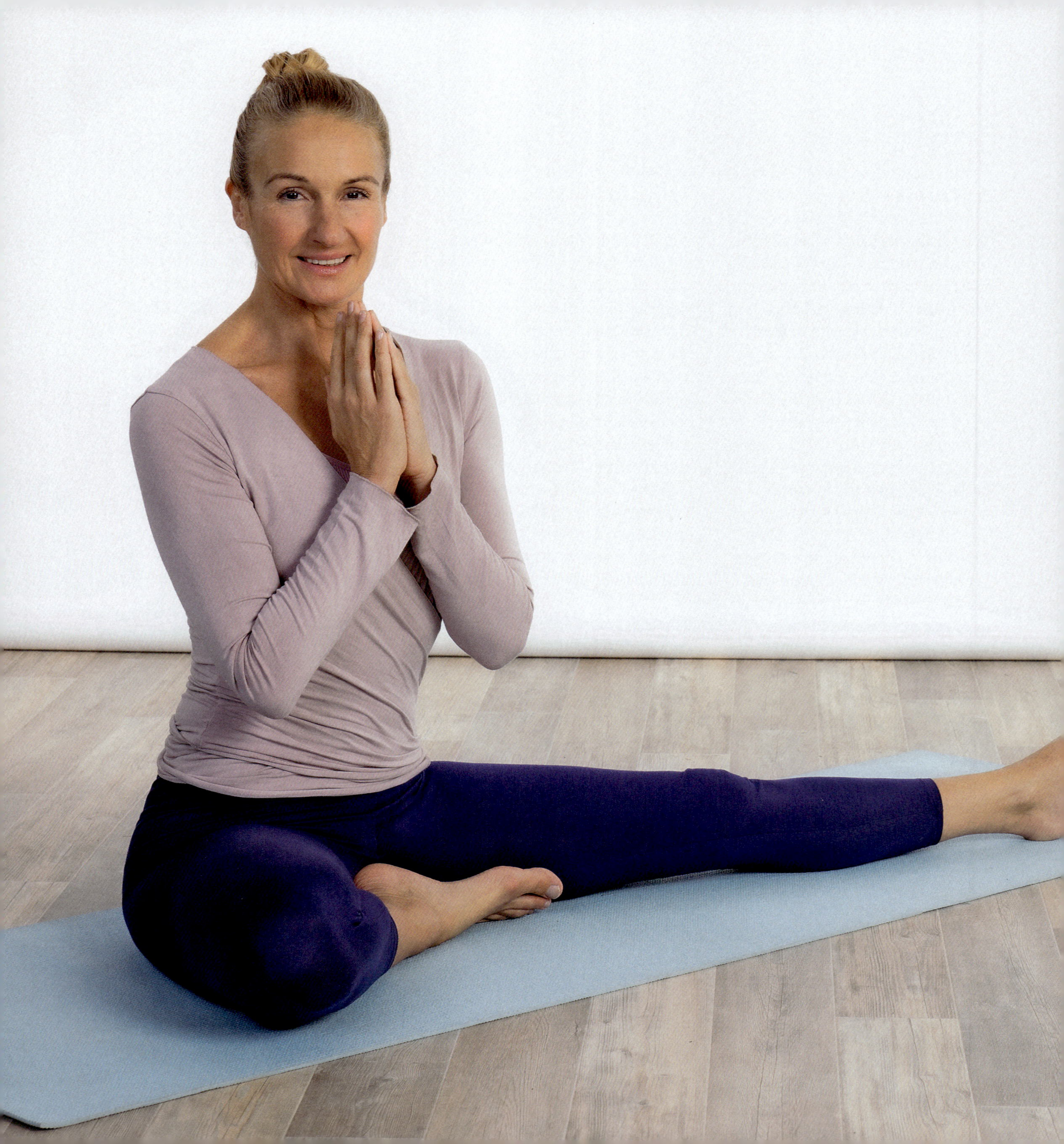

Von der Theorie in die Praxis

Mobilisieren und stärken Sie Ihren Rücken, um Ihre Lebensqualität Schritt für Schritt zu verbessern. Übung für Übung, Atemzug für Atemzug.

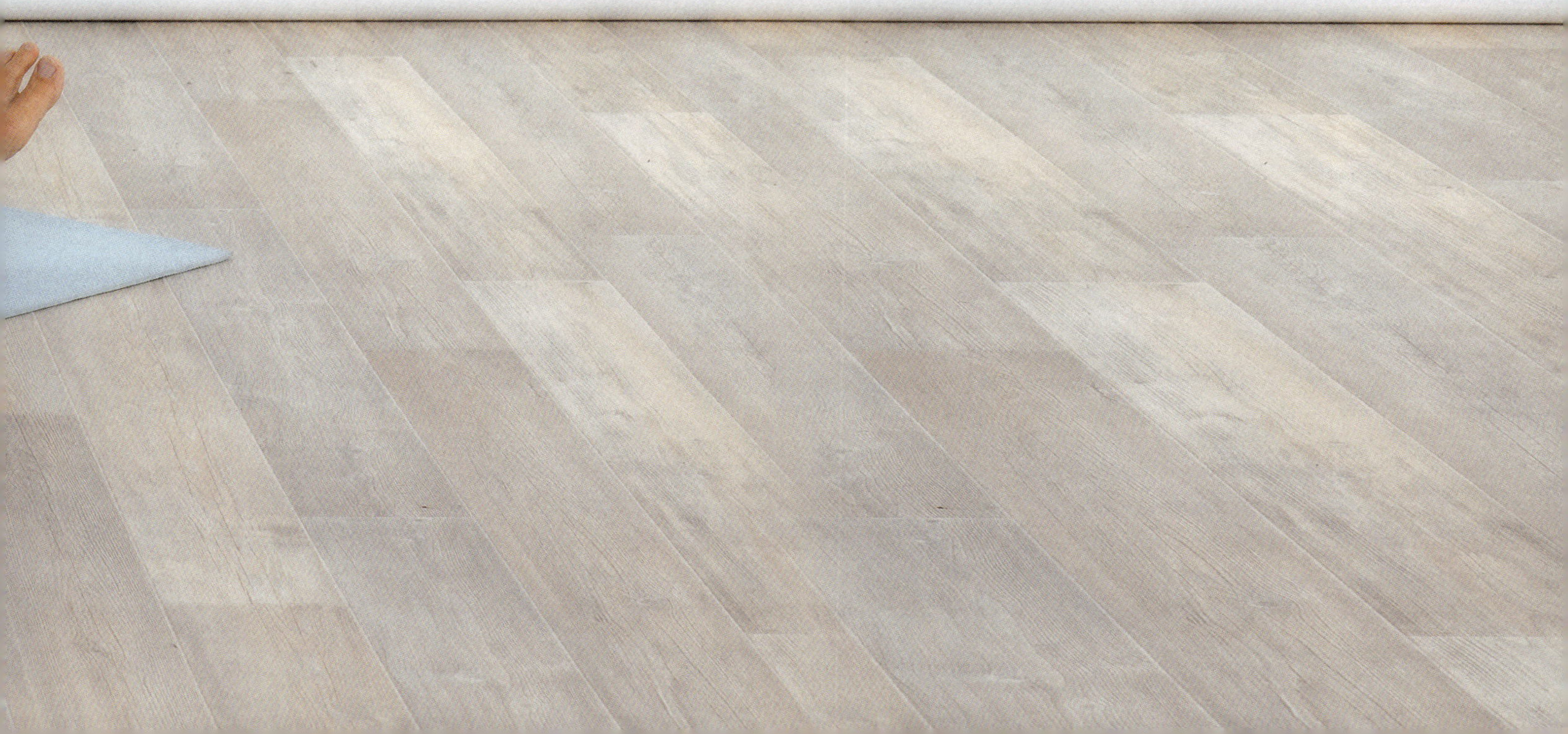

Dinge, die Sie vor Ihrer Praxis wissen sollten

So! Sie haben jetzt ein Buch zum Thema Yoga gekauft und möchten endlich starten. Geht es so einfach oder brauchen Sie noch etwas?

So einfach können Sie Verletzungen umgehen

Reduzieren Sie das Verletzungsrisiko durch einfache Maßnahmen: Vor sportlichen Aktivitäten den Körper aufwärmen und die Gelenke lockern. Vor allem eine »gute Wirbelsäulenaufrichtung« ist wichtig, um die Belastung zu minimieren und Rückenschmerzen zu vermeiden.

Achten Sie auch beim Sitzen und Liegen auf eine neutrale und ausgeglichene Position der Wirbelkörper und Gelenke. So sollte beispielsweise in der liegenden Drehung das Becken ein Stück zur Gegenseite positioniert werden, dies unterstützt die Gesundheit Ihrer Wirbelsäule. Am Ende Ihrer Yogapraxis sollten Sie eine Entspannungsphase einbauen. Langsam steigern und ein individuelles Tempo beachten. Bei unbekannten Asanas sollten Sie Unterstützung durch einen erfahrenen Lehrenden suchen, z. B. in Yogakursen oder Einzelcoachings. Gönnen Sie sich Erholungspausen und verwenden Sie Hilfsmittel wie Blöcke und Gurte. Achten Sie auf eine ausreichende Flüssigkeitszufuhr und eine gute Ernährung. Bei Anspannung oder Müdigkeit sollten Sie ruhige Einheiten oder Atemtechniken bevorzugen, um Verletzungen vorzubeugen.

Die richtigen Hilfsmittel

Yoga hat sich zu einem richtigen Markt entwickelt. Was man da alles kaufen kann … manche Sachen sind unerlässlich, aber es gibt auch vieles, das nicht direkt in der ersten Woche besorgt werden muss.

Yogamatte: Bei der Suche nach der richtigen Yogamatte tun wir uns alle schwer. Das fällt mir immer wieder auf. Wenn ich neue Yogalehrer in meiner Community habe, kommt immer wieder die Frage: »Welche Yogamatte würdet Ihr empfehlen?« Das hängt natürlich von der eigenen Praxis ab. Wenn Sie eine entspannte Yin-Yoga-Einheit im Winter praktizieren, fühlen Sie sich wahrscheinlich auch auf einer Fellmatte wohl. Wenn es sich um eine dynamische Vinyasa-Praxis handelt, dann ist es wichtig, dass die Matte rutschfest ist. Eigentlich ist es grundsätzlich so, dass wir bei vielen stehenden Asanas und auch Asanas wie dem Herabschauenden Hund schnell ins Rutschen kommen. Deswegen hat sich der Markt darauf spezialisiert, Matten zu vertreiben, die wirklich rutschfest sind. Wenn Sie sich entschlossen haben, dass Sie regelmäßig praktizieren wollen, ist das eine Investition, die sich lohnt. Wenn Sie viel auf Reisen sind, können Sie auch eine Yogamatte kaufen, die Sie wie ein Handtuch zusammenfalten und in den Koffer packen können. Diese Matten sind meist etwas dünner und polstern auch nicht so sehr. Sie sind aber ideal für das kleine Handgepäck.

Yogablöcke: Zu Beginn Ihrer Praxis kann es sein, dass Sie noch nicht so beweglich sind, und dafür sind Yogablöcke ein fantastisches Hilfsmittel. Stellen Sie sich vor, Sie stehen auf Ihrer Matte und möchten mit lang gestreckten Beinen den Boden berühren, Ihre Hände schweben knapp unter der Kniehöhe. Das ist der Moment, in dem Sie sich einen Yogablock wünschen werden. Diesen Yogablock können Sie auf verschiedene Stufen positionieren. Dementsprechend wächst der Block mit Ihrer weiter Entwicklung mit.

Yogakissen: Wenn Sie im Schneidersitz meditieren möchten oder die Pranayama-Praxis im Sitzen ausführen, ist es immer wieder wichtig, die Technik so durchzuführen, dass Sie sich schmerzfrei hinsetzen können. Dafür gibt es spezielle Yogakissen, mit denen die Hüfte höher als die Knie positioniert wird.

Yogagurt: Es gibt Übungen, bei denen ein Yogagurt hilfreich sein kann. Beim »Kuhgesicht« zum Beispiel können wir zu Beginn die Hände hinter dem Rücken verschränken. Wenn dies anfangs noch nicht machbar ist, halten Sie mit der oberen Hand den Gurt und fassen mit der unteren Hand das untere Ende des Gurtes, dabei wandern die Hände sukzessive zueinander. So kommen Sie achtsam und liebevoll in die Dehnung hinein und haben erste Erfolgserlebnisse.

Yogabolster: Meine persönliche Lieblingsübung im Yoga ist Shavasana, die Entspannungsübung. Meine zweitliebste Übung ist der »Gebundenen Winkel« auf dem Yogabolster. Dabei öffnet sich der Brustkorb und die Brustmuskulatur wird gedehnt. Das ist ein Geschenk, das Sie sich gönnen können, wenn Sie Ihren ersten Erfolg feiern. Der erste große Erfolg ist, wenn Sie sechs Wochen regelmäßig die Matte ausgerollt haben. Sie dürfen Ihre Erfolge feiern und sich mal belohnen. Den Bolster würde ich nicht gleich in der ersten Woche kaufen, aber wenn Sie erkennen, dass Sie Ihren inneren Schweinehund mehrfach besiegt haben, können Sie sich definitiv belohnen.

Tipps, die zu beachten sind

Endlich ist es so weit! Es kann losgehen. Was steht jetzt noch zwischen Ihnen und Ihrer Yogapraxis? Sicherlich noch ein paar Fragen. Ich werde auf einige mir häufig gestellte Fragen eingehen. Das Wichtigste ist, dass Sie achtsam mit sich selbst umgehen und den Weg liebevoll starten.

Wann ist die ideale Tageszeit für meine Yogapraxis? Es gibt Morgen-Menschen und Abend-Menschen. Finden Sie den Zeitpunkt heraus, der Ihnen persönlich guttut. Zu der Tageszeit, zu der es Ihnen am leichtesten fällt, planen Sie zu Beginn kurze Sequenzen ein, damit Sie sich nicht gleich überfordern. Vertrauen Sie darauf: Wenn Sie regelmäßig praktizieren, werden Sie die körperlichen Fortschritte spüren und sehr stolz auf sich sein. Diese Erfolgserlebnisse führen dazu, dass Sie automatisch das Bedürfnis entwickeln, Ihre Yogazeit langfristig ein wenig auszudehnen. Entwickeln Sie diese Erweiterungen aus dem Herzensimpuls. Ich persönlich starte meinen Tag mit einer kurzen

Einheit vor dem Duschen. Vielleicht haben Sie alternativ im Büro auch einen kleinen Raum, in dem Sie in der Mittagspause eine kurze Yogasequenz ausführen können. Oder aber Sie machen vor dem Zubettgehen ein paar Übungen, mit denen Sie den Tag abschließen können.

Wo soll ich praktizieren? Ich habe gute Erfahrungen damit gemacht, zu Hause eine kleine Yogaecke einzurichten. Eine kleine Oase, in der Sie sich wohlfühlen. Vielleicht möchten Sie eine Kerze anzünden oder einen kleinen Altar mit einer Pflanze aufbauen oder ein Kartenset mit liebevollen Weisheiten dort aufbewahren. In buddhistischen Klöstern wird zum Beispiel immer ein Räucherstäbchen angezündet, bevor man in die Meditation eintaucht. Welches Ritual würde Ihnen guttun?

Was soll ich machen, wenn meine Muskeln oder die Atmung zittert? Dies ist eine physiologische Reaktion, die darauf hinweist, dass Ihr Körper aktiviert ist. Spätestens mit dem Zittern werden Sie merken, dass Ihre Muskulatur aktiviert wurde und dass Sie an Ihre persönlichen Grenzen stoßen. Wenn Sie mit einer solchen Intensität auf die Übungen reagieren, ist es wichtig, dass Sie einen Tag Regeneration zwischen Ihre Yogaeinheiten einplanen. Die Muskulatur, die intensiv bearbeitet wurde, braucht 48 Stunden Regenerationszeit. Wenn Sie nicht ganz so intensiv üben, können Sie Ihre Yogapraxis täglich praktizieren. Ganz klassische Yogatraditionen empfehlen einen Tag Pause pro Woche.

Wenn Ihre Atmung unruhig wird, signalisiert Ihr Körper damit, dass Sie mit dem, was Sie tun, überfordert sind. Sorgen Sie dafür, dass Sie die Intensität der Übungen so anpassen, dass Sie gleichmäßig atmen können. Manchmal kommt die Atmung auch ins Zittern, wenn Sie in einer Übung sind, bei der Ihre Emotionen gefangen sind. Auch dann dürfen Sie mikromäßig einen Gang zurückschalten. Die gleichmäßige Atmung signalisiert Ihrem Nervensystem, dass alles gut ist. Durch die Praxis wollen wir keinen Stress generieren, sondern diesem entgegenwirken!

Wie soll ich mich aufwärmen? Es gibt verschiedene Techniken die zum Aufwärmen dienen. Mein Favorit? Sie können einfach mal ein bisschen tanzen, das kennen wir aus der Osho-Schüttel-Meditation. Ansonsten können Sie alle Gelenke, die Halswirbelsäule mit der Rotation der Wirbelsäule und die Schultern mobilisieren, indem Sie diese Körperteile nach vorne und nach hinten kreisen. Seitneigungen und Hüftkreisen sind wunderbar, ebenso ein paar Kniebeugen um die großen Muskeln zu aktivieren.

Sie können auch in der Kind-Position beginnen, sich dabei erden und dann ein paar Katze-Kuh-Bewegungen einbauen, um dann kleine Laufbewegungen mit den Fußgelenken in den Herabschauenden Hund zu integrieren. Ein paar Ausfallschritte und Vorbeugen und tiefe Atemzüge und Sie spüren schon, wie Sie sich langsam in die Bewegung hinein mobilisieren. Wenn Sie passiv in die Yin-Yoga-Praxis eintauchen und zwei bis fünf Minuten in einem Asana bleiben, müssen Sie eigentlich gar kein Warm-up machen.

Was soll ich tun, wenn mir etwas wehtut? Nehmen Sie Ihre Schmerzen ernst. Es ist wichtig, darauf zu achten, was der Körper signalisiert. Wenn Sie einen stechenden Schmerz haben, beenden Sie die Übung. Wenn ein kleiner Wohlfühlschmerz spürbar ist, bleiben Sie in der Übung und atmen Sie gleichmäßig ein und aus, bis der Schmerz abklingt. Ärzte differenzieren auf einer Schmerzskala von 1–10. Ein Wohlfühlschmerz kann noch bei 8,5 liegen, spüren Sie in sich hinein und wenn Sie gleichmäßig atmen können, können Sie Einengung und körperliche Grenzen sprengen, indem Sie in diesen Wohlfühlschmerz hineingehen.

Woran erkenne ich, dass ich eine ausgewogene Stunde praktiziert habe? Sorgen Sie dafür, dass Sie mindestens eine Vorbeuge, eine Rückbeuge, eine Seitneigung, eine Rotation, eine Umkehrhaltung und eine Balance in Ihre Sequenz eingebaut haben. Je länger die Sequenz ist, desto öfter sollten Sie sie wiederholen. Durch mehrfaches Wiederholen von Bewegungsrichtungen in einer Sequenz fördern Sie eine tiefere Integration der Bewegungen in Ihrem Körper. Dies verbessert Ihr persönliches Muskelgedächtnis und unterstützt Sie dabei, Ihre Bewegungsqualität zu verfeinern, um eine harmonische Praxis mit ganzheitlichen Vorteilen für Körper und Geist bewusst wahrnehmen zu können. Sinnvoll ist es auch, dass Sie von einer Bewegung sanft in die Gegenbewegung übergehen, also für Ausgleich sorgen. Oftmals wird Ihnen Ihr Körper das auch signalisieren und eine Vorbeuge mit einer Rückbeuge ausgleichen wollen.

Wie beende ich meine Praxis?
Sie sollten alle Übungen immer mit einer Entspannungssequenz abschließen. Die Totenstellung ist das optimale Asana für den Abschluss. Wenn Sie 30 Minuten praktiziert haben, sollten Sie mindestens 5 Minuten Entspannung einplanen. Wenn Sie eine Stunde auf der Matte sind, erhöhen Sie diese Entspannung auf 10 Minuten. Ganz ehrlich: Entspannung ist das Wichtigste der Praxis. Und genau diese Erkenntnis dürfen Sie auch sonst in Ihren Alltag integrieren. Kleine Pausen sind auch während der Arbeit oder bei Erledigungen im Haushalt wichtig. Halten Sie immer wieder mal inne, ruhen Sie sich aus, nehmen Sie sich Zeit für sich. Sorgen Sie in diesen Momenten dafür, dass Sie nicht abgelenkt werden. Das ist Ihre »Me-time«. Schalten Sie Ihr Handy möglichst aus und schließen Sie die Tür ab, oder hängen Sie ein Schild an die Tür mit dem Hinweis, dass Sie ungestört sein möchten. Schützen Sie sich, damit Sie sich im Nachhinein nicht ärgern.

Wie begegne ich meinem inneren Schweinehund? Sie haben den Vorsatz gefasst, regelmäßig Yoga zu praktizieren, insbesondere für Ihren Rücken. Doch der innere Schweinehund kann manchmal laut sein. Wie gehen Sie damit um? Sollen Sie sich durchbeißen und trotzdem Yoga machen? Yoga ist schließlich eine achtsame Bewegungsform, und Quälerei passt nicht dazu. Es gibt legitime Fragen, besonders wenn Sie an manchen Tagen widerstandsfähig sind oder eine Pause brauchen. Wenn Sie merken, dass eine Tafel Schokolade das ist, was Ihnen guttut, überlegen Sie, ob eine andere Form der Selbstfürsorge besser ist. Vielleicht benötigen Sie einfach Ruhe und Entspannung. Machen Sie entspannende Musik an, nehmen Sie sich Zeit für Shavasana und spüren Sie in sich hinein.

Wenn Sie überfordert und gestresst sind, beginnen Sie vielleicht mit einer kurzen Yogaeinheit von fünf bis zehn Minuten. Sie werden schnell merken, wie gut es tut, und wollen die Dauer von selbst verlängern. Falls Schmerzen auftreten und Sie Ihr geplantes Programm nicht durchführen können, wählen Sie stattdessen andere Asanas oder praktizieren Sie sanftes Yin Yoga. Langeweile kann auch auftreten, wenn Sie immer dasselbe machen; passen Sie Ihr Programm an, um neue Herausforderungen zu schaffen.

Um den inneren Schweinehund zu überwinden, verabreden Sie sich vielleicht mit anderen. Persönlich praktiziere ich lieber alleine, gelegentlich integriere ich eine Videosequenz, die zu meiner Stimmung passt. Jeder hat unterschiedliche Bedürfnisse, also finden Sie heraus, was für Sie am besten funktioniert.

Regelmäßigkeit und Motivation sind der Schlüssel zum Erfolg. Bleiben Sie dran, feiern Sie Erfolge und üben Sie täglich Dankbarkeit, um motiviert und erfüllt zu bleiben. Setzen Sie klare, erreichbare Ziele für Ihre Yogapraxis und darüber hinaus.

Atem-Praxis

Bevor wir starten, empfehle ich immer eine meditative Einstimmung und ein paar Atemübungen. Es mag zwar komisch klingen, dass Übungen für die Lungen den Rücken entspannen sollen, aber es wirkt tatsächlich.

Wussten Sie, dass Ihre Lungen in der Lage sind, sechs Liter Luft zu inhalieren? Bei jeder Einatmung wird das Zwerchfell (Diaphragma), knapp unterhalb der Lunge, eingeengt, um Raum für die Lungen zu schaffen, damit sie sich mit Sauerstoff füllen können. Auch Ihre Bauchmuskulatur unterstützt Sie bei der Atmung. Ihre Atemgewohnheiten haben direkten Einfluss auf Ihr Becken und Ihre Wirbelkörper. Viele von uns haben sich jedoch das richtige Atmen abgewöhnt. In stressigen Situationen neigen wir dazu, flach und kurz zu atmen, was zu Verspannungen im Zwerchfell führen kann.

Die Yogapraxis besteht aus drei Säulen: Bewegung, Meditation und Atemübungen. Die Atemübungen werden als Pranayama bezeichnet und bedeuten die Kontrolle der Atmung. Dies impliziert nicht nur, die Atmung auf die gewohnte Weise zu regulieren und den Fokus darauf zu richten. Hier geht es vielmehr darum, spezielle Atemtechniken gezielt anzuwenden.

Mit Hilfe unserer Atmung können wir unser Nervensystem beruhigen und ins Gleichgewicht bringen. Verschiedene Techniken unterstützen uns dabei, unsere männliche und weibliche Seite in Balance zu bringen. Durch die Atmung können wir auch inneres Detoxing fördern. Die Frage lautet also: Welche Atemtechnik eignet sich besonders beim Thema Rückenschmerzen?

Bereits die Anwendung einer tiefen Atemtechnik massiert unseren Rippenkäfig von innen. Viele Rückenschmerzen entstehen, weil die Muskeln und Faszien im Rippenbereich verklebt und verfilzt sind. Immer wenn wir uns verspannen, atmen wir flach. Diese Flachatmung wird oft zum regelmäßigen Muster, besonders wenn wir gestresst oder ängstlich sind. Wenn dies zur Gewohnheit wird, passt sich unser Körper an diese veränderte Funktion an. Der Rippenkäfig dehnt sich nicht mehr ausreichend für die Einatmung und zieht sich beim Ausatmen nicht mehr richtig zusammen. Die Form folgt der neuen Funktion. Wenn die Atmung flach wird und der Rippenkäfig sich verengt, können Rückenschmerzen folgen.

Pranayama bedeutet Atemkontrolle

Pranayama ist eine zentrale Praxis im Yoga, die sich auf die bewusste Kontrolle und Lenkung des Atems konzentriert. Der Begriff »Pranayama« setzt sich aus den Sanskrit-Wörtern »Prana« (Lebensenergie) und »Yama« (Kontrolle) zusammen und bezeichnet somit die bewusste Regulation der Lebensenergie durch Atemübungen.

Die Kunst des Pranayama beinhaltet verschiedene Atemtechniken, die tiefgreifende Auswirkungen auf Körper und Geist haben können. Durch bewusstes Atmen können Stress reduziert, die Konzentration gesteigert und der Energiefluss im Körper harmonisiert werden. Pranayama hilft auch, die Lebenskraft zu stärken und das allgemeine Wohlbefinden zu verbessern. Nachfolgend werden einige Atemtechniken erläutert.

Rückenweite

Nehmen Sie bewusst wahr, wie sich die Luft bis in die tiefste Lungenregion ausweitet. Spüren Sie, wie Ihr Rücken und Ihr Rippenkäfig sich regelrecht von den Hüften entfernen. Bei der Ausatmung ziehen Sie die unteren Bauchmuskeln in Richtung Rücken nach oben. Während Sie weiterhin ausatmen, erlauben Sie, dass die Schulterblätter nach unten sinken und der Nacken sich lang streckt.

Wirkung: Durch diese Übung generieren Sie regelrecht Länge in der Wirbelsäule. Sie aktiviert die Muskulatur im unteren Bauch und entspannt beim Ausatmen den Nackenbereich sowie die Schultern.

4–7–8

Setzen oder legen Sie sich entspannt hin und atmen Sie ein paar Mal einfach durch den Mund ein und aus. Dann fokussieren Sie sich bewusst auf Ihre Atmung: Zählen Sie langsam auf 4 und atmen Sie dabei durch die Nase ein, halten Sie dann Ihren Atem auf 7 Zähler an, und atmen Sie auf 8 Zähler langsam durch den Mund aus. Wiederholen Sie diese Atmung 5 Minuten.

Wirkung: Diese Atemtechnik verstärkt die tiefe Ausatmung.

Zwerchfellatmung

Beginnen Sie, indem Sie eine Hand auf Ihren Brustkorb legen und die andere unterhalb Ihres Rippenkäfigs positionieren. Nehmen Sie wahr, wie Sie atmen. Atmen Sie langsam durch die Nase in den Bauchraum ein und aus, während Ihr Brustkorb komplett still bleibt. Praktizieren Sie diese Atmung 5 Minuten.

Wirkung: Ihr Zwerchfell ist ein unglaublich starker Muskel, der direkt unterhalb der Lungen positioniert ist. Durch diese Atmung mobilisieren und aktivieren Sie Ihre Zwerchfellmuskulatur am Rückenkäfig. Sie werden feststellen, wie sich Ihr Bauchraum statt des Brustkorbs hebt, weil Sie die Luft in den tiefsten Bereich Ihrer Lunge aufnehmen. Die Atmung wird ruhiger und Sie werden entspannter. Diese Übung können Sie sowohl im Sitzen als auch im Liegen praktizieren. Wiederholen Sie dies 5 Minuten.

Gleichmäßige Atmung

Atmen Sie ruhig und gleichmäßig auf 14 Zählzeiten ein, halten Sie einen Moment inne und atmen Sie dann auf 4 Zählzeiten ausatmen. Praktizieren Sie diese Atmung 5 Minuten.

Wirkung: Diese Atemübung fördert die gleichmäßige Atmung.

Atem anhalten

Atmen Sie bewusst langsam und tief ein, nehmen Sie so viel Luft wie möglich in sich auf. Halten Sie dann die Atemfülle so lange, wie es für Sie möglich ist. Dann atmen Sie langsam, fast im Zeitlupentempo, durch den Mund aus. Dehnen Sie die Ausatmung so lang wie möglich aus, sodass die Lungen vollkommen leer sind. Wiederholen Sie dies 5 Minuten.

Wechselatmung

Positionieren Sie Ihren rechten Zeigefinger und rechten Mittelfinger auf Ihrer Stirn, atmen Sie vollständig aus und positionieren Sie den rechten Daumen auf dem rechten Nasenloch. Atmen Sie nun tief durch das linke Nasenloch ein. Positionieren Sie dann Ihren rechten Ringfinger auf dem linken Nasenloch, lösen Sie den Daumen und atmen Sie vollständig durch das rechte Nasenloch aus. Wiederholen Sie dies abwechselnd 5 Minuten. Zählen Sie mit, wie lange Sie für Ihre Einatmung brauchen, und passen Sie Ihre Ausatmung entsprechend an. Konzentrieren Sie sich auf eine gleichmäßige Atmung.

Wirkung: Diese Atemtechnik können Sie jederzeit anwenden, wenn Sie das Gefühl haben, dass Sie überfordert sind. Diese Technik bringt Sie wieder ins Gleichgewicht. Sie ist ideal, um aus der Hektik des Alltags auszubrechen.

Kühlender Atem

Rollen Sie Ihre Zunge in eine O-Form und atmen Sie langsam durch die Zunge ein. Halten Sie die Atemfülle einen Moment, bevor Sie dann durch die Nase ausatmen.

Wirkung: Diese Übung ist ideal, wenn Sie gerade unter Stress sind, vor allem emotional, um sich wieder zu beruhigen.

Feueratmung

Setzen Sie sich in eine bequeme aufgerichtete Position, vorzugsweise im Lotussitz oder auf einem Stuhl. Entspannen Sie Schultern und Gesichtsmuskulatur. Atmen Sie tief ein und atmen Sie dann schnell und kraftvoll durch die Nase aus. Betonen Sie dabei die Ausatmung, während die Einatmung passiv erfolgt. Die Bauchmuskeln sollten sich bei jeder Ausatmung nach innen ziehen, um den Luftstrom zu beschleunigen. Beginnen Sie langsam und steigern Sie allmählich die Geschwindigkeit der Atemzüge.

Wirkung: Die Feueratmung wird im Yoga häufig als Methode zur Reinigung und Energetisierung des Körpers angewendet. Sie soll den Stoffwechsel ankurbeln, die Durchblutung verbessern und das Nervensystem stimulieren. Darüber hinaus wird ihr nachgesagt, dass sie dabei helfen kann, den Geist zu klären, Stress abzubauen und die Konzentration zu steigern.

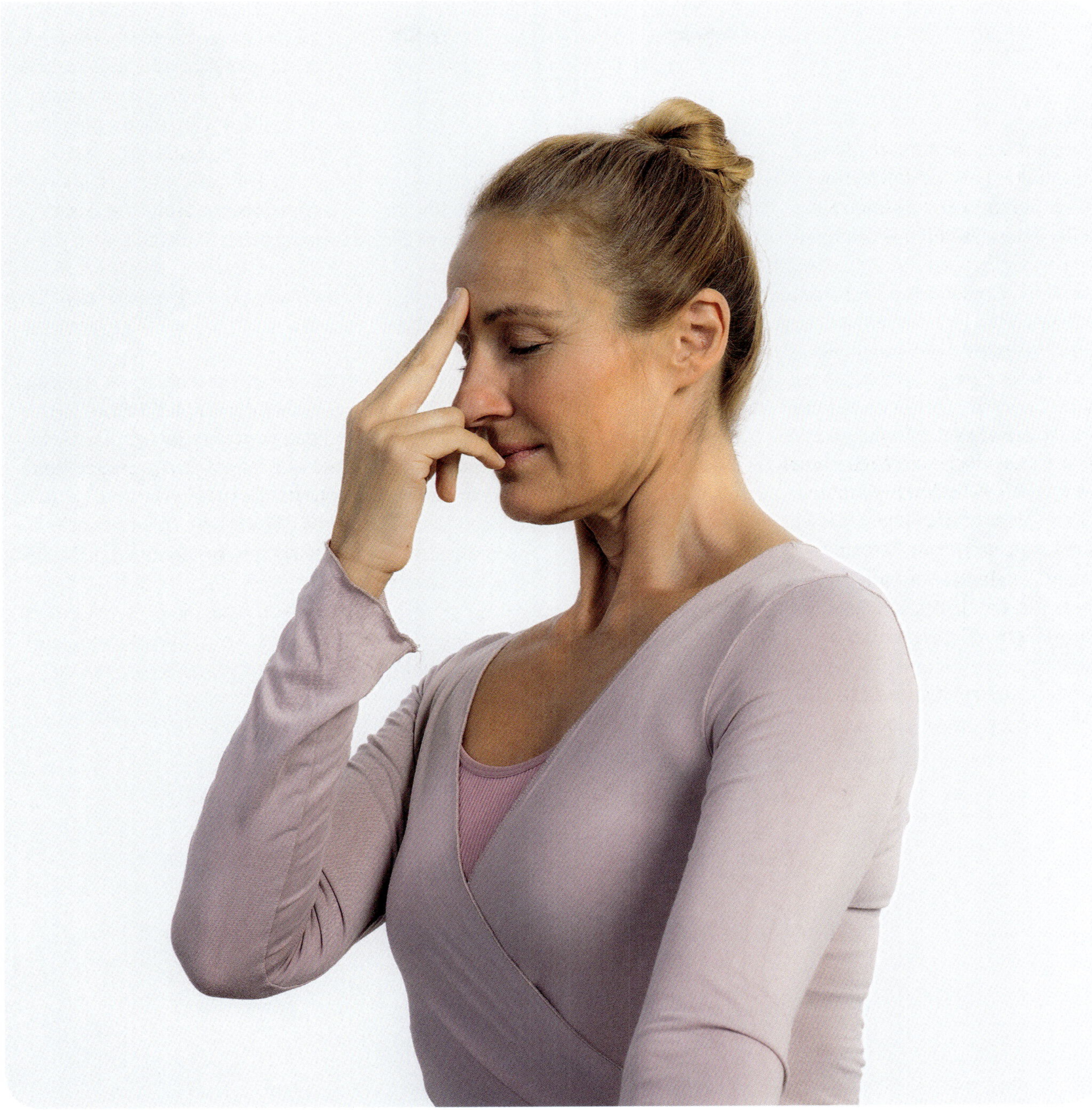

Berghaltung

Tadasana

Ausgangsstellung: Sie stehen aufrecht und machen sich groß, Sie wachsen innerlich über sich hinaus.

Bandhas: Die Füße sind aktiv (Pada Bandha), der Beckenboden ist nach innen hochgezogen (Mula Bandha), ebenso der Bauchnabel (Uddiyana Bandha).

Ausführung: Wachsen Sie aus dem Stand in die Höhe. Balancieren Sie gleichmäßig auf den Füßen. Die Zehen sind dabei lang gestreckt. Schieben Sie die Fußaußenkante und alle Zehenkuppen in den Boden. Ihr Steißbein strahlt in Richtung Boden, die Schambeinknochen sind nach vorne gerichtet. Der lange Bauchmuskel ist nach innen gezogen, der Brustkorb ist weit geöffnet, die Schultern sind tief. Strecken Sie die Arme mit Kraft in Richtung Boden, die Finger sind dabei lang gestreckt. Machen Sie ein leichtes Doppelkinn und einen langen Hals. Die Krone strebt zum Himmel.

Drishti: Ihr Blick ist ruhig auf einen Punkt auf dem Boden oder geradeaus gerichtet.

Modifikation: Bei Schwindelgefühl können Sie sich gerne an eine Wand anlehnen.

Variante Vulkan (Tadasana Urdhva Hastasana): Strecken Sie die Arme nach oben über den Kopf. Schieben Sie die Leiste nach vorne und den Kopf und die Arme so weit wie möglich nach oben und hinten. Bleiben Sie 5 Atemzüge in dieser Haltung. Bauchmuskel, Brustmuskel, Hüftbeuger, Schulter, Nacken und vordere Oberschenkel werden gedehnt. Bei Schmerzen im Nacken richten Sie den Blick nach vorne.

Wirkung

- Gedehnte Muskeln: Hals-, Schulter-, Kiefer- und Nackenmuskulatur.
- Hilft bei Migräne, Kopfschmerzen, steifem Genick und bei einem Bandscheibenvorfall.
- Die ideale Haltung, um den aufrechten Stand von der Yogamatte in den Alltag zu integrieren.

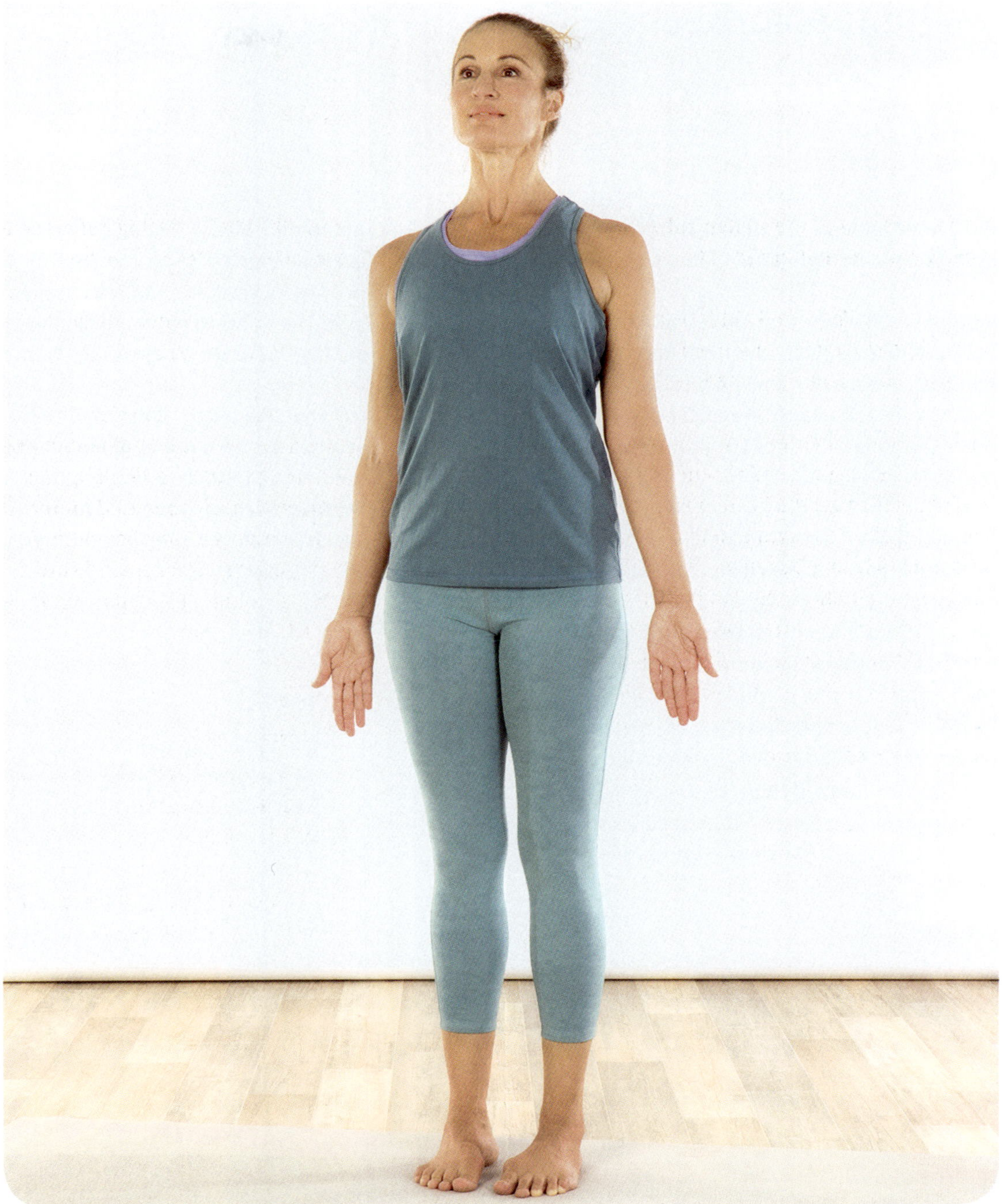

Stehende Vorbeuge

Uttanasana

Ausgangsstellung: Sie stehen aufrecht. Sie machen sich groß und wachsen innerlich über sich hinaus.

Bandhas: Die Füße sind aktiv (Pada Bandha), der Beckenboden ist nach innen hochgezogen (Mula Bandha), ebenso der Bauchnabel (Uddiyana Bandha). Machen Sie ein leichtes Doppelkinn und einen langen Hals (Jalandhara Bandha). Leiten Sie Kraft über die Hände (Hasta Bandha).

Ausführung: Im Stand senken Sie den Rumpf nach vorne über die Beine, Ihre Beine bleiben lang.

Drishti: Sie richten Ihren Blick entweder auf den Boden oder in Richtung Schienbein.

Modifikation: Wenn Sie zu Beginn Ihrer Praxis noch nicht mit den Händen den Boden erreichen können, ist das nicht schlimm. Gehen Sie so weit wie möglich in die Vorbeuge, ohne dass Sie Schmerzen verspüren. Mit der Zeit wird Ihnen die Vorbeuge immer weiter gelingen.

Hilfsmittel: Wenn Sie den Boden nicht berühren können, legen Sie einen Yogablock oder eine Faszienrolle unter die Hände. Variation: Rolle zwischen den Knien oder Füße. Die Rolle bietet Stabilität, Ausrichtung und wirkt entlastend für die Wirbelsäule während der Praxis.

Achtung: Bei einem Bandscheibenvorfall bitte modifizieren, indem Sie nur eine halbe Vorbeuge praktizieren und durch Blöcke den Boden näher zu sich bringen. Beachten Sie Ihre Atmung. Wenn Sie die Luft anhalten, signalisiert Ihr Körper, dass er überlastet ist. Dann den Reiz reduzieren.

Wirkung

- Entspannte Körperrückseite und Rückenmuskulatur.
- Sehr gut geeignet bei Fersensporn.

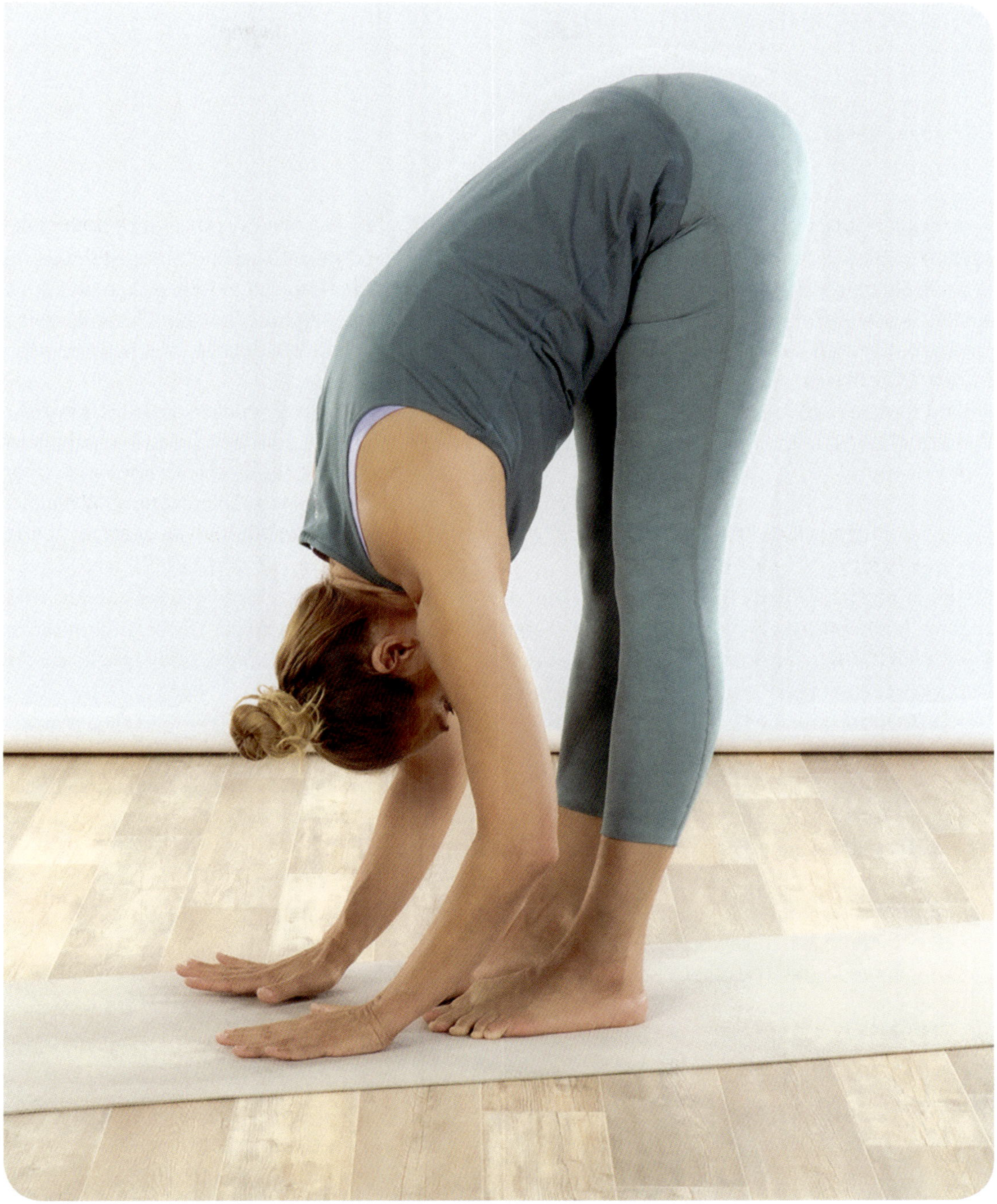

Halswirbelsäulen-Mobilisation

Griva Chakrasana

Ausgangsstellung: Diese Mobilisationstechniken können sowohl im Sitzen als auch im Stehen praktiziert werden. Wählen Sie eine Variante, die für Sie angenehm ist. So stehen Sie entweder aufrecht, machen sich groß und wachsen innerlich über sich hinaus oder Sie setzen sich in einen Sitz Ihrer Wahl (Schneidersitz/Fersensitz). In beiden Ausgangsstellungen achten Sie auf eine aufgerichtete Wirbelsäule.

Bandhas: Sollten Sie die sitzende Variante gewählt haben, entfällt das Pada Bandha.

Die Füße sind aktiv (Pada Bandha), der Beckenboden ist nach innen hochgezogen (Mula Bandha), ebenso der Bauchnabel (Uddiyana Bandha). Machen Sie ein leichtes Doppelkinn und einen langen Hals (Jalandhara Bandha). Leiten Sie Kraft über die Hände (Hasta Bandha).

Ausführung: Bei der Ausatmung ziehen Sie Ihr Kinn zum Brustkorb, um die Dehnung im hinteren Nacken zu spüren. Beim Einatmen neigen Sie Ihren Kopf nach rechts in Richtung Schulter. Kreisen Sie Ihren Kopf nun nach hinten, sodass das Kinn nach oben zeigt. ❶ Beim Ausatmen den Kopf nach links kreisen lassen, sodass er in Richtung linke Schulter wandert. Bei der nächsten Einatmung erfolgt ein Seitenwechsel.

Drishti: Bei der Einatmung können Sie Ihren Blick nach vorne richten.

Modifikation: Zu Beginn können Sie sich an eine Wand anlehnen, um die Haltung im Rücken zu unterstützen.

Variante 1: Diese Variante wird im Sitzen ausgeführt. Führen Sie im Rhythmus des Atems die rechte Hand überkreuz zum linken Knie und die linke Hand zum rechten Knie, um den Dehnungsreiz zwischen den Schulterblättern zu intensivieren. ❷

Variante 2: Neigen Sie Ihren Kopf zur linken Seite und greifen mit der linken Hand an die rechte Kopfseite, die rechte Schulter bleibt dabei tief. Drücken Sie nun Ihren Kopf sanft nach unten, bis Sie eine deutliche Dehnung verspüren. Halten Sie diese für 5 Atemzüge. ❸

Variante 3: Strecken Sie mit der Ausatmung Ihren rechten Arm zur Decke und führen Sie den Rumpf dabei zur Seite. Das Brustbein strebt zur Decke. ❹

Achtung: Bei einem Bandscheibenvorfall oder einem operierten Knie bzw. bei stechenden Schmerzen im Knie beachten Sie Ihre Atmung. Modifizieren Sie den Reiz achtsam.

Wirkung

- Spannungen und Einengungen in der Halswirbelsäule und Hüfte lösen sich durch diese Übung auf.
- Gedehnte Muskeln: obere Rücken-, hintere Schulter- und Nackenmuskulatur.
- Hilft bei Migräne, Kopfschmerzen und einem Bandscheibenvorfall.
- Die Geschmeidigkeit in der Halswirbelsäule überträgt sich auf den Rücken.

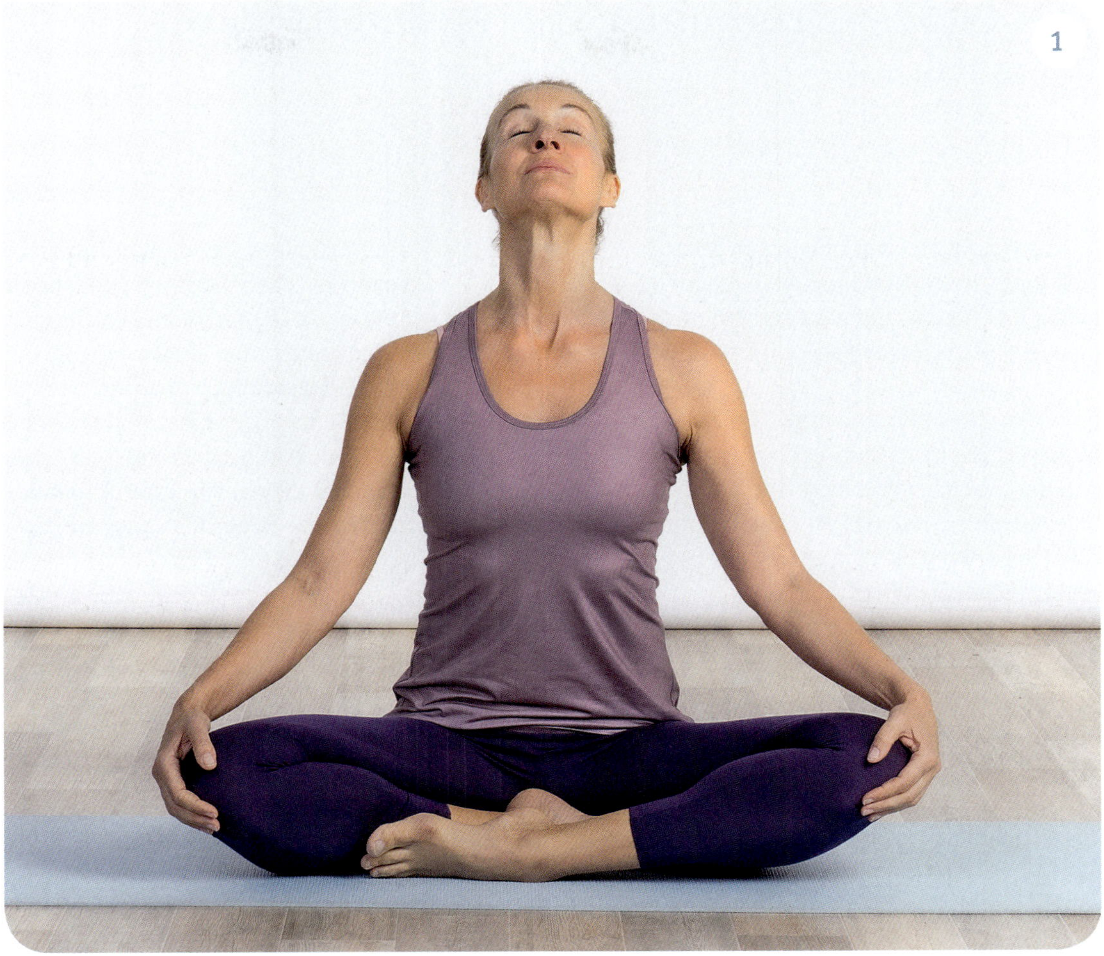

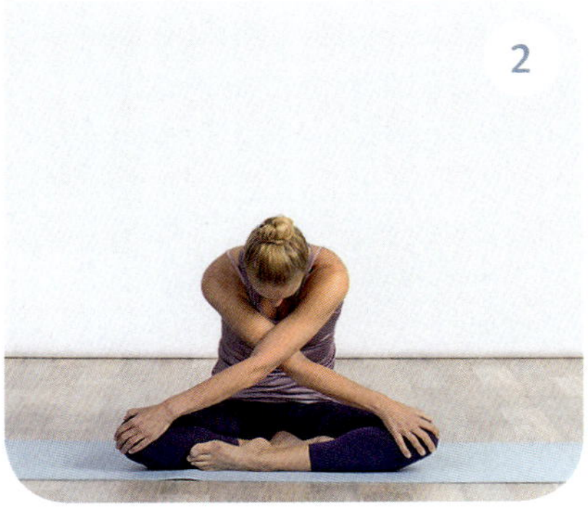

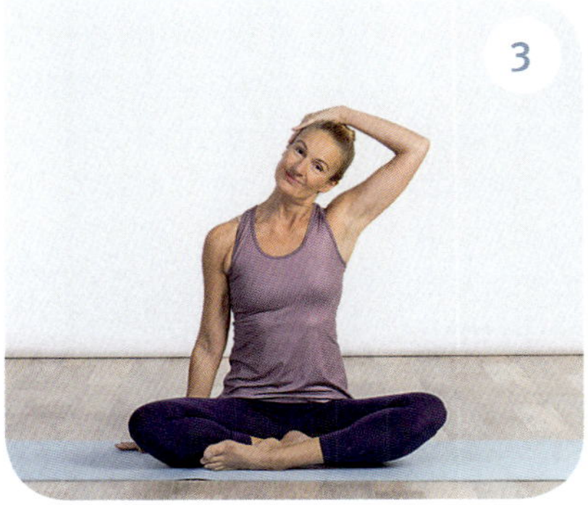

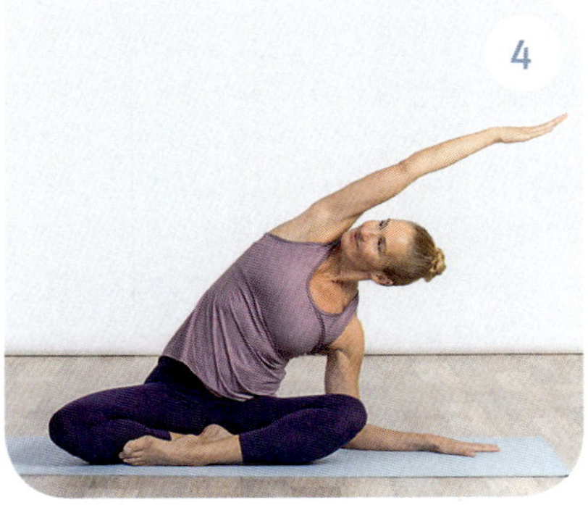

Stehende Katze-Kuh in breiter Berghaltung

Ardha Uttanasana Marjaryasana-Bitilasana

Ausgangsstellung: Sie stehen aufrecht, die Füße etwa eine doppelte Hüftbreite voneinander entfernt. Sie machen sich groß und wachsen innerlich über sich hinaus. Fußspitzen zeigen zum langen Mattenrand.

Bandhas: Die Füße sind aktiv (Pada Bandha), der Beckenboden ist nach innen hochgezogen (Mula Bandha), ebenso der Bauchnabel (Uddiyana Bandha). Machen Sie ein leichtes Doppelkinn und einen langen Hals (Jalandhara Bandha). Leiten Sie Kraft über die Hände (Hasta Bandha).

Ausführung: Wachsen Sie aus dem Stand in die Höhe. Das Gewicht ist gleichmäßig auf die Füße verteilt. Die Zehen sind lang gestreckt und mit dem Boden verwurzelt. Schieben Sie die Fußaußenkante sowie alle Zehen in den Boden. Das Steißbein strebt in Richtung Boden, die Schambeinknochen sind nach vorne gerichtet. Der lange Bauchmuskel ist nach innen gezogen, der Brustkorb ist weit geöffnet, die Schultern sind tief. Strecken Sie die Arme mit Kraft in Richtung Boden, die Finger sind dabei lang gestreckt. Die Schädeldecke strebt zum Himmel.

Beim Ausatmen kippen Sie das Becken bei leicht gebeugten Beinen nach vorne und führen dadurch den lang gestreckten Rumpf so weit nach vorne, wie es die Beweglichkeit in der Beinrückseite erlaubt. Legen Sie die Hände auf den Oberschenkeln ab, dabei zeigen die Daumen auf die Oberschenkelinnenseite, die anderen Finger liegen an der Außenseite des Oberschenkels. Für die Beckenmobilisation kippen Sie Ihr Becken beim Ausatmen nach vorne. Aktivieren Sie dabei ihren Bauchmuskel, indem Sie den Bauchnabel in Richtung Wirbelsäule ziehen. Dadurch entsteht ein Rundrücken. ❶ Spüren Sie in sich hinein, wo Sie sich die Dehnung wünschen, und atmen Sie gezielt dort hin. Sie können den Bewegungsradius individuell nach Ihren Bedürfnissen anpassen. Bei der Einatmung heben Sie den Kopf an, der Blick geht in Richtung Decke. Sie machen ein Hohlkreuz. ❷ Bei der Ausatmung wandert das Kinn zum Schlüsselbein, der Rücken wird gewölbt. Wiederholen Sie diesen Zyklus 5-mal.

Drishti: Ihr Blick ist ruhig in Richtung Decke oder geradeaus gerichtet.

Modifikation: Bei Schwindelgefühl legen Sie Ihre Hände auf einem stabilen Gegenstand (z. B. Tisch) vor sich ab.

Variante Stehende Katze in breiter Berghaltung mit nach oben ausgestreckten Armen: Strecken Sie die Arme nach oben über den Kopf. Schieben Sie die Leiste nach vorne und den Kopf und die Arme so weit wie möglich nach oben und hinten. Bleiben Sie in dieser Haltung für etwa 5 Atemzüge. Bauchmuskel, Brustmuskel, Hüftbeuger, Schulter, Nacken und vordere Oberschenkel werden gedehnt. Bei Schmerzen im Nacken richten Sie den Blick nach vorne.

Wirkung

- Geschmeidigkeit im unteren Rücken in der Lendenwirbelsäule.

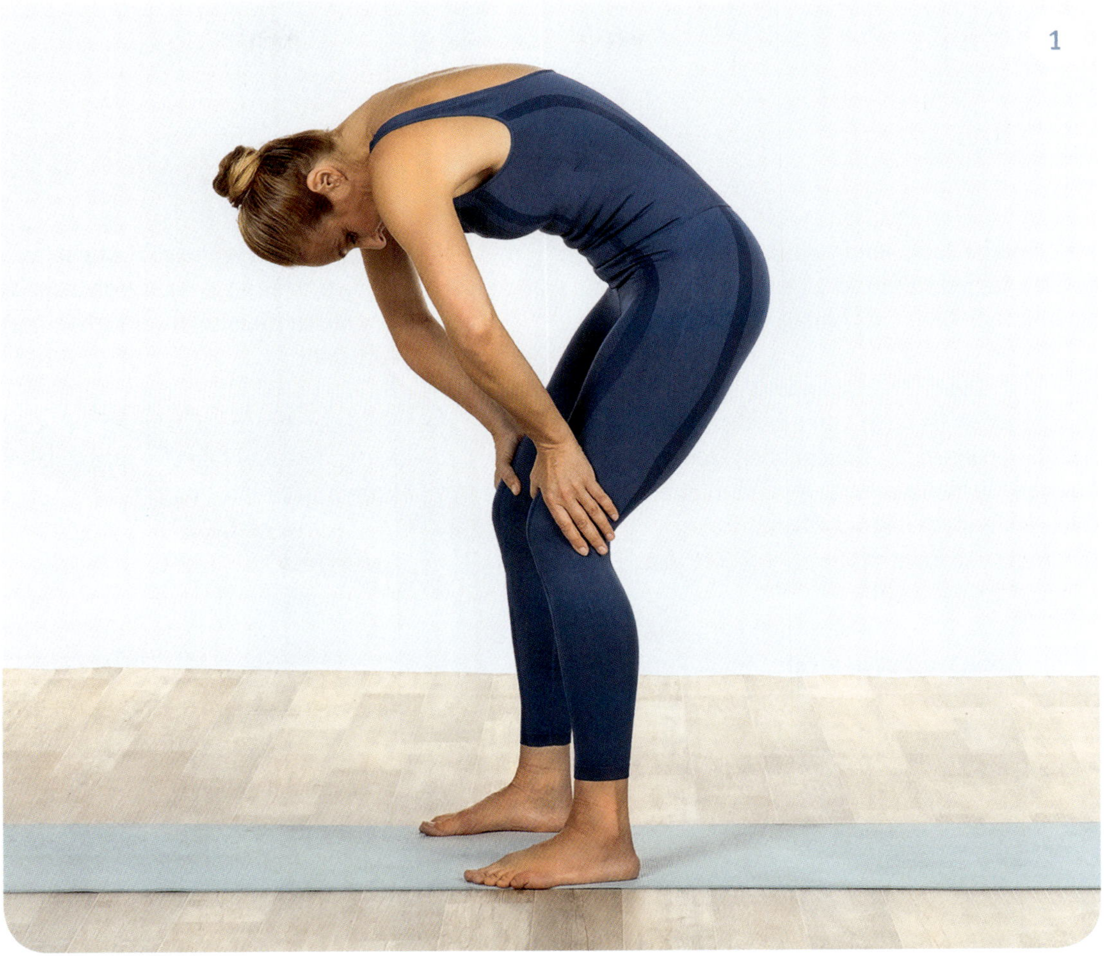

1

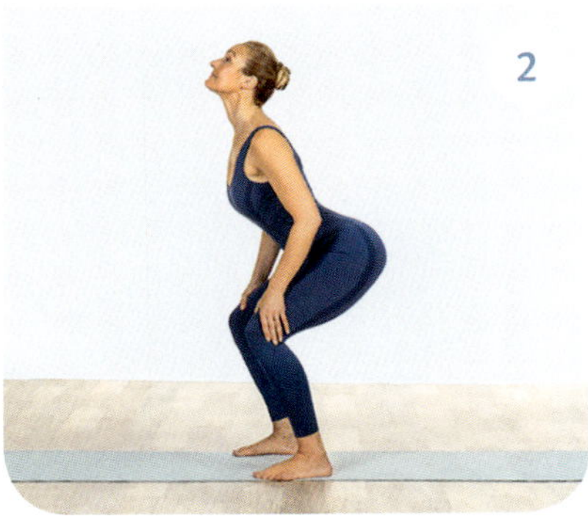

2

Torso-Twist im Stand

Parivrtta Tadasana

Ausgangsstellung: Berghaltung: Sie stehen aufrecht mit geschlossenen Füßen. Machen Sie sich groß und wachsen Sie innerlich über sich hinaus.

Bandhas: Die Füße sind aktiv (Pada Bandha), der Beckenboden ist nach innen hochgezogen (Mula Bandha), ebenso der Bauchnabel (Uddiyana Bandha). Machen Sie ein leichtes Doppelkinn und einen langen Hals (Jalandhara Bandha). Leiten Sie Kraft über die Hände (Hasta Bandha).

Ausführung: Bei der nächsten Einatmung strecken Sie die Arme weit nach rechts und links zur Seite, die Hände auf Schulterhöhe, und heben Sie Ihr Brustbein an. Dabei richten Sie den Blick geradeaus. Bei der Ausatmung machen Sie eine Rotation, indem Sie Ihren Blick nach links wenden und dabei den Oberkörper nach links drehen, ihre Hüfte bleibt verankert und dreht nicht mit. Beim Einatmen gehen Sie zurück zur Mitte, mit der Ausatmung drehen Sie nach rechts. Sie können diese Übung dynamisch im Fluss ihrer eigenen Atmung hin- und herwechseln.

Variante: Alternativ können Sie Schwung einbauen, und richtig hin- und herschwingen, dabei darf dann auch die Hüfte mitschwingen.

Wirkung

- Diese Übung kann Sie dabei unterstützen, die Verklebungen zwischen den Rippen aufzulösen und die Atemhilfsmuskulatur zu entspannen.
- Sie können Verspannungen sowohl in der Brustwirbelsäule, im oberen Rücken als auch in der Lendenwirbelsäule auflösen.
- Diese Übung ist ideal für zwischendurch, wenn Sie viele Stunden am Schreibtisch gesessen haben.

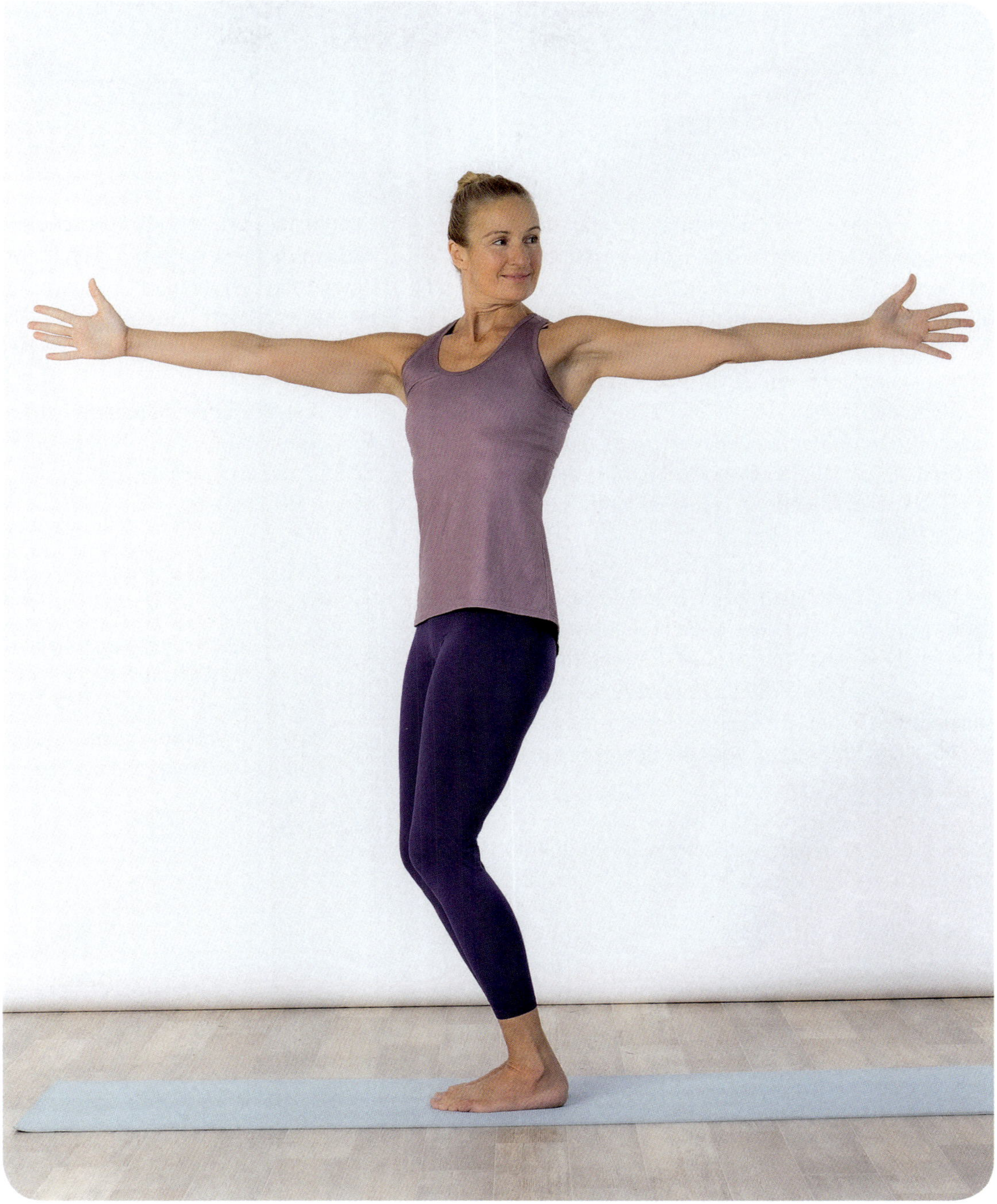

Schulterkreisen

Skandha Ckakrasana

Ausgangsstellung: Sie stehen aufrecht, die Füße etwa eine doppelte Hüftbreite voneinander entfernt. Sie machen sich groß und wachsen innerlich über sich hinaus. Fußspitzen strahlen zum breiten Mattenrand.

Bandhas: Die Füße sind aktiv (Pada Bandha), der Beckenboden ist nach innen hochgezogen (Mula Bandha), ebenso der Bauchnabel (Uddiyana Bandha). Machen Sie ein leichtes Doppelkinn und einen langen Hals (Jalandhara Bandha). Leiten Sie Kraft über die Hände (Hasta Bandha).

Ausführung: Beim Einatmen werden die Schultern weit nach vorne und dann nach oben in Richtung Ohren gezogen. Beim Ausatmen sinken die Schultern nach hinten, Schulterblätter in Richtung Wirbelsäule, danach sinken die Schultern in die Ausgangsposition zurück. Bei der nächsten Einatmung wird die Bewegung in Gegenrichtung ausgeführt.

Drishti: Bei der Einatmung können Sie Ihren Blick nach vorne richten.

Modifikation mit Hilfsmitteln: Zur Entlastung Ihres Rückens können Sie gerne erhöht ein Yogakissen oder einen Block verwenden. Sie können einen Block, Kissen oder Faszientools unter die Knie positionieren, um mehr Stabilität im Rücken zu gewinnen.

Achtung: Bei einem Bandscheibenvorfall in der Halswirbelsäule oder operiertem Knie bzw. bei stechenden Schmerzen im Knie beachten Sie Ihre Atmung. Modifizieren Sie den Reiz.

Wirkung

- Spannungen und Einengungen in der Halswirbelsäule und lösen sich durch diese Übung auf.
- Gedehnte Muskeln: obere Rücken-, hintere Schulter- und Nackenmuskulatur.
- Hilft bei Migräne, Kopfschmerzen und Bandscheibenvorfall.

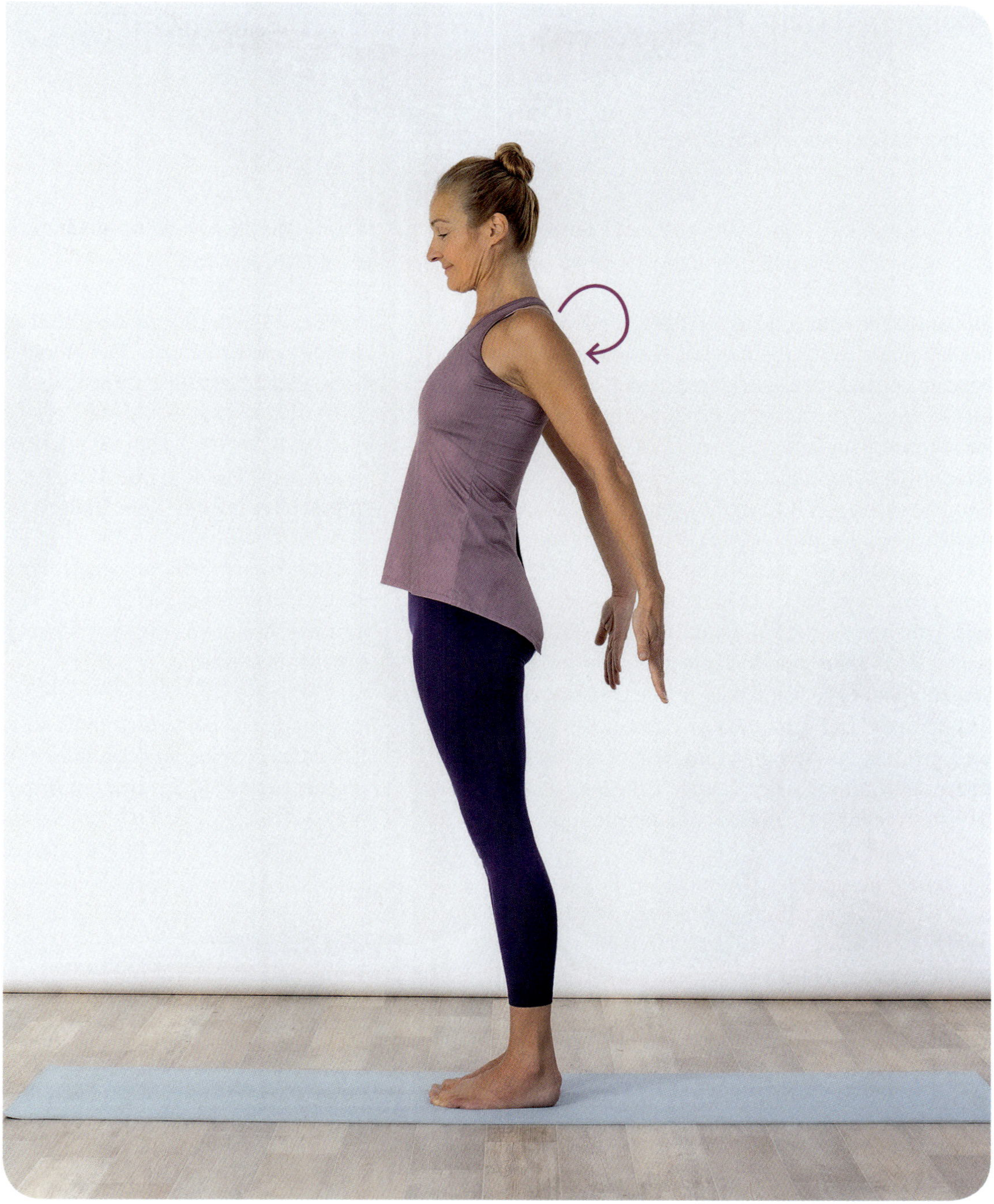

Berghaltung mit Räuberleiter oder Rückbeuge

Urdhva Baddha Hasta Tadasana

Ausgangsstellung: Sie stehen aufrecht. Sie machen sich groß und wachsen innerlich über sich hinaus. ❶

Bandhas: Die Füße sind aktiv (Pada Bandha), der Beckenboden ist nach innen hochgezogen (Mula Bandha), ebenso der Bauchnabel (Uddiyana Bandha). Machen Sie ein leichtes Doppelkinn und einen langen Hals (Jalandhara Bandha). Leiten Sie Kraft über die Hände (Hasta Bandha).

Ausführung: Wachsen Sie aus dem Stand in die Höhe. Das Gewicht ist gleichmäßig auf die Füße verteilt. Die Zehen sind lang gestreckt und mit dem Boden verwurzelt. Schieben Sie die Fußaußenkante sowie alle Zehen in den Boden. Das Steißbein zieht in Richtung Boden, die Schambeinknochen sind nach vorne gerichtet. Der lange Bauchmuskel ist nach innen gezogen, der Brustkorb ist weit geöffnet, die Schultern sind tief. Strecken Sie die Arme mit Kraft in Richtung Boden, die Finger sind dabei lang gestreckt. Die Krone strebt zum Himmel.

Bei der Ausatmung verschränken Sie die Hände hinter dem Rücken zu einer Räuberleiter. Bei der Einatmung lassen Sie den Brustkorb durch eine sanfte Rückbeuge in Richtung Decke strahlen. Lassen Sie die Hände nach unten in Richtung Beine sinken. ❷ Danach wechseln Sie in die Vorbeuge, indem Sie Ihr Becken mit lang gestrecktem Rücken nach vorne kippen. Der Rumpf ist nun nach vorne gefaltet, während die Hände in der Räuberleiter in Richtung Decke zeigen.

Drishti: Ihr Blick ist ruhig in Richtung Decke oder geradeaus gerichtet.

Modifikation: Bei Schwindelgefühl können Sie sich gerne an eine Wand anlehnen. Sie können die Übung auch im breiten Stand ausführen. ❸

Variante 1: Verschränken Sie die Hände und strecken Sie die Arme vor dem Oberkörper nach vorne aus, dabei kommen Sie in einen runden Rücken.

Variante Stehende Seitneigung: Verschränken Sie die Hände und strecken Sie die Arme nach oben, nun können Sie abwechselnd in einer Seitneigung langsam nach links und rechts pendeln.

Variante 3: Die Beine breiter als hüftweit öffnen und dabei die Fußspitzen nach außen drehen. Nun die Beine beugen. Heben Sie den rechten Arm nach oben links in die Seitneigung und stützen Sie sich dabei, je nach Beweglichkeit, mit der linken Hand oder dem linken Unterarm auf dem linken Oberschenkel ab.

Wirkung

- Gedehnte Muskeln: Bauch- und Brustmuskulatur, Hüftbeuger, vordere Oberschenkelmuskulatur.
- Hilft bei steifem Genick.
- Die verspannte Rückenmuskulatur kann sich entspannen, da sie nicht aktiv gegen verkürzte Bauch- und Brustmuskulatur arbeiten muss.

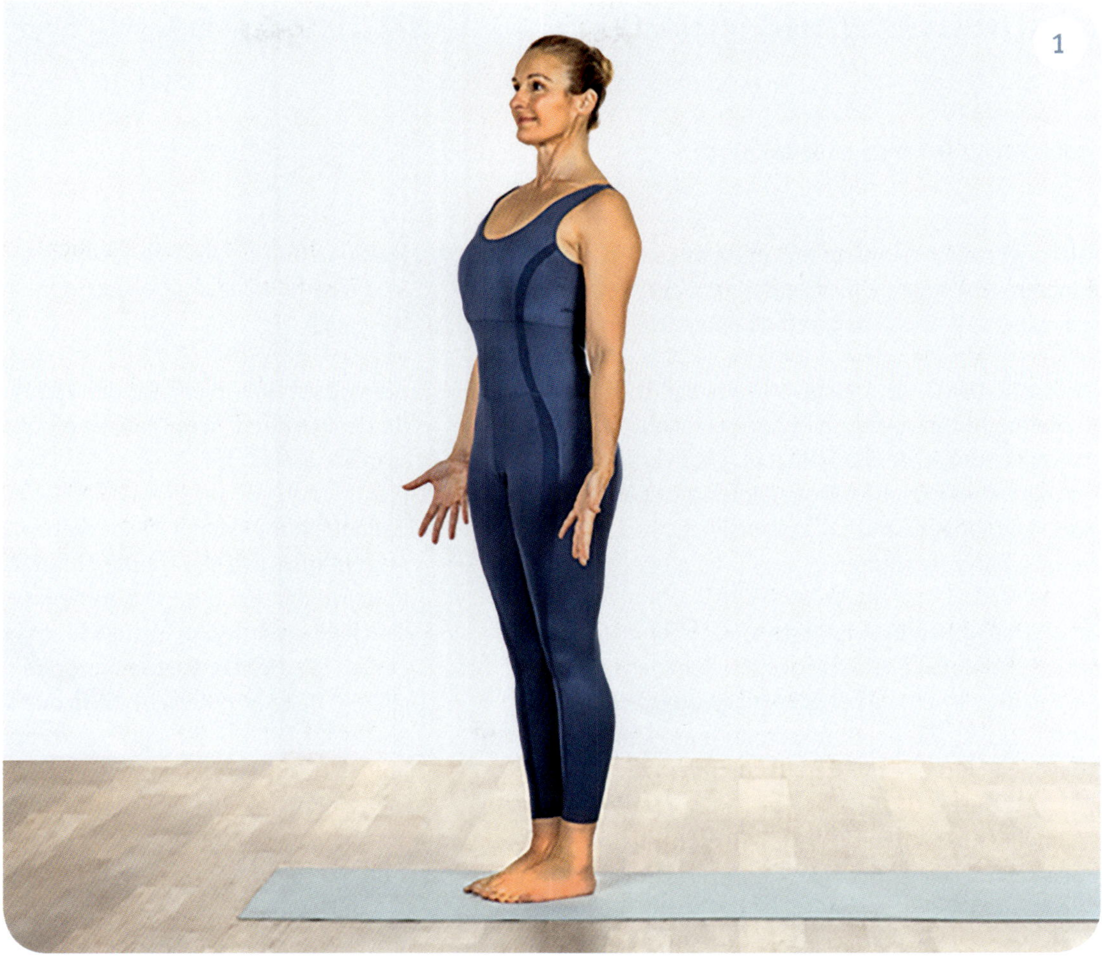

1

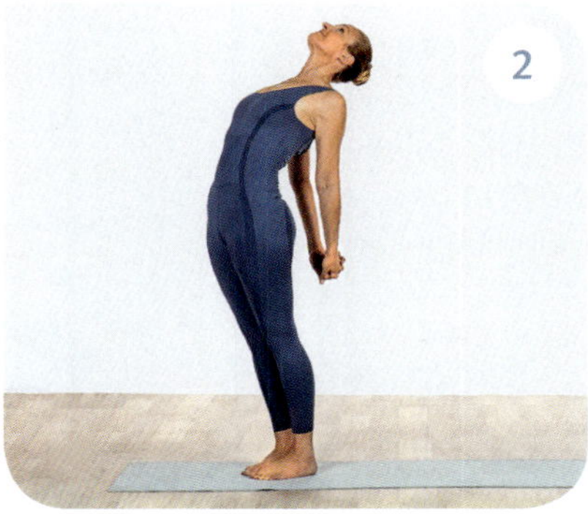

2

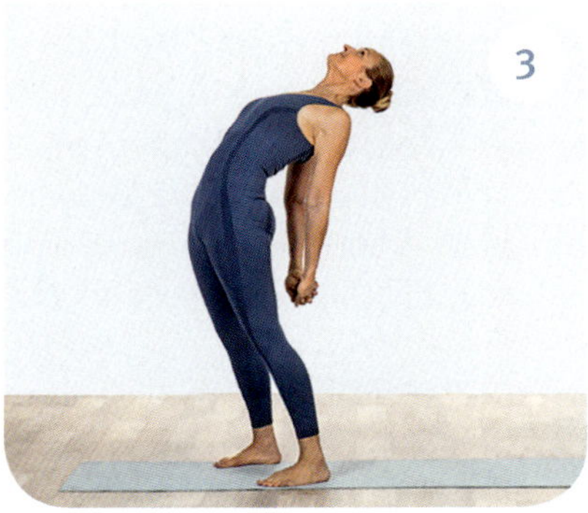

3

Halbe stehende Vorbeuge mit Rotation

Ardha Parsva Prasarita Padottanasana

Ausgangsstellung: Sie stehen aufrecht, die Füße etwa eine doppelte Hüftbreite voneinander entfernt. Sie machen sich groß und wachsen innerlich über sich hinaus.

Bandhas: Die Füße sind aktiv (Pada Bandha), der Beckenboden ist nach innen hochgezogen (Mula Bandha), ebenso der Bauchnabel (Uddiyana Bandha). Machen Sie ein leichtes Doppelkinn und einen langen Hals (Jalandhara Bandha). Leiten Sie Kraft über die Hände (Hasta Bandha).

Ausführung: Bei Ihrer nächsten Einatmung stemmen Sie die Hände an die Hüften und heben das Brustbein an. Richten Sie dabei den Blick nach oben. Beim Ausatmen kippen Sie den Rumpf mit einem lang gestreckten Rücken nach vorne in Richtung Boden (Seite 92).

Legen Sie nun die Hände unterhalb der Schultern am Boden ab. Ihr lang gestreckter Rumpf versucht sozusagen, durch die Beine zu ziehen. Die Finger sind seesternförmig gespreizt, die Beine bleiben gestreckt. Bei der folgenden Einatmung rotieren Sie mit einem lang gestreckten Rücken Ihre Wirbelsäule. Die linke Hand zeigt mit ausgestreckten Fingern zum Himmel, während die rechte Hand am Boden bleibt. Die Schultern und die linke Hand bilden dabei eine senkrechte Linie. ❶ Halten Sie die Dehnung für 5 tiefe Atemzüge, kehren Sie dann zurück und wiederholen Sie die Übung auf der anderen Seite.

Drishti: Sie richten Ihren Blick entweder auf den Boden oder, wenn es der Nacken erlaubt, mit Doppelkinn und lang gestrecktem Hals in Richtung Decke.

Modifikation: Sollten Sie Beschwerden haben, können Sie beide Beine leicht beugen, den Rücken dabei gerade lassen. ❷

Hilfsmittel: Wenn Sie mit den Händen nicht auf den Boden kommen, benutzen Sie einen oder mehrere gestapelte Blöcke. ❸

Variante Vorbeuge mit Räuberleiter: Bei der Ausatmung verschränken Sie die Hände hinter dem Rücken zu einer Räuberleiter. Bei der Einatmung lassen Sie den Brustkorb durch eine sanfte Rückbeuge in Richtung Decke strahlen. Lassen Sie die Hände nach unten in Richtung Beine sinken. Danach wechseln Sie in die Vorbeuge, indem Sie Ihr Becken mit lang gestrecktem Rücken nach vorne kippen. Der Rumpf ist nun nach vorne gefaltet, während die Hände in der Räuberleiter in Richtung Decke zeigen.

Wirkung

- Gedehnte Muskeln: untere Rücken- und hintere Schultermuskulatur, Muskulatur an der Beininnenseite, Beinrückseite und im Nacken gewinnen an Geschmeidigkeit.
- Durch die Rotation der Wirbelsäule löst sich die Steifheit zwischen den Rippen auf, dadurch können Sie tiefer atmen und die Rückenmuskulatur gewinnt an Bewegungsfreiheit.

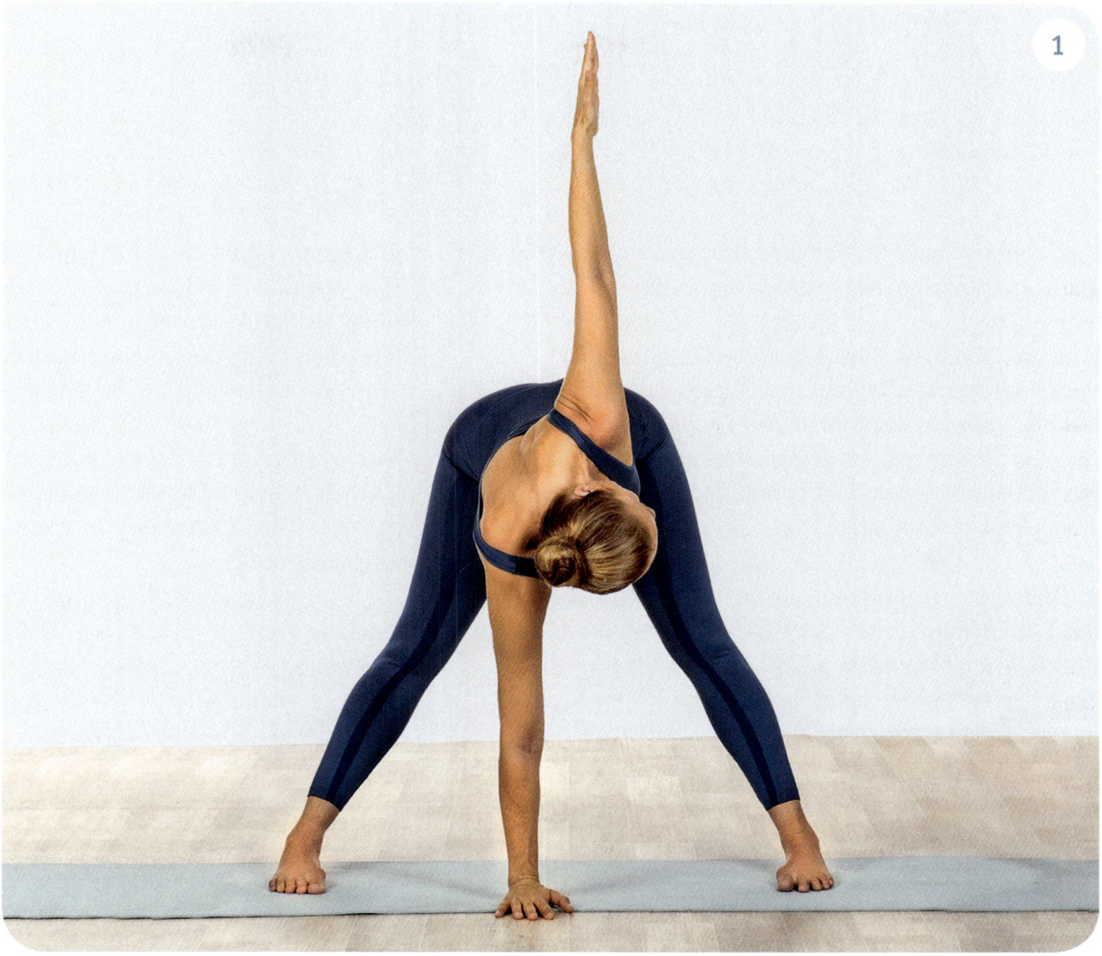
1

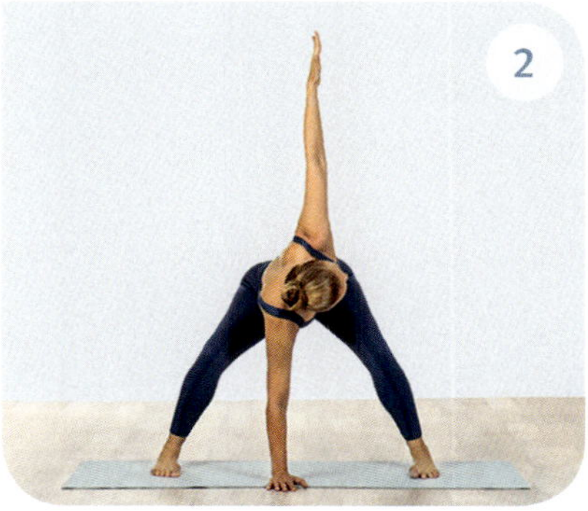
2

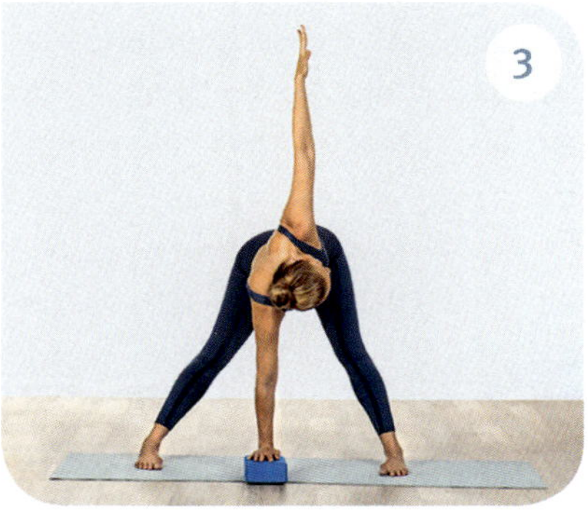
3

Vorbeuge mit Flankendehnung

Parsvottanasana

Ausgangsstellung: Sie stehen aufrecht. Sie machen sich groß und wachsen innerlich über sich hinaus.

Bandhas: Die Füße sind aktiv (Pada Bandha), der Beckenboden ist nach innen hochgezogen (Mula Bandha), ebenso der Bauchnabel (Uddiyana Bandha). Machen Sie ein leichtes Doppelkinn und einen langen Hals (Jalandhara Bandha). Leiten Sie Kraft über die Hände (Hasta Bandha).

Ausführung: Im Stand neigen Sie den Rumpf nach vorne, die Beine bleiben gestreckt, und setzen nun die Hände neben Ihrem linken Fuß ab. ❶ Dabei dehnen Sie Ihre linke Flanke. Halten Sie diese Dehnung 5 Atemzüge, danach wechseln Sie die Seite.

Drishti: Sie richten Ihren Blick entweder auf den Boden oder in Richtung Schienbein.

Modifikation: Wenn Sie zu Beginn Ihrer Praxis noch nicht mit den Händen den Boden erreichen können, ist das nicht schlimm. Gehen Sie so weit wie möglich in die Vorbeuge, ohne dass Sie Schmerzen verspüren. Mit der Zeit wird Ihnen die Vorbeuge immer weiter gelingen.

Hilfsmittel: Wenn Sie den Boden nicht berühren können, legen Sie einen Block oder eine Faszienrolle unter die Hände. Variation: Positionieren Sie einen Block zwischen den Knien oder Füße, sie bietet Stabilität, Ausrichtung und wirkt entlastend für die Wirbelsäule. ❷

Achtung: Bei einem Bandscheibenvorfall modifizieren. Beachten Sie Ihre Atmung. Wenn Sie die Luft anhalten, signalisiert Ihr Körper, dass er überlastet ist. Dann den Reiz reduzieren.

Wirkung

- Durch die Seitneigung der Wirbelsäule löst sich die Steifheit zwischen den Rippen an den Flanken auf, dadurch können wir tiefer atmen und die Rückenmuskulatur gewinnt an Bewegungsfreiheit.
- Sehr gut geeignet bei Fersensporn.

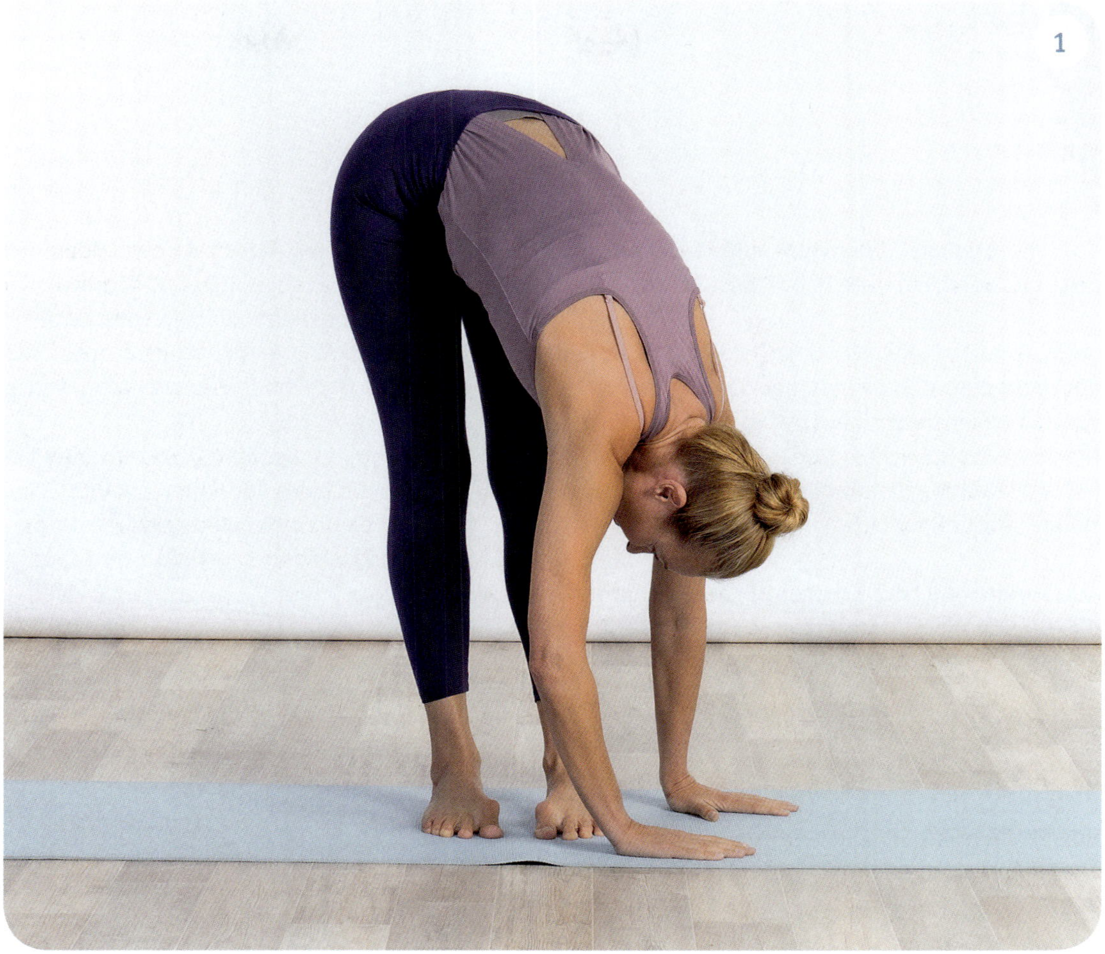

1

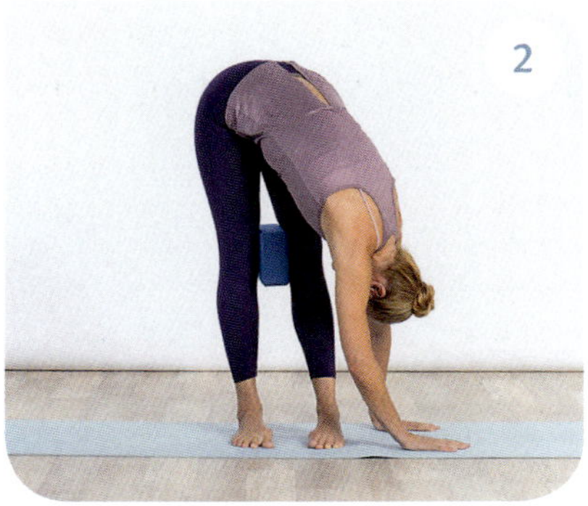

2

Stuhl

Vajrasana

Ausgangsstellung: Sie stehen aufrecht. Sie machen sich groß und wachsen innerlich über sich hinaus.

Bandhas: Die Füße sind aktiv (Pada Bandha), der Beckenboden ist nach innen hochgezogen (Mula Bandha), ebenso der Bauchnabel (Uddiyana Bandha). Machen Sie ein leichtes Doppelkinn und einen langen Hals (Jalandhara Bandha). Leiten Sie Kraft über die Hände (Hasta Bandha).

Ausführung: Aus der Berghaltung senken Sie bei der Ausatmung die Hüfte nach hinten, als wollten Sie sich auf einen Stuhl setzen. Je nachdem, wie tief Sie sich setzen, verändert das die Intensität der Übung. Sie können in der Position auch auf der Stelle gehen, auch das verändert die Intensität.

Drishti: Ihr Blick ist ruhig auf einen Punkt am Boden oder geradeaus gerichtet. Gerne auch nach oben.

Hilfsmittel: Rolle zwischen den Knien oder Füßen.

Wichtig: Achten Sie bewusst darauf, am Ende der Übung Ihr Becken wieder neutral zu positionieren, da es während der Übung extrem nach vorne gekippt ist.

Achtung: Bei Knie-, Rücken- oder Schulterschmerzen modifizieren. Beachten Sie Ihre Atmung. Wenn Sie die Luft anhalten, signalisiert Ihr Körper, dass er überlastet ist. Dann den Reiz reduzieren.

Wirkung

- Durch die Aufrichtung der Wirbelsäule in dieser Haltung wird die Rückenmuskulatur aktiviert, während die Brustmuskulatur und Bauchmuskulatur gedehnt werden.

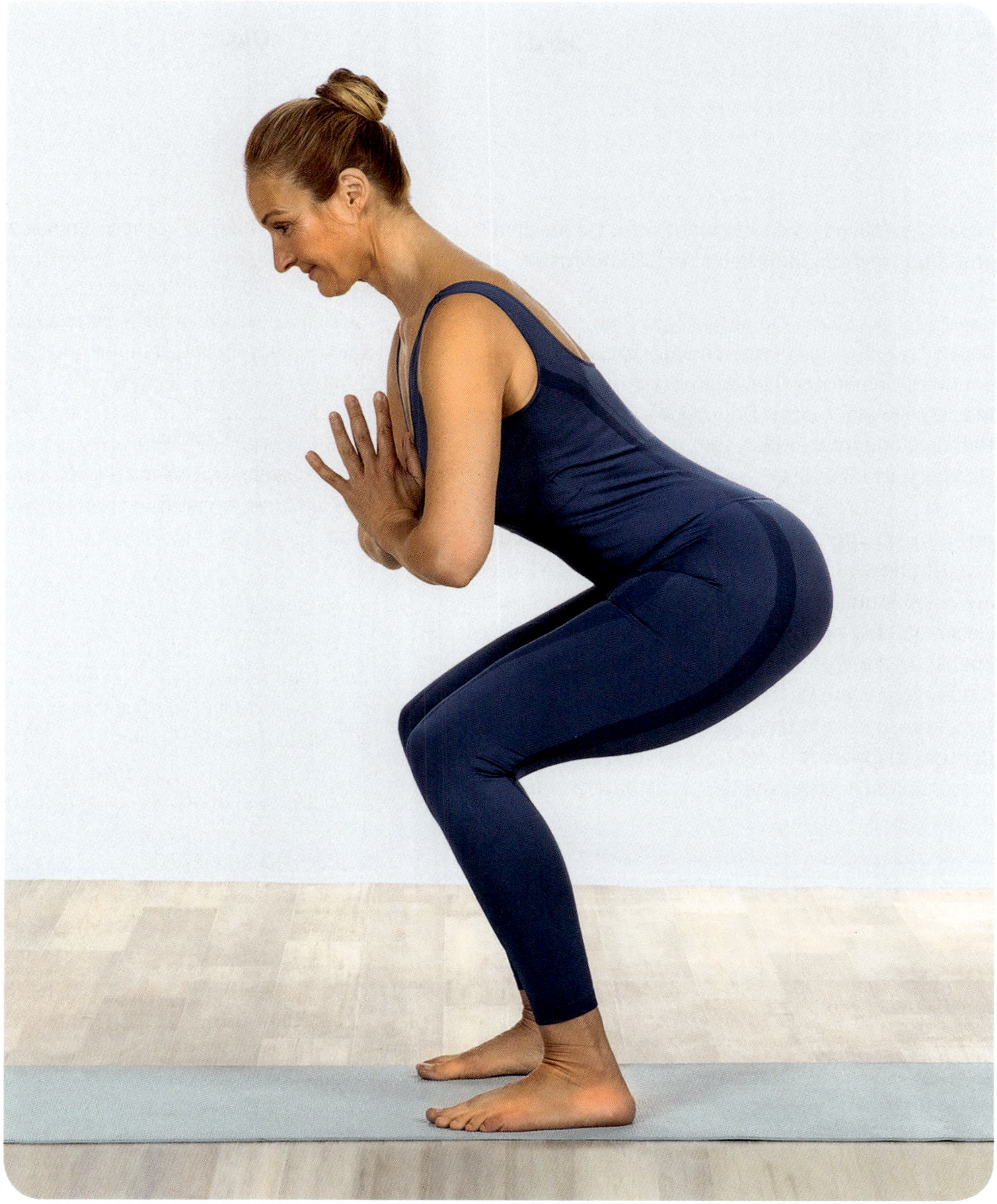

Stuhl mit Torso-Twist

Parivrtta Utkatasana

Ausgangsstellung: Sie stehen aufrecht. Sie machen sich groß und wachsen innerlich über sich hinaus.

Bandhas: Die Füße sind aktiv (Pada Bandha), der Beckenboden ist nach innen hochgezogen (Mula Bandha), ebenso der Bauchnabel (Uddiyana Bandha). Machen Sie ein leichtes Doppelkinn und einen langen Hals (Jalandhara Bandha). Leiten Sie Kraft über die Hände (Hasta Bandha).

Ausführung: Aus der Berghaltung senken Sie bei der Ausatmung die Hüfte nach hinten, als wollten Sie sich auf einen Stuhl setzen. Die Hände vor der Brust zu einer Gebetshaltung zusammenbringen, nun den Oberkörper nach links rotieren, der Blick folgt nach links hinten.
5 Atemzüge diese Position halten, danach erfolgt der Seitenwechsel. Je nachdem, wie tief Sie sich setzen, verändert das die Intensität der Übung. Sie können in der Position auch auf der Stelle gehen, auch das verändert die Intensität.

Drishti: Ihr Blick ist ruhig auf einen Punkt am Boden oder geradeaus gerichtet. Gerne auch nach oben.

Hilfsmittel: Rolle zwischen den Knien oder Füßen, um das Körpergefühl zu schulen und die Ausrichtung im Unterkörper stabil zu halten.

Achtung: Bei Knie-, Rücken- oder Schulterschmerzen modifizieren. Beachten Sie Ihre Atmung. Wenn Sie die Luft anhalten, signalisiert Ihr Körper, dass er überlastet ist. Dann den Reiz reduzieren.

Wirkung

- Durch die Rotation der Wirbelsäule gewinnt die obere Rückenpartie an Beweglichkeit und der Raum zwischen den Rippen weitet sich aus, was zur Entspannung der Rückenmuskulatur führt.
- Sie können die Intensität steuern, indem Sie bewusst in die empfindlichen oder einengenden Stellen im Rücken atmen, sodass Sie einen Wohlfühlschmerz spüren.

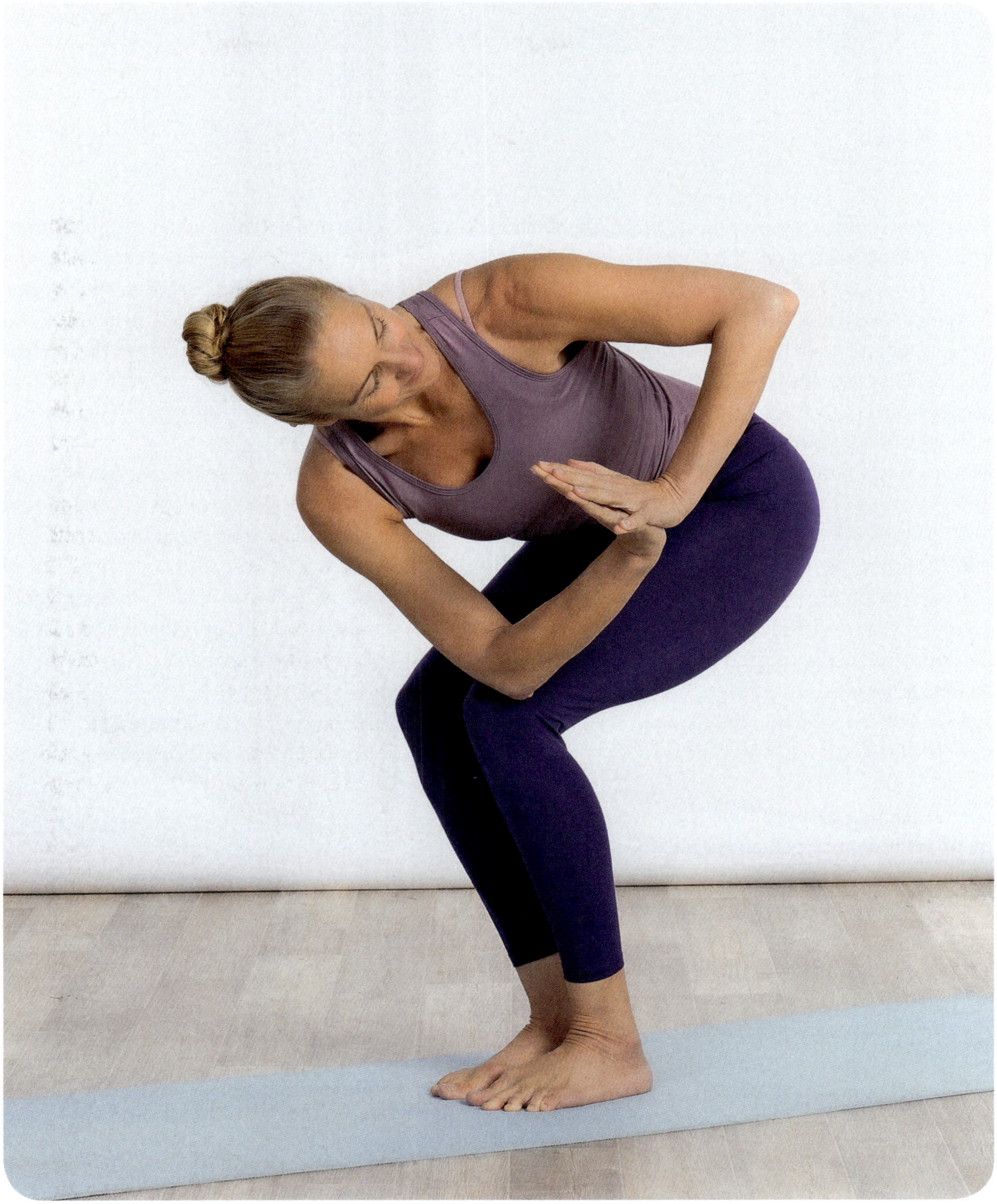

Dreieck

Trikonasana

Ausgangsstellung: Sie stehen aufrecht. Sie machen sich groß und wachsen innerlich über sich hinaus.

Bandhas: Die Füße sind aktiv (Pada Bandha), der Beckenboden ist nach innen hochgezogen (Mula Bandha), ebenso der Bauchnabel (Uddiyana Bandha). Machen Sie ein leichtes Doppelkinn und einen langen Hals (Jalandhara Bandha). Leiten Sie Kraft über die Hände (Hasta Bandha).

Ausführung: Führen Sie das rechte Bein nach hinten, die Fußaußenkante wird parallel zum kurzen Mattenrand ausgerichtet. Schieben Sie die rechte Fußaußenkante aktiv in den Boden. Drehen Sie beim Einatmen das Becken zum langen Mattenrand. Der linke Fuß bleibt stehen, er wird parallel zum langen Mattenrand ausgerichtet. Führen Sie dabei die Arme in T-Position, Hände und Schultern bilden eine Linie.

Bei der nächsten Ausatmung richten Sie den Blick zum rechten kleinen Finger und bringen den lang gestreckten Rumpf in eine Seitneigung zum linken Bein. Dabei richtet sich der rechte Arm in Richtung Decke. Die linke Hand können Sie da abstützen, wo es sich für Sie angenehm anfühlt – auf dem Oberschenkel, auf dem Schienbein, dem Fuß oder dem Boden. ❶ Halten Sie die Übung für 5 tiefe Atemzüge. Stellen Sie sich vor, Sie berühren mit den Schultern, der Hüfte, der rechten Ferse und der linken Fußaußenkante eine Wand hinter sich.

Um aus der Übung herauszukommen, richten Sie bei der nächsten Ausatmung den Rumpf wieder auf und führen Ihr rechtes Bein zurück in die Berghaltung.

Drishti: Der Blick führt an der rechten Hand nach oben, wenn der Nacken dies erlaubt, ansonsten siehe Modifikation.

Modifikation: Bei Müdigkeit im Nacken richten Sie den Blick zum Boden. Eine weitere Modifikation ist es, das vordere Bein leicht zu beugen. ❷

Hilfsmittel: Sie können die Hand auf einen Block abstützen, um bei gleichzeitiger präziser Ausrichtung Stabilität zu erhalten.

Variante: Sie können die Hände hinter dem Nacken positionieren und die Ellenbogen nach außen strecken.

Wirkung

- Gedehnte Muskeln: Bauch- und Brustmuskulatur, Hüftbeuger, Schulter- und Nackenmuskulatur (was zur Entspannung der Rückenmuskulatur führt), vordere Oberschenkelmuskulatur
- Spüren Sie, wie Geschmeidigkeit und Beweglichkeit in der Hüfte entstehen, dadurch gewinnt der untere Rücken an Bewegungsfreiheit. Die Rückenmuskulatur wird insgesamt gekräftigt.

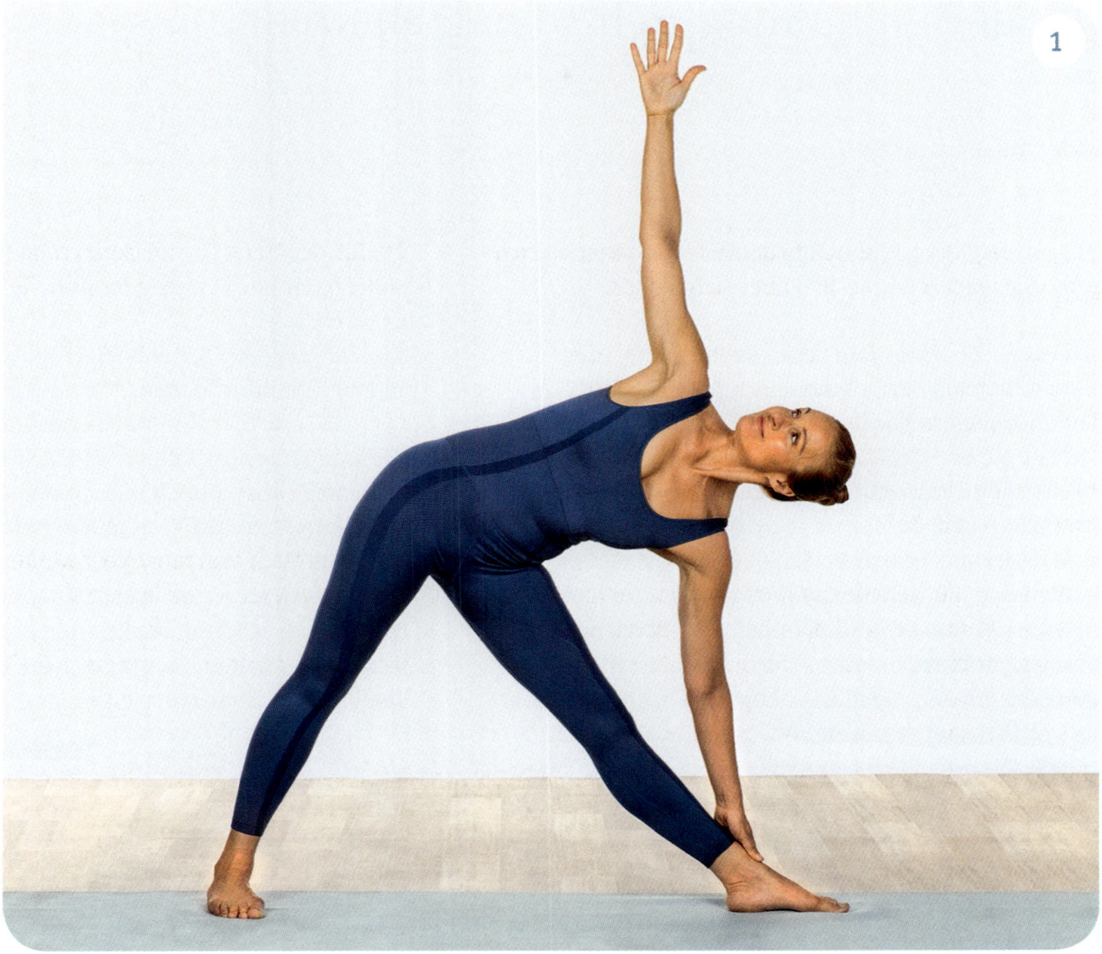
1

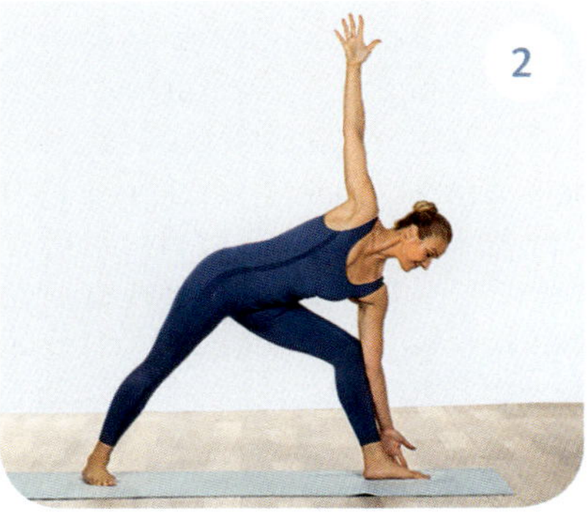
2

In der Berghaltung sich selbst umarmen

Tadasana Bhujayoktra

Ausgangsstellung: Sie stehen aufrecht und machen sich groß, Sie wachsen innerlich über sich hinaus.

Bandhas: Die Füße sind aktiv (Pada Bandha), der Beckenboden ist nach innen hochgezogen (Mula Bandha), ebenso der Bauchnabel (Uddiyana Bandha).

Ausführung: Wachsen Sie aus dem Stand in die Höhe. Balancieren Sie gleichmäßig auf den Füßen. Die Zehen sind dabei lang gestreckt. Schieben Sie die Fußaußenkanten und alle Zehen in den Boden. Ihr Steißbein strahlt in Richtung Boden, die Schambeinknochen sind nach vorne gerichtet. Der lange Bauchmuskel ist nach innen gezogen, der Brustkorb ist weit geöffnet, die Schultern sind tief. Strecken Sie die Arme mit Kraft in Richtung Boden, die Finger sind dabei lang gestreckt. Machen Sie ein leichtes Doppelkinn und einen langen Hals. Die Krone strebt zum Himmel.

Heben Sie Ihre Arme und umarmen Sie sich selbst, versuchen Sie, mit Ihren Fingerspitzen möglichst weit nach hinten an Ihre Schulterblätter zu gelangen. ❶

Drishti: Ihr Blick ist ruhig auf einen Punkt auf dem Boden oder nach vorne gerichtet.

Modifikation: Bei Schwindelgefühl können Sie sich gerne an einer Wand anlehnen.

Variante Tadasana Urdhva Hastasana: Strecken Sie die Arme nach oben über den Kopf. Schieben Sie die Leiste nach vorne und den Kopf und die Arme so weit wie möglich nach oben und hinten. ❷ Bleiben Sie in dieser Haltung für etwa 5 Atemzüge. Bauchmuskel, Brustmuskel, Hüftbeuger, Schulter, Nacken und vordere Oberschenkel werden gedehnt. Bei Schmerzen im Nacken richten Sie den Blick nach vorne.

Wirkung

- Gedehnte Muskeln: Hals-, Schulter-, Kiefer- und Nackenmuskulatur
- Genießen Sie die Entspannung im oberen Rücken zwischen den Schulterblättern.

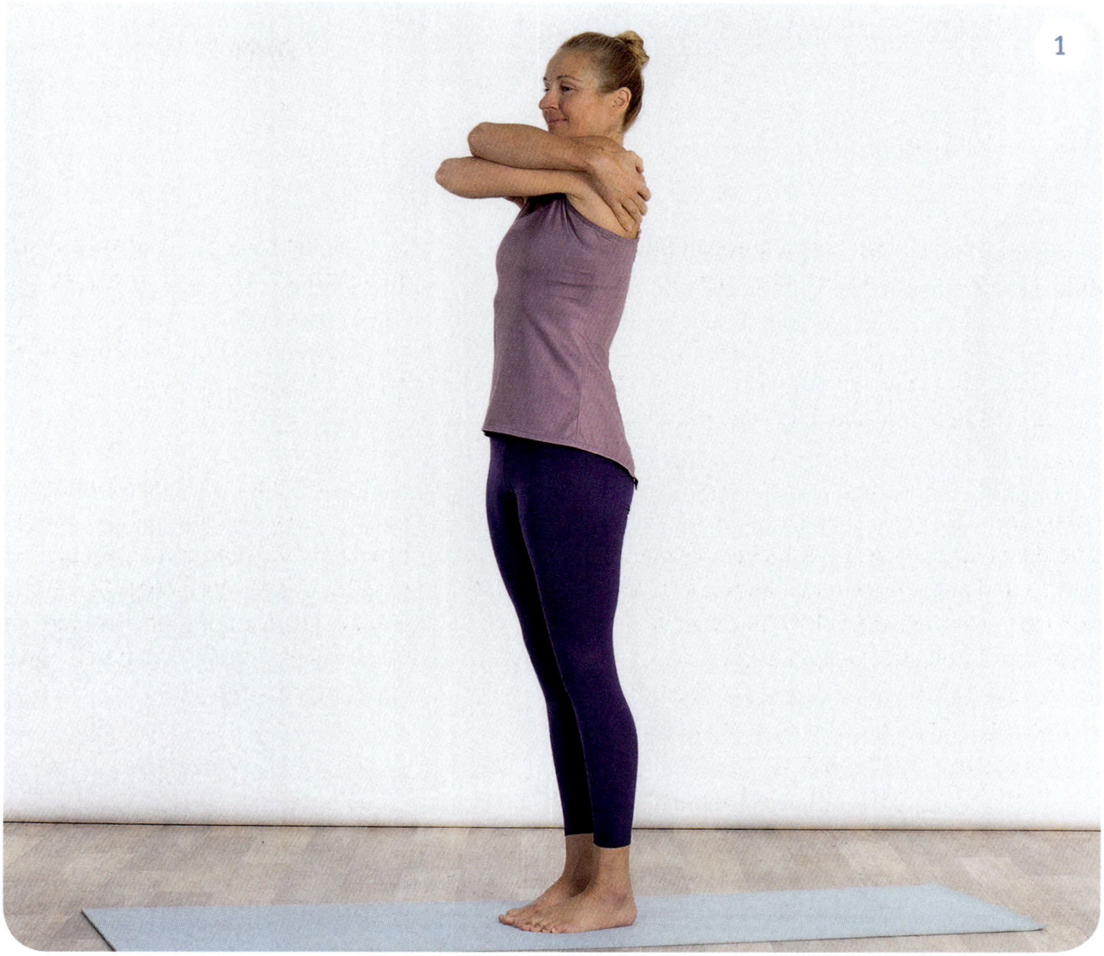
1

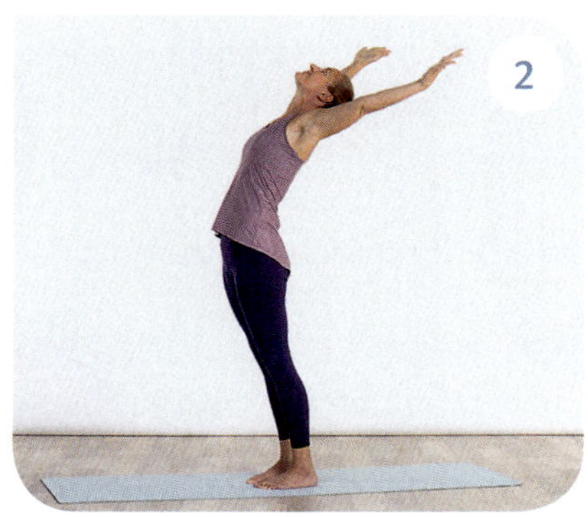
2

Rückbeuge mit gestreckten Armen nach hinten

Tadasana Urdhva Baddha Prishtha

Ausgangsstellung: Sie stehen aufrecht, die Füße etwa eine doppelte Hüftbreite voneinander entfernt. Sie machen sich groß und wachsen innerlich über sich hinaus.

Bandhas: Die Füße sind aktiv (Pada Bandha), der Beckenboden ist nach innen hochgezogen (Mula Bandha), ebenso der Bauchnabel (Uddiyana Bandha). Machen Sie ein leichtes Doppelkinn und einen langen Hals (Jalandhara Bandha). Leiten Sie Kraft über die Hände (Hasta Bandha).

Ausführung: Bei der nächsten Einatmung stemmen Sie die Hände an die Hüften und heben Ihr Brustbein an. Dabei richten Sie den Blick nach oben. Bei der Ausatmung wachsen Sie aus dem Stand in die Höhe, strecken beide Arme V-förmig nach hinten aus. Balancieren Sie gleichmäßig auf den Füßen. Die Zehen sind lang gestreckt. Schieben Sie die Fußaußenkanten und alle Zehen in den Boden. Ihr Steißbein strebt in Richtung Boden, die Schambeinknochen sind nach vorne gerichtet. Der lange Bauchmuskel ist nach innen gezogen, der Brustkorb ist weit geöffnet, die Schultern sind tief. Machen Sie ein leichtes Doppelkinn und einen langen Hals. Die Kopfdecke strebt nach hinten.

Drishti: Ihr Blick ist in Richtung Decke gerichtet.

Modifikation: Bei Schwindelgefühl können Sie sich gerne mit dem vorderen Becken an einer Wand anlehnen.

Variante Rückbeuge mit V-Armen: Diese Rückbeuge integriert das Strecken der Arme über den Kopf in Form eines V. ❶ Das Dehnen der Arme und des Oberkörpers kann helfen, die Wirbelsäule in die Länge zu bringen, was die Haltung verbessert und Spannungen im gesamten Rückenbereich zu entspannt.

Variante Stehende breite Berghaltung mit Kaktusarmen: Heben Sie Ihre Arme seitlich auf Schulterhöhe, sodass sie parallel zum Boden sind. Beugen Sie die Ellenbogen um 90 Grad, damit Ihre Hände wie Kaktusarme aussehen, die nach außen zeigen. Spreizen Sie dabei Ihre Finger weit auseinander. Schieben Sie die Leiste nach vorne und den Kopf und die Arme so weit wie möglich nach oben und hinten. Die Schulterblätter werden nach unten gezogen. ❷ Bleiben Sie für etwa 5 Atemzüge in dieser Haltung.

Wirkung

- Gedehnte Muskeln: Bauch- und Brustmuskeln, Hüftbeuger, Schulter-, Nacken- und vordere Oberschenkelmuskulatur.
- Beide Varianten können die Flexibilität der Wirbelsäule fördern, Verspannungen im Rücken lösen und die Haltung verbessern. Die Wahl zwischen den Varianten hängt von individuellen Bedürfnissen und der gewünschten Intensität der Dehnung ab. Die V-Arme haben einen längeren Hebel und erhöhen damit die Intensität.

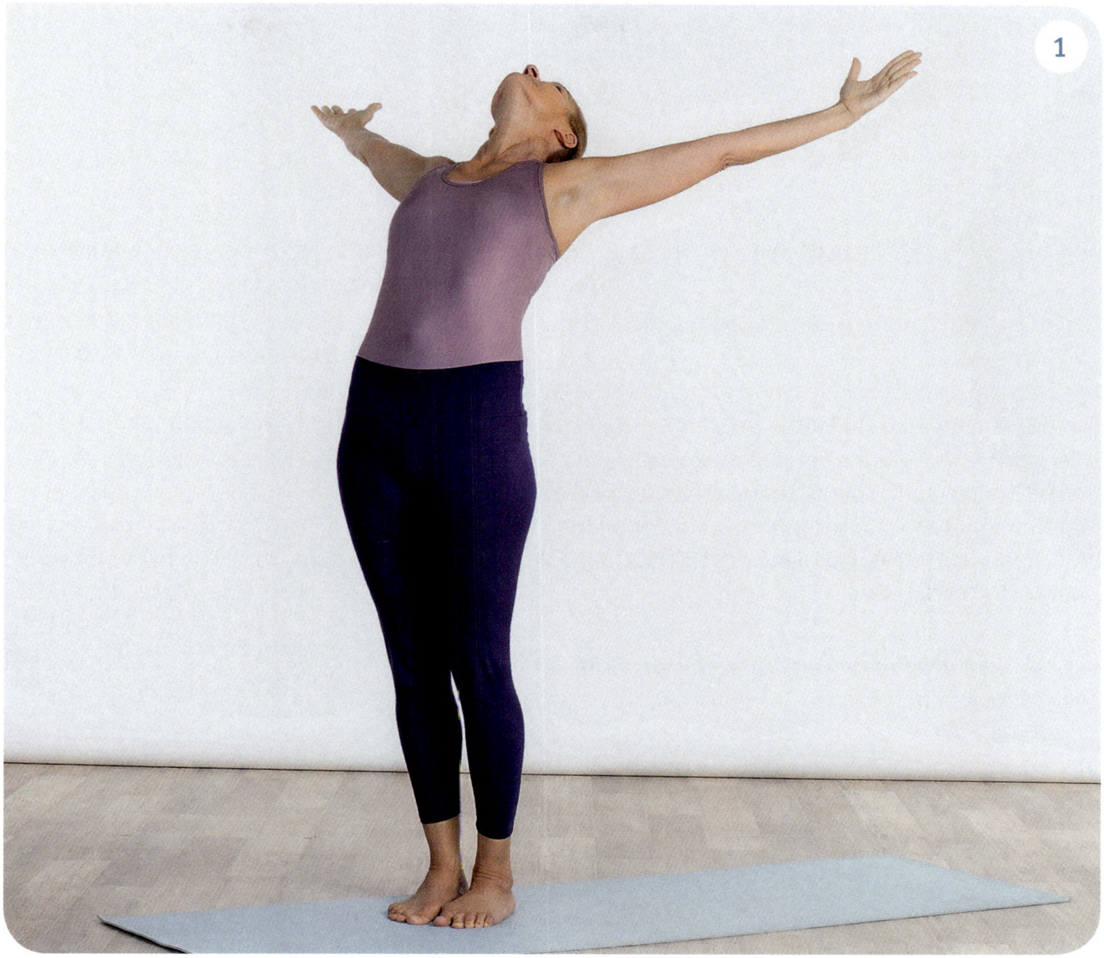
1

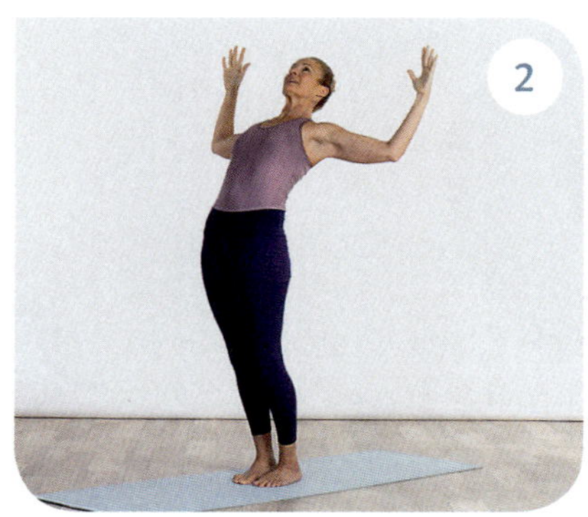
2

Fisch

Matsyasana

Ausgangsstellung: Sie befinden sich in der Rückenlage.

Bandhas: Alle Bandhas sind zu Beginn leicht aktiviert.

Ausführung: Heben Sie die Hüfte an und positionieren Sie die Hände unter der Hüfte. Beugen Sie die Arme und schieben Sie die Ellenbogen in den Boden. Heben Sie Kopf, Schultern und Oberkörper vom Boden ab, bei der Einatmung legen Sie die Kopfkrone auf dem Boden ab und richten den Blick entgegen der Fußrichtung nach hinten.

Drishti: Sie richten den Blick entgegen der Fußrichtung nach hinten.

Modifikation: Bei stechenden Schmerzen im Nacken empfehle ich Ihnen, den Nacken nicht zu überdehnen, also wird der Kopf nicht auf der Kopfdecke, sondern dem Hinterkopf abgelegt.

Hilfsmittel: Bei Spannung im Nacken ein Kissen oder Block unter der Kopfkrone positionieren.

Wirkung

- Gedehnte Muskeln: Brustmuskulatur, Schulter und vordere Halspartie
- Wirkt gegen: Verengung im Brustkorb und Geierhals, Migräne, Kopfschmerzen, Kalkschulter, steifes Genick, Tennisarm, Bandscheibenvorfall

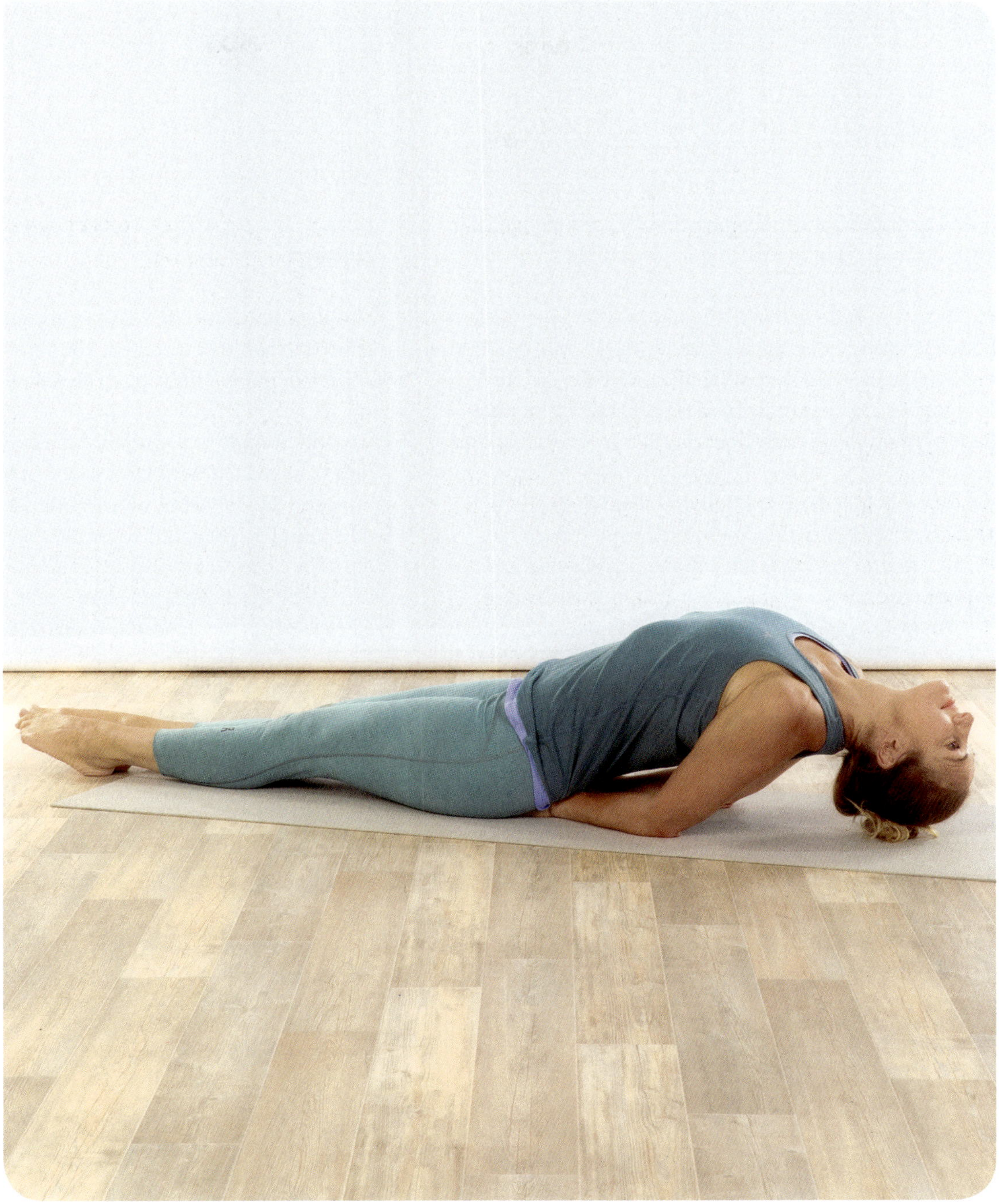

Variation Krieger I

Virabhadrasana I

Ausgangsstellung Sie stehen aufrecht. Sie machen sich groß und wachsen innerlich über sich hinaus.

Bandhas Die Füße sind aktiv (Pada Bandha), der Beckenboden ist nach innen hochgezogen (Mula Bandha), ebenso der Bauchnabel (Uddiyana Bandha). Machen Sie ein leichtes Doppelkinn und einen langen Hals (Jalandhara Bandha). Leiten Sie Kraft über die Hände (Hasta Bandha).

Ausführung Machen Sie mit dem linken Bein einen großen Ausfallschritt nach hinten. Den hinteren Fuß drehen Sie um 90 Grad. Die Fußsohle und vor allem die Fußaußenkante schieben in den Boden. Das vordere Knie steht über dem Sprunggelenk. Das Becken ist nach vorne ausgerichtet. Das Steißbein strahlt nach unten, die Schambeinknochen nach vorne oben.

Bei der nächsten Einatmung führen Sie die Arme über die Seiten nach oben über den Kopf. Der Blick folgt den Händen. Bei der Ausatmung bringen Sie die Arme seitlich in T-Position. Die Schulterblätter richten sich nach hinten aus. Ihr Brustkorb hebt sich an und Sie beugen sich in einer Rückbeuge leicht nach hinten, soweit Ihr Oberkörper dies zulässt. ❶ Es ist wichtig, dass Sie weiterhin entspannt atmen können. Bleiben Sie 5 Atemzüge in dieser Position.

Um aus der Haltung herauszukommen, bringen Sie bei der nächsten Einatmung die Arme wieder nach oben. Bei der Ausatmung führen Sie das hintere Bein wieder nach vorne in die Berghaltung. Führen Sie die Übung zu beiden Seiten aus.

Drishti: Ihr Blick ist entweder nach oben oder geradeaus gerichtet.

Modifikation: Statt den linken hinteren Fuß parallel zum Mattenrand zu stellen, können Sie auch die Ferse anheben, um auf den Zehen zu stehen. ❷

Variante Krieger 2: Öffnen Sie die Hüften zur Seite, indem Sie das hintere Bein weiter nach außen drehen. Strecken Sie die Arme seitlich aus, sodass sie parallel zum Boden sind. Achten Sie darauf, dass das vordere Knie über dem Knöchel bleibt und der Blick über die Spitze des vorderen Fingers geht. Verankern Sie die äußere Kante des hinteren Fußes fest auf dem Boden.

Variante Friedvoller Krieger: In der Krieger-2-Haltung beugen Sie das vordere Knie und halten die Position bei geöffneten Armen. Drehen Sie die Handfläche der vorderen Hand nach oben. Heben Sie die vordere Hand langsam nach oben, während Sie den Oberkörper leicht zur Seite neigen. Der Blick kann zur erhobenen Hand gerichtet werden.

Wirkung

- Dies ist eine fantastische Übung für eine gute Haltung der gesamten Wirbelsäule. Überdies macht sie den Hüftbeuger geschmeidig.
- Gedehnte Muskeln: Bauch- und Brustmuskulatur, Hüftbeuger, Schulter-, Nacken- und vordere Oberschenkelmuskulatur.

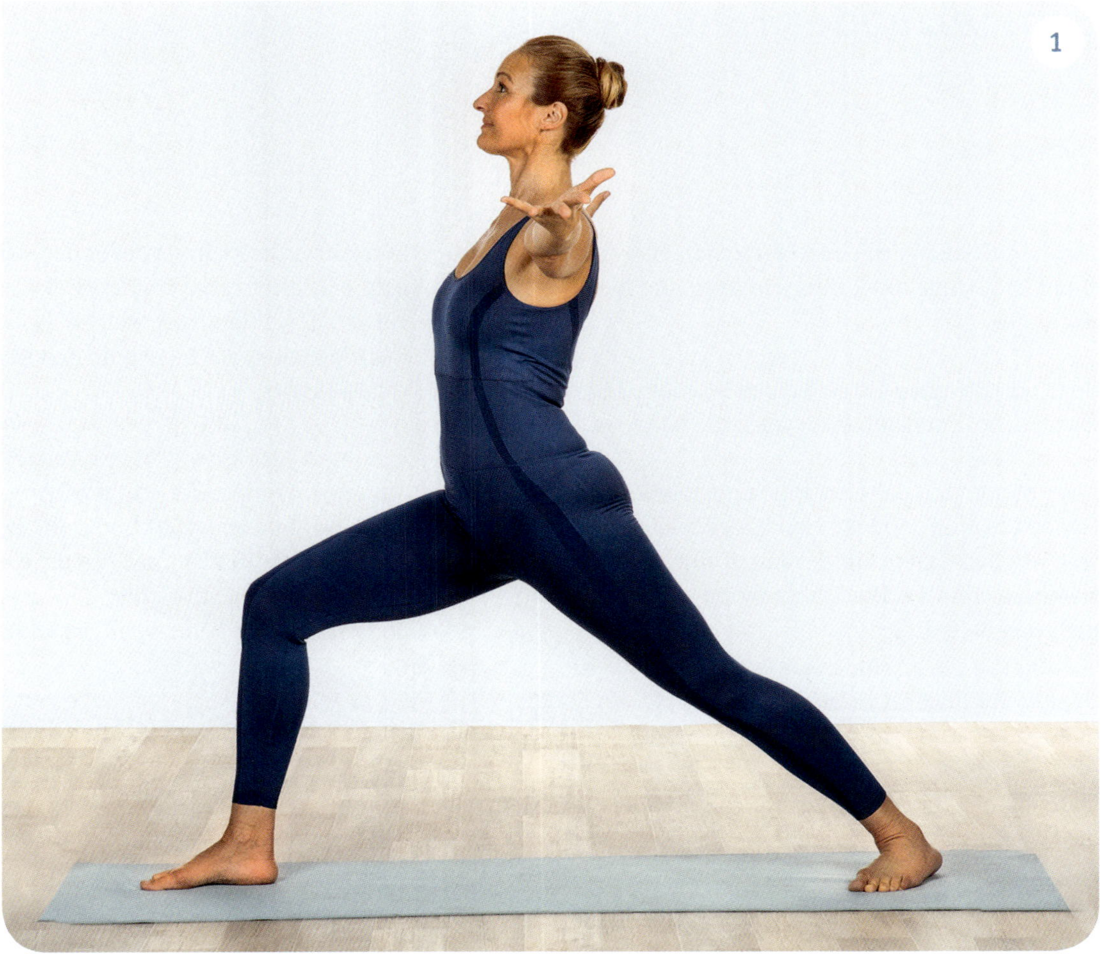
1

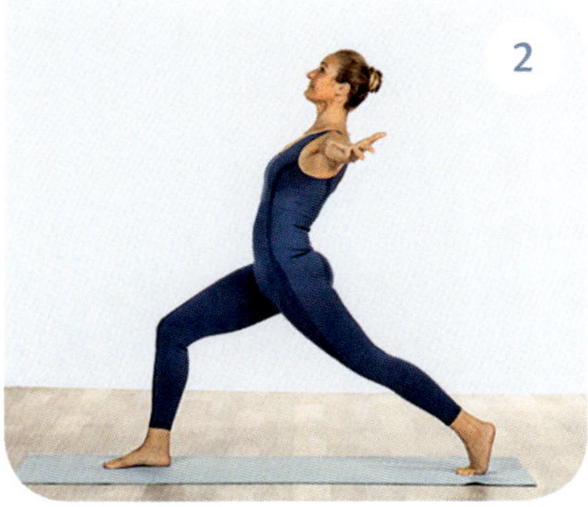
2

Schmelzendes Herz

Anahatasana

Ausgangsstellung: Sie begeben sich in den Vierfüßlerstand, die Hände unter den Schultern und die Knie unter der Hüfte.

Bandhas: Nehmen Sie sich einen Moment Zeit, um alles loszulassen. Entspannen Sie auch die Bandhas.

Ausführung: Mit der Einatmung positionieren Sie die Hände um eine doppelte Handlänge weiter nach vorne, weg von den Knien. Mit der Ausatmung schieben Sie die Hüfte nach hinten. Die Stirn bzw. das Kinn streben in Richtung Boden. ❶

Drishti: Ihr Blick ist ruhig auf einen Punkt am Boden oder geradeaus gerichtet.

Modifikation: Um die Intensität zu erhöhen, können Sie die Hände auf einer Erhöhung, z. B. auf einem Yogablock, ablegen. ❷ Zur Entlastung der Knie können Sie diese Übung im Stehen durchführen und die Hände an einer Wand oder auf einem Tisch positionieren.

Hilfsmittel: Bei Schmerzen in der Schulter ist eine Modifikation hilfreich. Sie können sich auf eine Erhöhung, z. B. ein gefaltetes Handtuch, setzen. Bei starker Spannung im Nacken können Sie zu Beginn den Kopf auf einer Faszienrolle ablegen.

Variante Seitneigung, Parshva Vavayasana: Mit der Einatmung setzen Sie die Hände um eine doppelte Handlänge weiter nach vorne und seitlich rechts zur Mattenecke. Mit der Ausatmung wird die Hüfte nach hinten links geschoben. Stirn oder Kinn streben in Richtung Boden. Dasselbe können Sie zur anderen Seite ausführen.

Wirkung

- Diese Übung löst das Engegefühl in der Brust und im Schulterbereich.
- Gedehnte Muskeln: Bauch-, Brust-, Schulter- und Nackenmuskulatur.
- Hilft bei Schmerzen in der Halswirbelsäule, im vorderen Halsbereich und vor allem in der vorderen Partie der Schulter.
- Diese Übung ist der perfekte Ausgleich zu Verkürzungen im vorderen Oberkörper und bringt Entspannung im Rücken.

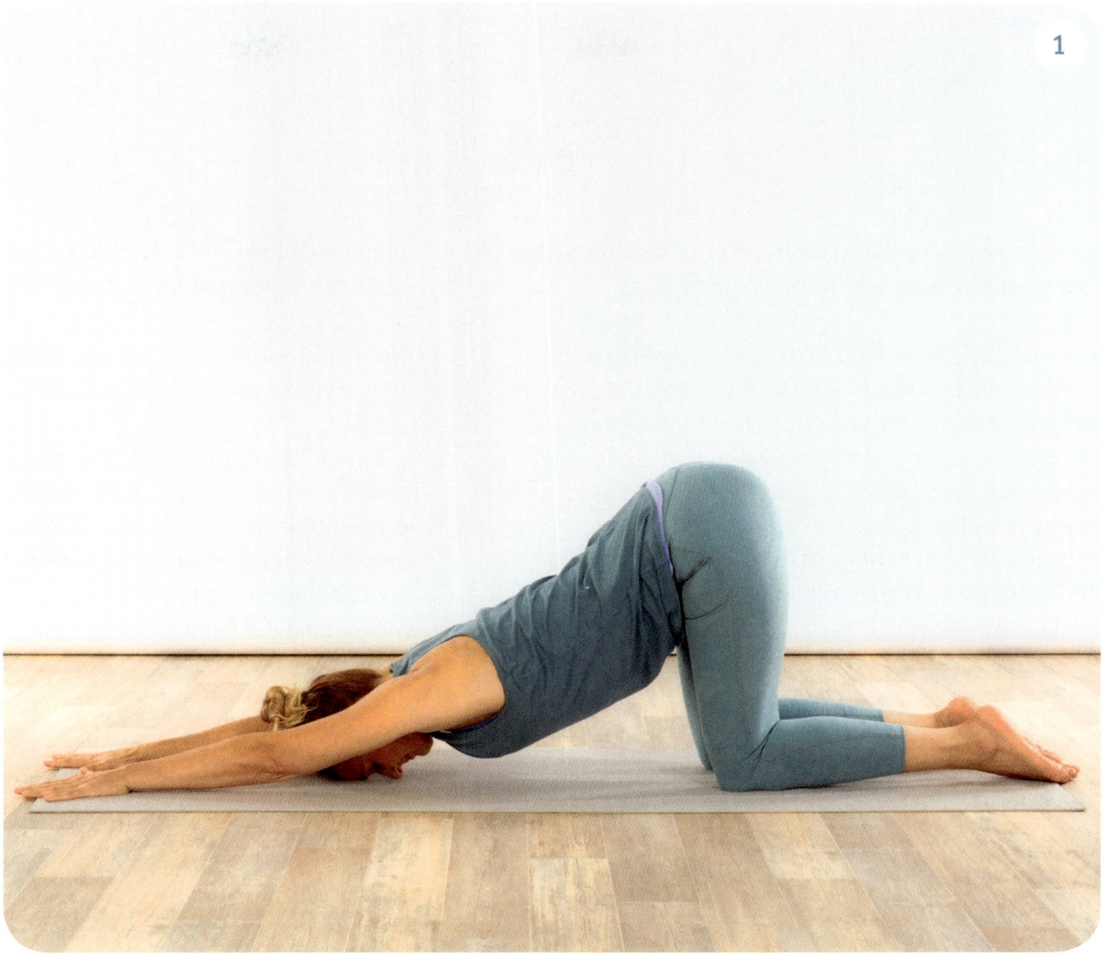
1

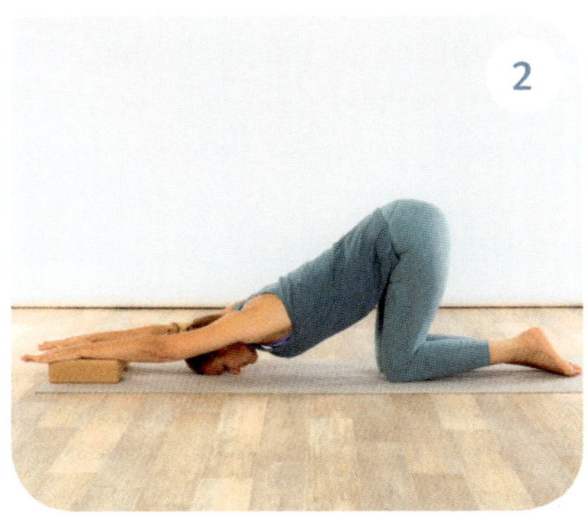
2

Adler

Garudasana

Ausgangsstellung: Sie stehen aufrecht, machen sich groß und wachsen innerlich über sich hinaus.

Bandhas: Die Füße sind aktiv (Pada Bandha), der Beckenboden ist nach innen hochgezogen (Mula Bandha), ebenso der Bauchnabel (Uddiyana Bandha). Machen Sie ein leichtes Doppelkinn und einen langen Hals (Jalandhara Bandha). Leiten Sie Kraft über die Hände (Hasta Bandha).

Ausführung: Die Zehen schieben gefächert aktiv in den Boden. Heben Sie das linke Bein an und beugen Sie langsam das Standbein. Setzen Sie den linken Fuß auf dem rechten Oberschenkel ab. Das Knie wird nach außen gewinkelt. Senken Sie das Gesäß ab, als wollten Sie sich auf einen Stuhl setzen. Sie spüren einen Zug an der Hüfte.

Richten Sie nun die Aufmerksamkeit auf die Adlerarme: Überkreuzen Sie die Arme vor dem Brustkorb, der rechte Arm liegt oben. Verschränken Sie die Hände, Ihre Ellenbogen befinden sich auf Schulterhöhe. ❶ Möglicherweise spüren Sie eine Dehnung zwischen den Schulterblättern. Nehmen Sie wahr, was sich am Schulterblatt verändert, wenn Sie die Arme senken oder anheben.

Drishti: Richten Sie den Blick nach vorne in die Weite auf einen Punkt, der sich nicht bewegt.

Modifikation: Sie können die Arme auch in Anjali Mudra, in der Gebetshaltung, vor dem Brustkorb halten. ❷ Wenn es zu Beginn zu schwierig ist, das gehobene Bein auf dem Oberschenkel abzulegen, belassen Sie es auf Höhe des Unterschenkels oder des Fußgelenks. ❸

Bei starkem Schwindel können Sie sich bei dieser Übung an der Wand oder einem Stuhl abstützen.

Variante: Bewegen Sie die Ellenbogen ganz weit nach unten und nehmen Sie wahr, wie sich das zwischen den Schulterblättern anfühlt. Ich liebe es, diese Übung im Zyklus der Atmung zu variieren: Bei der Einatmung die Ellenbogen heben und die Schultern senken, bei der Ausatmung die Ellenbogen tief, während das Brustbein bewusst nach oben gezogen wird. Machen Sie dies in Ihrem ganz eigenen Atemrhythmus und verweilen Sie einige Atemzüge in Positionen, die sich etwas verspannt anfühlen.

Wirkung

- Die Muskulatur zwischen den Schulterblättern wird gedehnt. Die Koordination der Muskeln der einzelnen Zehen wird geschult. Die Kraft der Fußsohlenmuskulatur wird aktiviert, was der Fußsohlenwölbung zugutekommt.
- Gedehnte Muskeln: Bauch- und Brustmuskulatur, Hüftbeuger, Schulter-, Nacken-, vordere Oberschenkelmuskulatur.
- Hilft bei steifem Genick und Bandscheibenvorfall. Diese Übung eignet sich wunderbar, um Verspannungen im oberen Rücken aufzulösen.

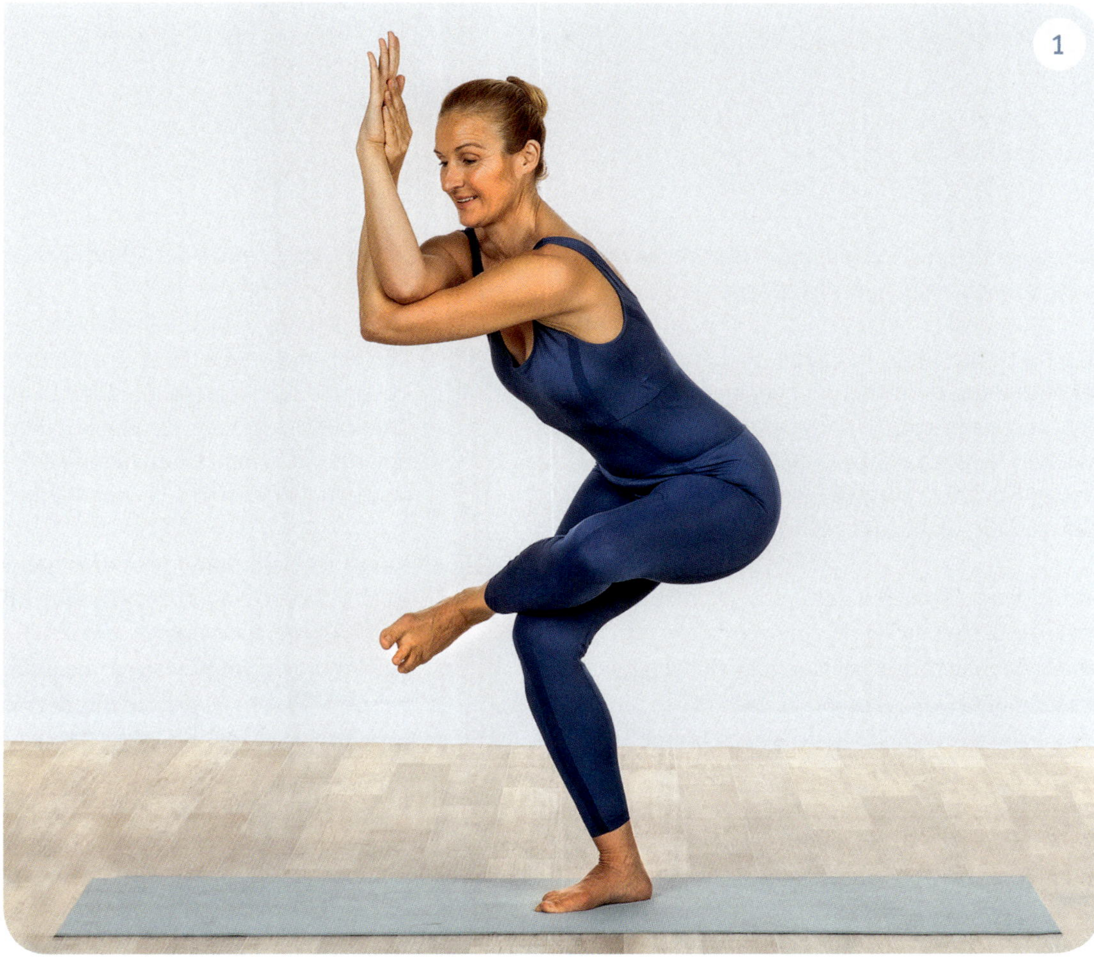
1

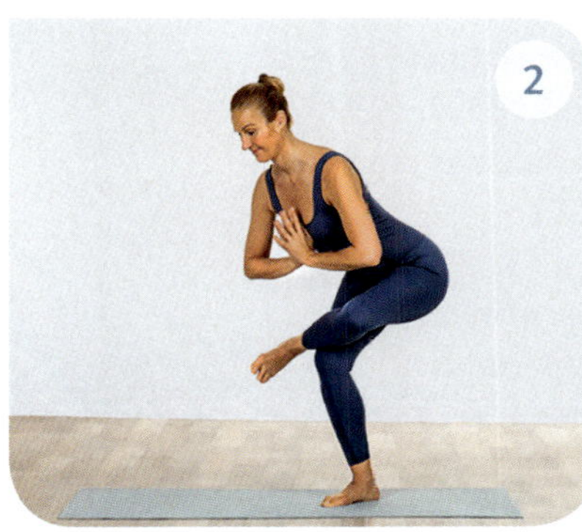
2

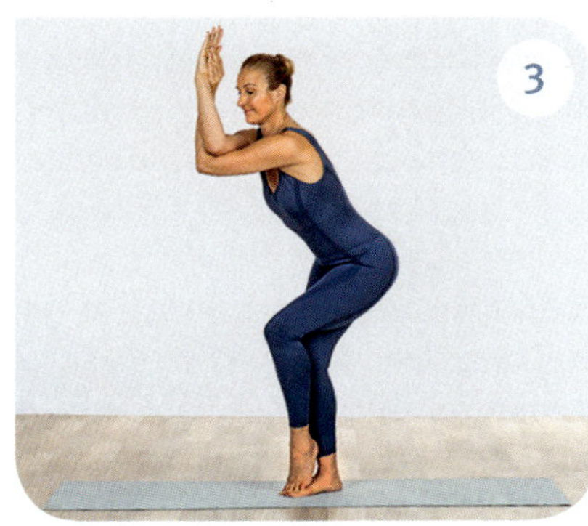
3

Tänzer

Natarajasana

Ausgangsstellung: Sie stehen aufrecht. Sie machen sich groß und wachsen innerlich über sich hinaus.

Bandhas: Die Füße sind aktiv (Pada Bandha), der Beckenboden ist nach innen hochgezogen (Mula Bandha), ebenso der Bauchnabel (Uddiyana Bandha). Machen Sie ein leichtes Doppelkinn und einen langen Hals (Jalandhara Bandha). Leiten Sie Kraft über die Hände (Hasta Bandha).

Ausführung: Anheben des Beins: Wenn das Bein angehoben wird, bleibt der Oberkörper aktiv und aufrecht. Dabei fokussieren Sie sich auf das Gleichgewicht und spannen Uddiyana Bandha in der Körpermitte an, während Sie das angehobene Bein nach hinten strecken.

Fußposition und Zehenaktivität: Die Zehen des stehenden Fußes sind gefächert und aktiv im Boden verwurzelt, um die Stabilität zu fördern, während Sie das andere Bein nach hinten hoch ziehen.

Atem und Bewegungskoordination: Beim Einatmen das angehobene Bein nach hinten beugen, beim Ausatmen mit der Hand derselben Seite hinter dem Rücken den Fußrücken fassen. Spüren Sie dabei, wie Ihr Fuß bis zum Schienbein und Oberschenkel gedehnt wird.

Beugen des gehobenen Beins: Wenn möglich, können Sie das gehobene Bein beim Einatmen bis zum rechten Winkel zwischen Ober- und Unterschenkel beugen. Dabei wird das Bein weiter nach hinten oben gezogen, achten Sie darauf, dass die Hüften und Knie parallel bleiben. ❶

Drishti: Richten Sie den Blick nach vorne in die Weite.

Modifikation: Sie können die Ferse am Gesäß lassen, Ihre Knie berühren dann einander. Wichtig ist dabei, den Beckenboden anzuspannen und den Bauchnabel nach innen hochzuziehen. Sie können den Fuß auch nur mit einer Hand fassen, wenn Ihnen das leichterfällt. Den anderen Arm können Sie zum Balancieren verwenden. ❷

Hilfsmittel: Bei starkem Schwindel sollten Sie diese Übung an der Wand oder einem Stuhl zum Abstützen durchführen. ❸ Wenn Sie mit der Hand nicht an Ihren Fuß kommen, können Sie gerne einen Yogagurt verwenden. Diesen lassen Sie mit der Zeit immer kürzer werden, bis Sie keinen mehr benötigen. ❹

Wirkung

- Die Übung schafft Weite in der Brustmuskulatur und streckt Ihre Muskeln, was Halswirbelsäule und Hüfte entlastet. Schulter, Arme und Brustmuskulatur werden beweglicher.
- Gedehnte Muskeln: Bauch- und Brustmuskulatur, Hüftbeuger, Schulter-, Nacken- und vordere Oberschenkelmuskulatur.
- Wirkt entspannend bei Migräne, Kopfschmerzen, steifem Genick und Bandscheibenvorfall.

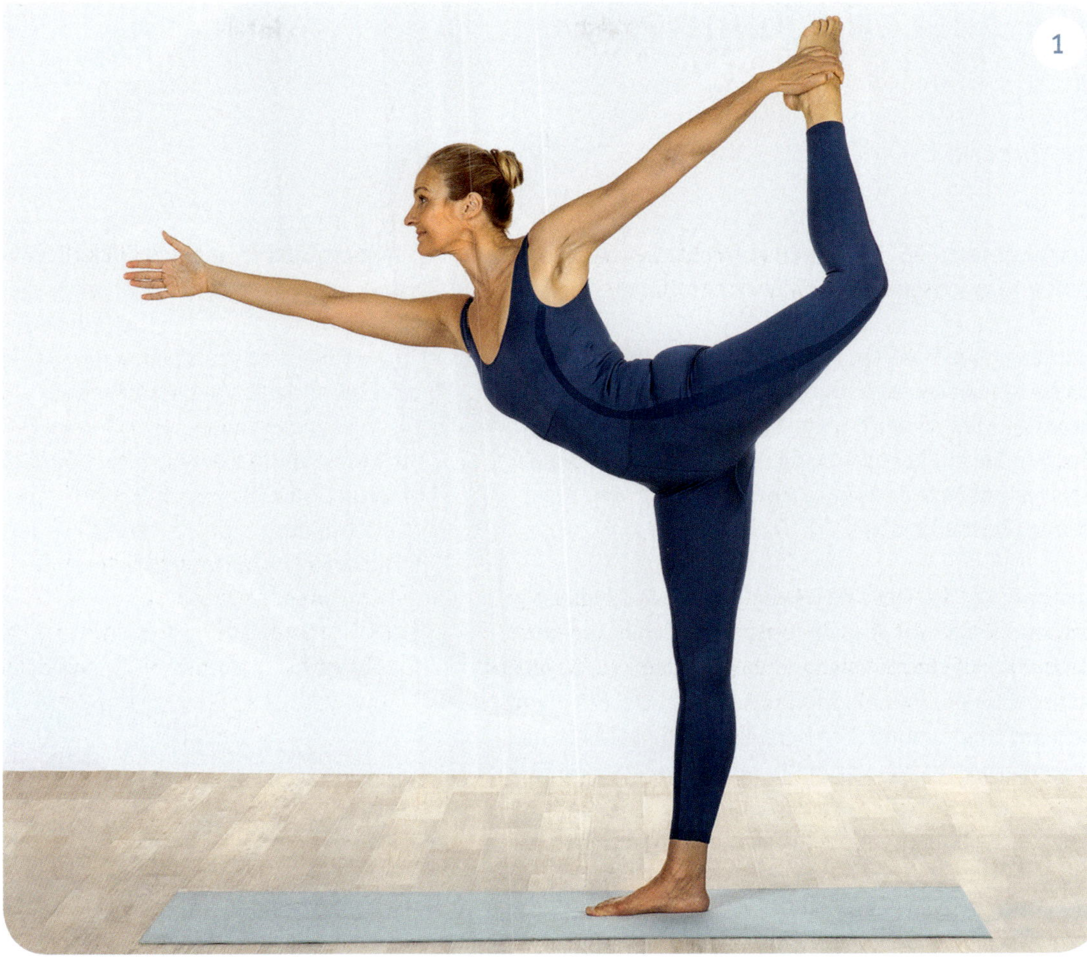
1

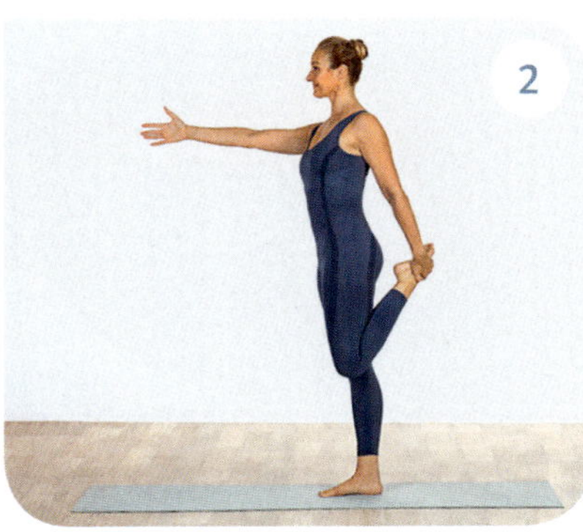
2

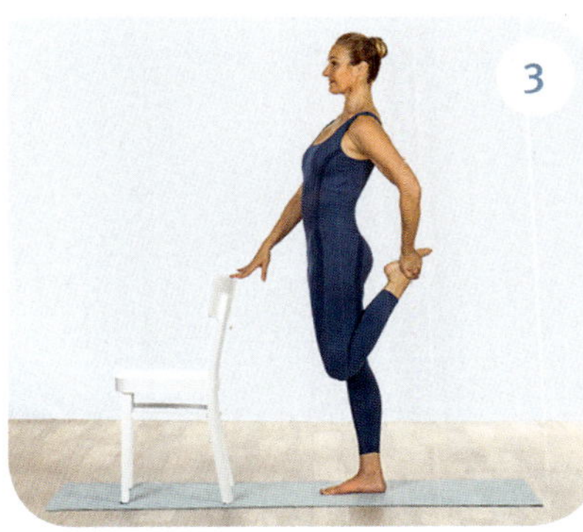
3

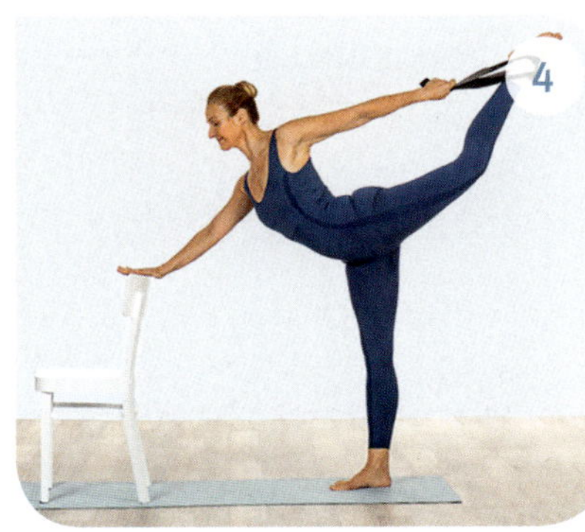
4

Ausfallschritt Beinwechsel

Anjaneyasana

Ausgangsstellung: Sie stehen aufrecht. Sie machen sich groß und wachsen innerlich über sich hinaus.

Bandhas: Die Füße sind aktiv (Pada Bandha), der Beckenboden ist nach innen hochgezogen (Mula Bandha), ebenso der Bauchnabel (Uddiyana Bandha). Machen Sie ein leichtes Doppelkinn und einen langen Hals (Jalandhara Bandha). Leiten Sie Kraft über die Hände (Hasta Bandha).

Ausführung: Mit dem linken Bein machen Sie einen großen Ausfallschritt nach hinten, die Zehen bleiben am Boden, die Ferse ist angehoben. Beugen Sie dann das rechte Knie in einen rechten Winkel. Achten Sie darauf, dass das Knie und die Ferse in einer Linie bleiben, das Knie also nicht nach vorne über die Zehen strebt. ❶

Drishti: Ihr Blick ist ruhig auf einen Punkt am Boden oder geradeaus gerichtet.

Modifikation: Wenn Sie das hintere Bein nicht gestreckt lassen können, beugen Sie es zu Beginn Ihrer Praxis ruhig ein bisschen. ❷

Hilfsmittel: Wenn Sie stabil und sicher in der Übung sind, können Sie einen Ball unter den vorderen Fuß legen. Halten Sie dabei die Hand vor dem Ball, damit dieser nicht wegrollt, dazu neigen Sie den Oberkörper mit geradem Rücken nach vorne.

Achtung: Bei Knie-, Rücken- oder Schulterschmerzen modifizieren. Beachten Sie Ihre Atmung. Wenn Sie die Luft anhalten, signalisiert Ihr Körper, dass er überlastet ist. Dann den Reiz reduzieren.

Wirkung

- Diese Übung dehnt den Hüftbeuger, dadurch gelingt es, in der Beckenkippung eine neutrale Position zu gewinnen. Dies überträgt sich auf die Aufrichtung in der Wirbelsäule. So ist der Rücken im Lot und die Verspannungen können sich auflösen.
- Ganz besonders gut bei Hallux valgus, Senk-, Platt- und Spreizfuß.

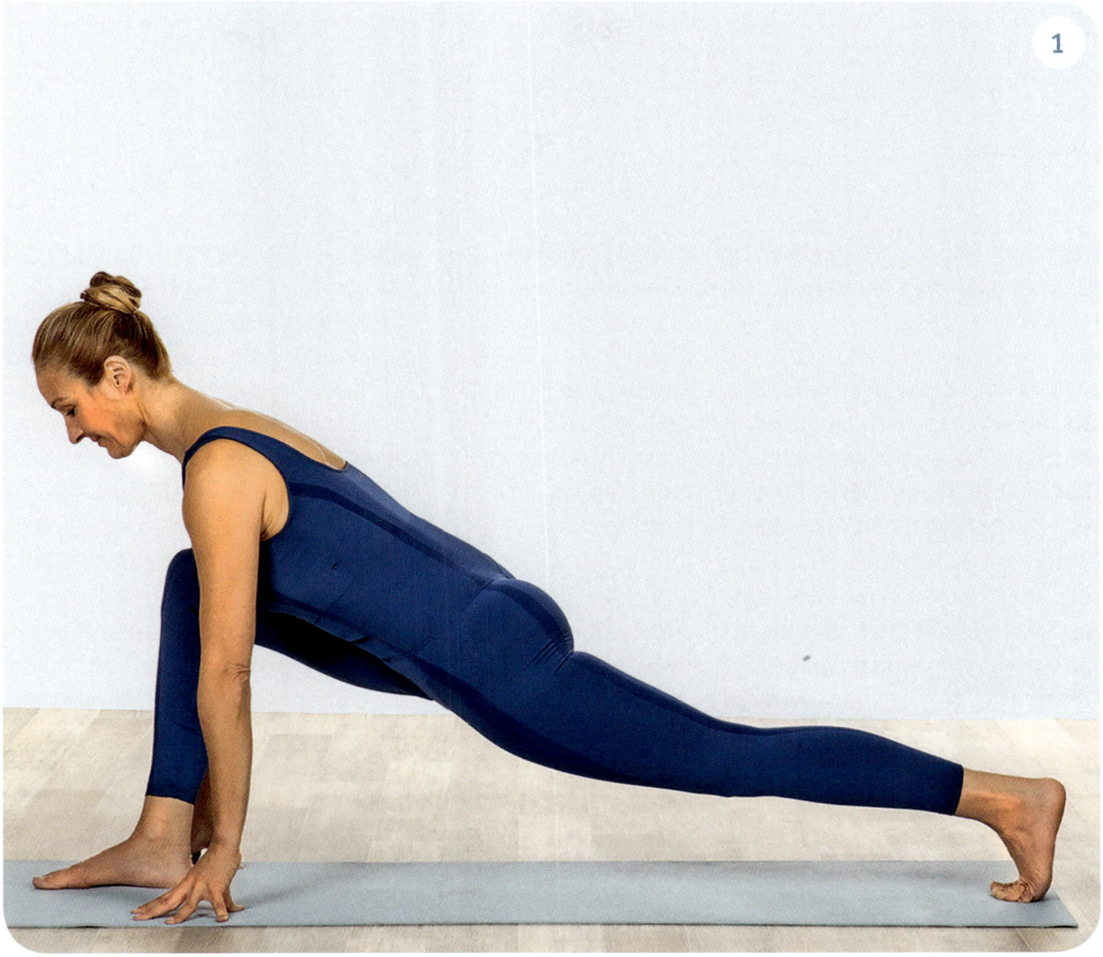
1

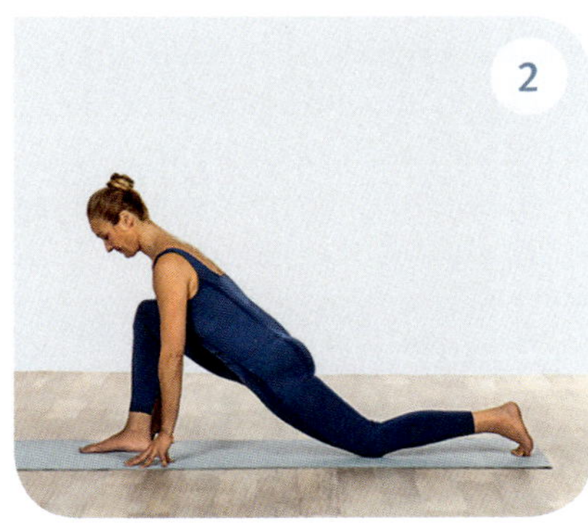
2

Brett

Phalakasana

Ausgangsstellung: Sie begeben sich in den Vierfüßlerstand, die Hände unter den Schultern, die Knie unter der Hüfte.

Bandhas: Die Füße sind aktiv (Pada Bandha), der Beckenboden ist nach innen hochgezogen (Mula Bandha), ebenso der Bauchnabel (Uddiyana Bandha). Machen Sie ein leichtes Doppelkinn und einen langen Hals (Jalandhara Bandha). Leiten Sie Kraft über die Hände (Hasta Bandha).

Ausführung: Mit der Einatmung strecken Sie die Beine nach hinten (Fußspitzen dabei aufstellen), sodass Ihr Körper eine gerade Linie von den Fersen über die Knie, Hüfte, Schultern und den Kopf bildet. Schieben Sie mit der Ausatmung die Schulterblätter weit auseinander. ❶

Drishti: Ihr Blick ist ruhig auf einen Punkt am Boden oder geradeaus gerichtet.

Modifikation: In der Brett-Position trägt der Körper das Gewicht durch die Arme und Handgelenke, während gleichzeitig die Bauch- und Rumpfmuskulatur aktiv sind, um die Stabilität im Körper zu ermöglichen. Sollte dies noch zu Überanstrengung führen, dann legen Sie die Knie am Boden ab und verlagern das Körpergewicht auf die Oberschenkel. ❷ Sollten Ihnen die Handgelenke Schmerzen bereiten, können Sie gerne eine Faust machen. ❸

Variante Seitliche Planke/Seitliches-Brett-Haltung: Starten Sie in der Brett-Haltung. Drehen Sie den Körper zur Seite, stützen Sie sich auf eine Hand und öffnen Sie den Körper zu einer seitlichen Position. Halten Sie das Gewicht auf dem Rand des unteren Fußes und der unteren Hand, während der Körper eine gerade Linie bildet. Heben Sie nun die freie Hand nach oben oder legen Sie sie seitlich auf die Hüfte, um die seitliche Dehnung zu betonen. Atmen Sie gleichmäßig, um die Haltung sicher und effektiv auszuführen.

Achtung: Bei empfindlichen Knien oder bei stechenden Schmerzen im Knie beachten Sie Ihre Atmung. Wenn Sie die Luft anhalten, signalisiert Ihr Körper, dass er überlastet ist. Modifizieren Sie den Reiz achtsam.

Wirkung

- Diese Übung hilft besonders gegen Ellenbogen- und Schulterschmerzen.
- Gedehnte Muskeln: Bauch-, Brust- und Schultermuskulatur, Hüftbeuger
- Hilft bei Migräne, Kopfschmerzen, steifem Genick und Bandscheibenvorfall.
- Diese Übung ist ideal für einen langen, schlanken Bauchmuskel, der zur Stabilität der Wirbelsäule lebensnotwendig ist.

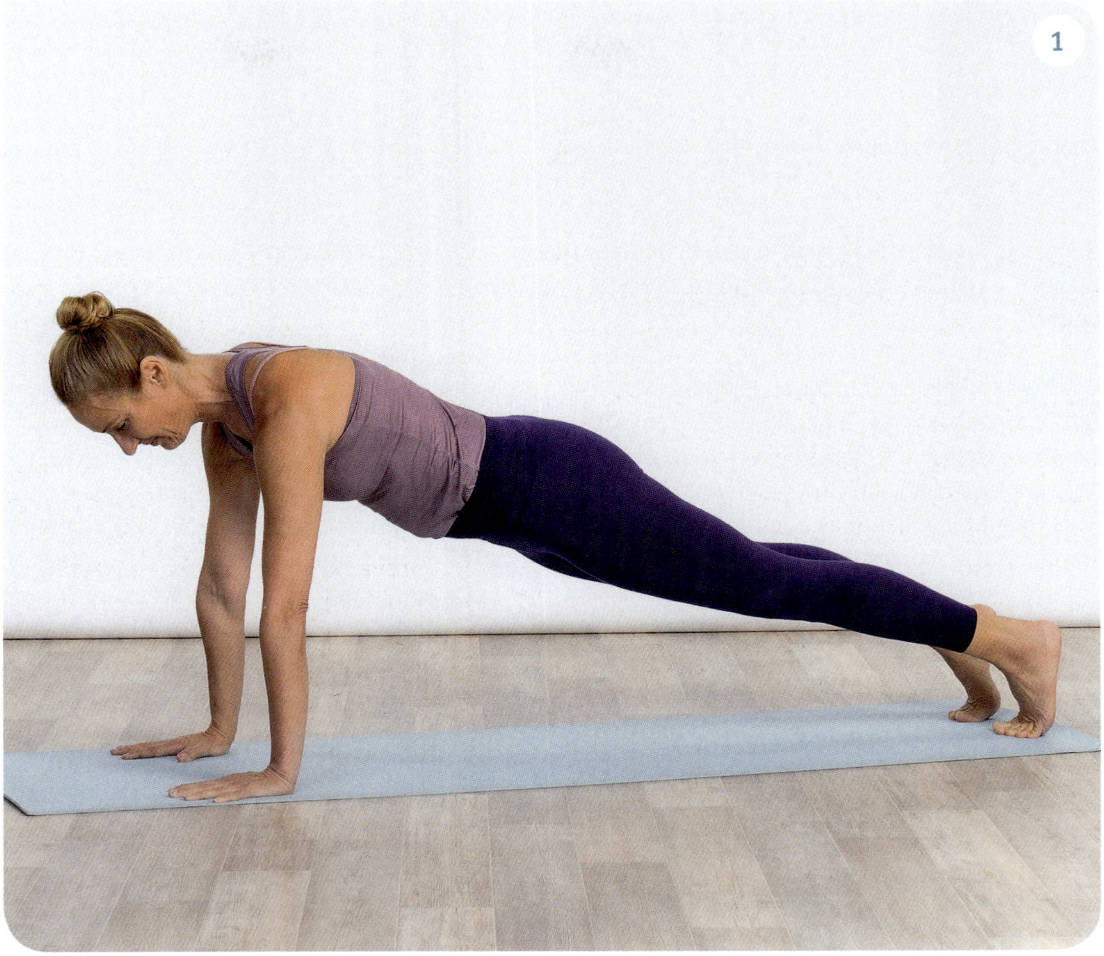
1

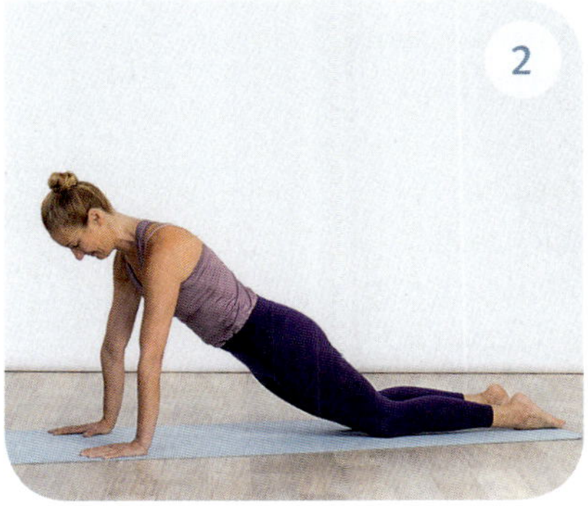
2

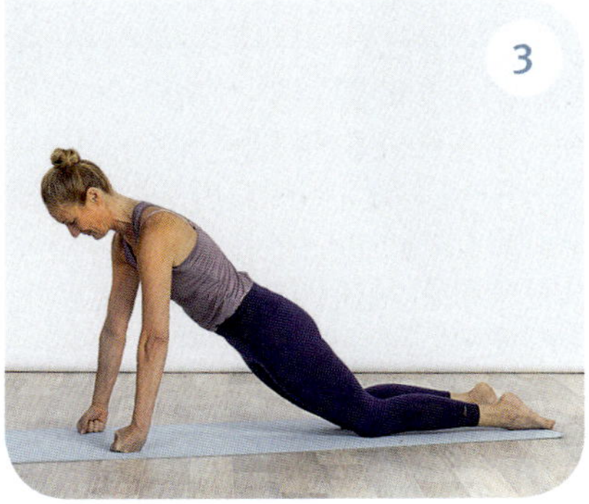
3

Viergliedriger Stab

Chaturanga Dandasana

Ausgangsstellung: Sie begeben sich in den Vierfüßlerstand, die Hände unter den Schultern, die Knie unter der Hüfte.

Bandhas: Die Füße sind aktiv (Pada Bandha), der Beckenboden ist nach innen hochgezogen (Mula Bandha), ebenso der Bauchnabel (Uddiyana Bandha). Machen Sie ein leichtes Doppelkinn und einen langen Hals (Jalandhara Bandha). Leiten Sie Kraft über die Hände (Hasta Bandha).

Ausführung: Mit der Einatmung strecken Sie die Beine nach hinten (Fußspitzen dabei aufstellen), sodass Ihr Körper eine gerade Linie von den Fersen über die Knie, Hüfte, Schultern und den Kopf bildet. Schieben Sie mit der Ausatmung die Schulterblätter weit auseinander. Ziehen Sie die Schulterblätter dicht an den Rücken und das Steißbein in Richtung Schambein. Der Nacken bleibt möglichst weich, die Fersen sind fest nach hinten geschoben. ❶

Nun beugen Sie die Arme und senken Rumpf und Beine langsam ab, bis sie waagerecht stehen. In dieser Haltung besteht die Tendenz, ins Hohlkreuz zu sinken. Dem wirken Sie entgegen, indem Sie das Steißbein deutlich nach unten ziehen und das Schambein Richtung Nabel bewegen. Der Bauch stützt Sie von unten, die Beine bleiben genauso aktiv. Drücken Sie die Daumenballen und den Ansatz der Zeigefinger fest in die Matte. Halten Sie den Raum zwischen den Schulterblättern weit und lassen Sie die Ellenbogen nicht zu den Seiten ausweichen. Sie bleiben dicht beim Rumpf und sind nach hinten in Richtung Füße gezogen. Das hilft Ihnen, Brustbein und Schädeldecke nach vorn zu ziehen, während die Fersen weiterhin nach hinten schieben.

Drishti: Ihr Blick ist ruhig auf einen Punkt am Boden oder geradeaus gerichtet.

Modifikation: In dieser Position trägt der Körper das Gewicht durch die Arme und Handgelenke, während gleichzeitig die Bauch- und Rumpfmuskulatur aktiv sind, um die Stabilität im Körper zu ermöglichen. Sollte dies noch zu Überanstrengung führen, dann legen Sie die Knie am Boden ab und verlagern das Körpergewicht auf die Oberschenkel. ❷ Sollten Ihnen die Handgelenke Schmerzen bereiten, können Sie gerne eine Faust machen.

Achtung: Bei empfindlichen Knien oder bei stechenden Schmerzen im Knie beachten Sie Ihre Atmung. Wenn Sie die Luft anhalten, signalisiert Ihr Körper, dass er überlastet ist. Modifizieren Sie den Reiz achtsam.

Wirkung

- Diese Übung hilft besonders bei Ellenbogen- und Schulterschmerzen und Bandscheibenvorfall.
- Gedehnte Muskeln: Bauch-, Brust- und Schultermuskulatur, Hüftbeuger
- Diese Übung schult die Koordination und sorgt dafür, dass die Muskeln für eine gute Aufrichtung in der Wirbelsäule harmonisch miteinander arbeiten.
- Hilft bei Migräne, Kopfschmerzen, steifem Genick.

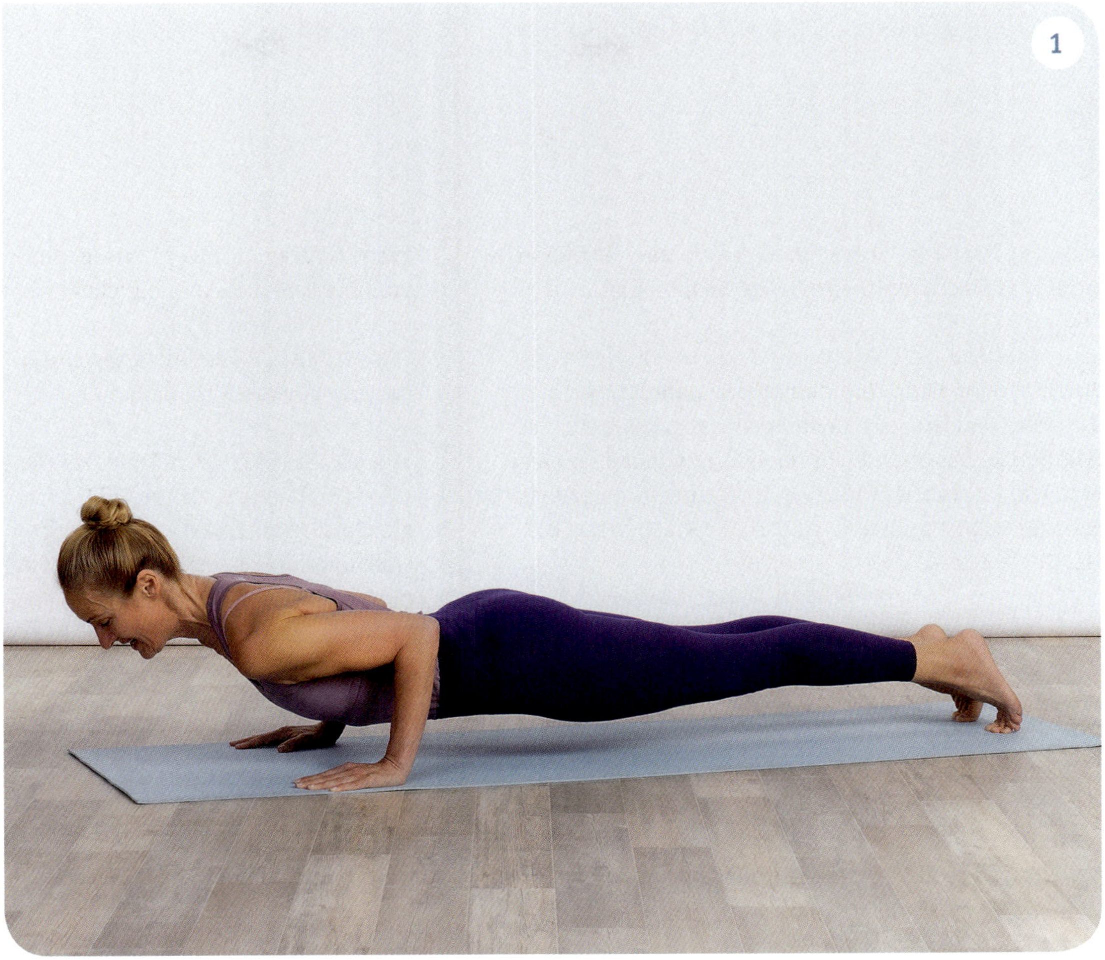

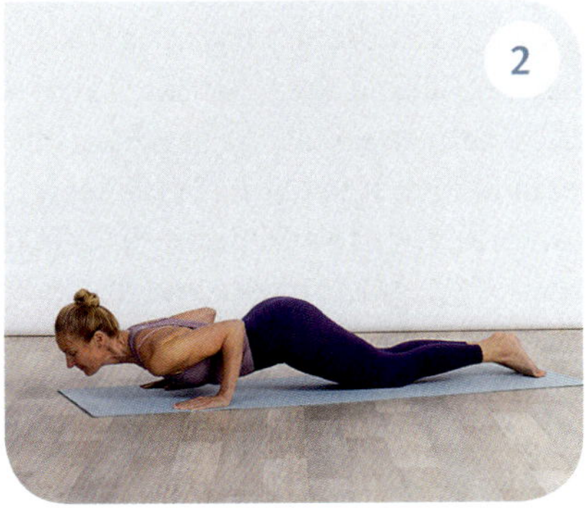

Halbmond

Ardhachandra

Ausgangsstellung: Sie stehen aufrecht. Sie machen sich groß und wachsen innerlich über sich hinaus.

Bandhas: Die Füße sind aktiv (Pada Bandha), der Beckenboden ist nach innen hochgezogen (Mula Bandha), ebenso der Bauchnabel (Uddiyana Bandha). Machen Sie ein leichtes Doppelkinn und einen langen Hals (Jalandhara Bandha). Leiten Sie Kraft über die Hände (Hasta Bandha).

Ausführung: Sie heben die Arme über die Seite nach oben an und neigen den Oberkörper nach vorne. Dabei setzen Sie die Hände rechts und links neben den Füßen am Boden ab. Beim Einatmen beide Beine beugen, den Rücken lang gestreckt lassen. Mit dem linken Bein machen Sie einen großen Ausfallschritt nach hinten, das rechte Knie ist über der rechten Ferse ausgerichtet. Heben Sie die linke Ferse an, die Zehen und der Fußballen bleiben mit dem Boden verbunden. Beugen Sie Ihr rechtes Bein in einem rechten Winkel. Schieben Sie die rechte Hüfte aktiv nach hinten, sodass beide Hüftknochen parallel zum Boden bleiben.

Bei der Einatmung strecken Sie die Wirbelsäule lang, das Brustbein strebt nach vorne. Bei der Ausatmung Steißbein in Richtung rechte Ferse schieben, Bachnabel nach innen ziehen. Die Atmung gleichmäßig fließen lassen. Heben Sie nun Ihren Rumpf und kommen Sie in eine aufrechte Haltung. Achten Sie dabei darauf, dass Sie Ihr Schambein nach oben und Ihr Steißbein nach unten ausrichten, um jegliche Kompression im unteren Rücken zu vermeiden. Führen Sie Ihre Arme über die Seite gefächert nach oben, Bizeps auf Ohrenhöhe. Zur Modifikation bei Schmerzen in den Schultern bringen Sie die Arme etwas weiter nach vorne. Der Daumen zeigt nach hinten. 5 Atemzüge in dieser Position bleiben. Wechseln Sie anschließend die Beine.

Drishti: Ihr Blick ist ruhig auf einen Punkt am Boden oder geradeaus gerichtet.

Modifikation: Bei Knie- oder Rückenschmerzen können Sie das hintere Bein etwas beugen und das Knie sanft ablegen.

Variante: Eine Steigerung können Sie erlangen, indem Sie Ihren Blick und Herzraum beziehungsweise das Brustbein zum Himmel aufrichten. Hierdurch fördern Sie die Beweglichkeit in der Brustwirbelsäule, was im direkten Zusammenhang mit der Lendenwirbelsäule und damit dem unteren Rücken steht.

Wirkung

- Sie fördern mit dieser Übung die Beweglichkeit und Kraft in der Hüfte und dem Beckenboden. Dadurch kann ihr Becken in seine natürliche, neutrale Haltung kommen, was ich auf die Aufrichtung der Wirbelsäule überträgt.

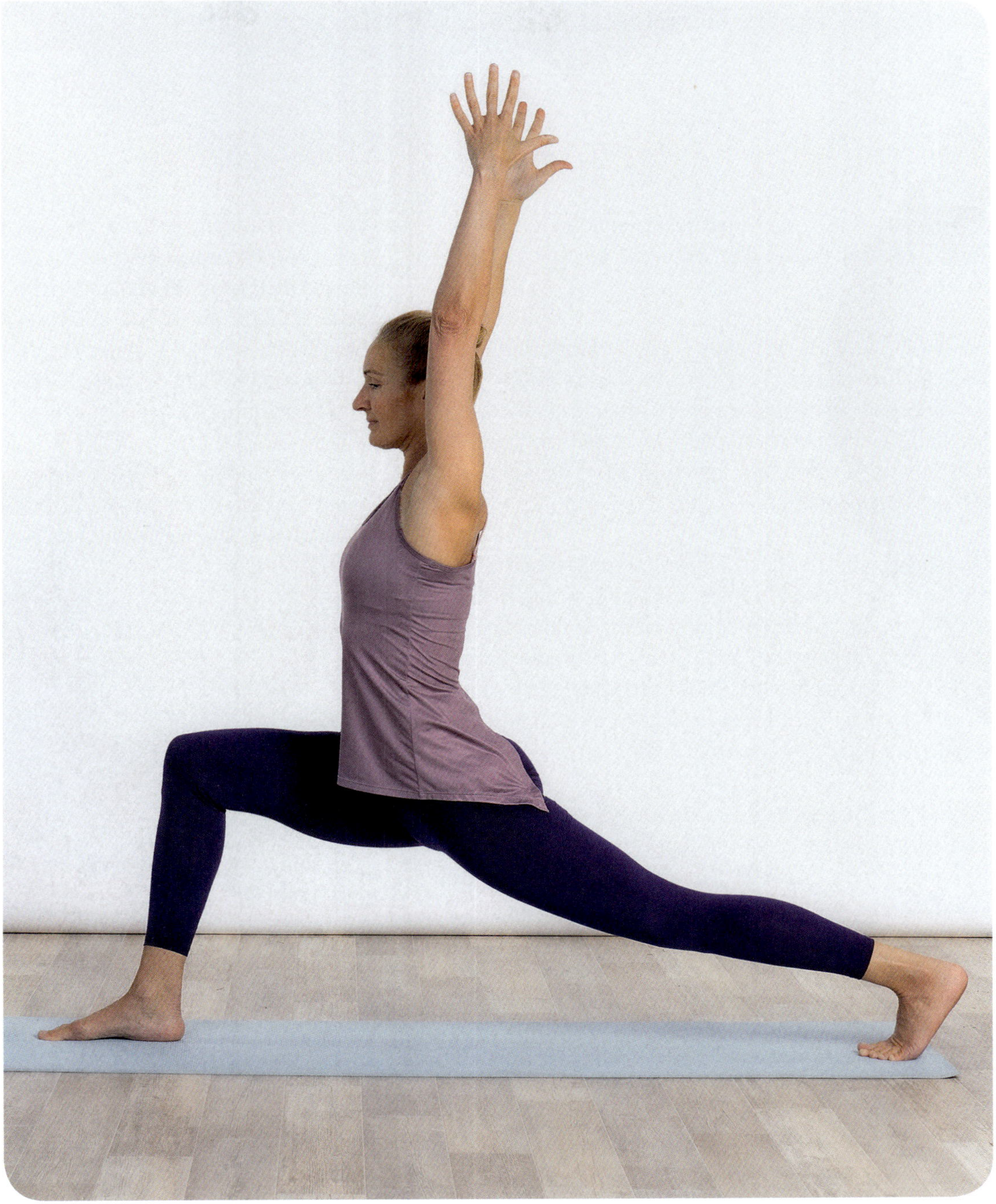

Herabschauender Hund

Adho Mukha Svanasana

Ausgangsstellung: Sie begeben sich in den Vierfüßlerstand, die Hände unter den Schultern, die Knie unter der Hüfte.

Bandhas: Die Füße sind aktiv (Pada Bandha), der Beckenboden ist nach innen hochgezogen (Mula Bandha), ebenso der Bauchnabel (Uddiyana Bandha). Machen Sie ein leichtes Doppelkinn und einen langen Hals (Jalandhara Bandha). Leiten Sie Kraft über die Hände (Hasta Bandha).

Ausführung: Bei der nächsten Ausatmung strecken Sie die Beine, das Steißbein strebt nach in Richtung Decke. Die Fersen streben bewusst in Richtung Boden. Hände und Füße schieben den Boden gleichmäßig weg. Finger und Zehen sind gefächert. Ihr Körper bildet die Form einer Pyramide. Das Körpergewicht ist gleichmäßig auf Hände und Zehenspitzen verteilt. ❶

Drishti: Ihr Blick geht zu den Füßen, um die präzise Fußausrichtung visuell zu verfolgen.

Modifikation: Bei Atemproblemen bleiben Sie nicht länger als 4 Atemzüge in der Position. Wenn die Übung Ihnen anfangs Schwierigkeiten macht, können Sie die Knie beugen, Priorität hat der lange Rücken. Bei Schmerzen in den Handgelenken können Sie eine Faust machen.

Variante Dreibeiniger Hund: Von der Herabschauender-Hund-Haltung heben Sie ein Bein gerade nach oben in die Luft. Halten Sie das andere Bein und die Arme bewusst aktiv, um die Stabilität zu ermöglichen. Strecken Sie das angehobene Bein nach hinten, um eine Linie mit dem oberen Rücken zu bilden. Achten Sie auf eine gleichmäßige Atmung. ❷

Achtung: Bei Bluthochdruck diese Übung nur kurz ausführen. Bei niedrigem Blutdruck nach der Übung achtsam und langsam wieder aufstehen.

Wirkung

- Gedehnte Muskeln: obere Rücken-, Schulter- und Brustmuskulatur, Muskulatur an Armen, Beinrückseiten, Gesäß und Nacken.
- Durch diese Übung gewinnen Sie sukzessive an Bewegungsfreiheit, sowohl in der Brustwirbelsäule als auch in der Halswirbelsäule. Verspannungen im Nacken lösen sich. Atmen Sie tief in Ihren Rippenkäfig, um bewusst wahrzunehmen, wie Sie dort Geschmeidigkeit generieren.
- Hilft bei Migräne, Kopfschmerzen, steifem Genick und Bandscheibenvorfall.

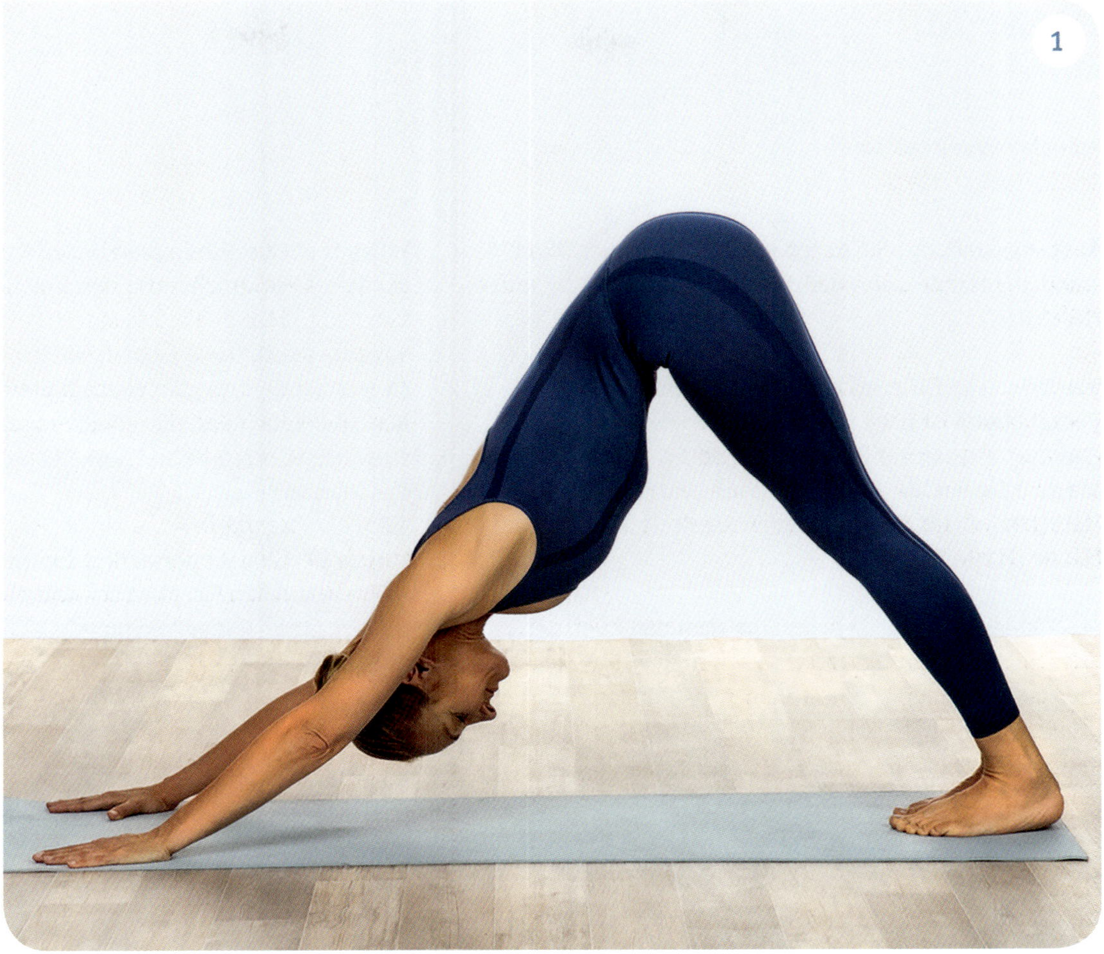

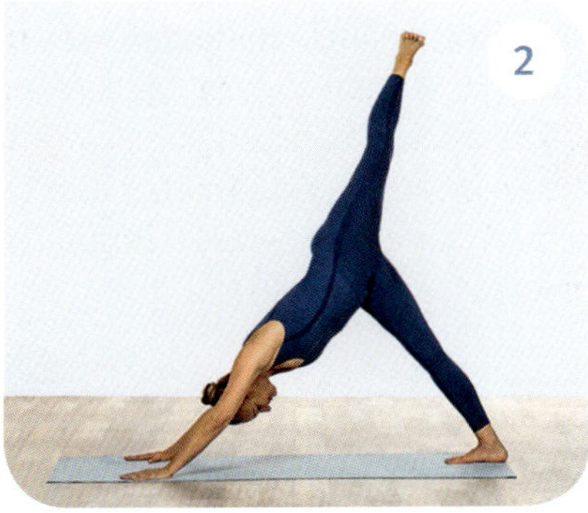

Katze-Kuh

Marjaryasana-Bitilasana

Ausgangsstellung: Sie begeben sich in den Vierfüßlerstand, die Hände unter den Schultern und die Knie unter der Hüfte.

Bandhas: Die Füße sind aktiv (Pada Bandha), der Beckenboden ist nach innen hochgezogen (Mula Bandha), ebenso der Bauchnabel (Uddiyaba Bandha). Machen Sie ein leichtes Doppelkinn und einen langen Hals (Jalandhara Bandha). Leiten Sie Kraft über die Hände (Hasta Bandha).

Ausführung: Heben Sie beim Einatmen den Kopf, der Blick geht in Richtung Decke. Sie machen ein Hohlkreuz. ❶ Beim Ausatmen wandert das Kinn zur Brust und der Blick zu den Oberschenkeln, der Rücken wird gewölbt. ❷ Diese Übung im Fluss der Atmung fortsetzen.

Drishti: Der Blick geht beim Einatmen in Richtung Decke, beim Ausatmen in Richtung Boden oder zu den Oberschenkeln.

Modifikation: Bei empfindlichen Handgelenken stützen Sie sich statt auf den Händen auf den Unterarmen ab.

Hilfsmittel: Bei Schmerzen in den Knien können Sie ein gefaltetes Handtuch unter den Knien positionieren.

Variante Vierfüßler diagonal: Sie können diese Übung steigern, indem Sie diagonal ein Bein und eine Hand vom Boden anheben und diese nach vorne bzw. und hinten strecken. Dies stärkt die Muskelkoordination und auch das Gleichgewicht. ❸

Variante 2: Zur Verbesserung der Geschmeidigkeit Ihrer Hüfte versuchen Sie, abwechselnd die jeweilige Hüfte mit der gleichseitigen Schulter zusammenzuführen. Dabei spüren Sie die Dehnung auf der Gegenseite. ❹

Wirkung

- Diese Übung sorgt für Geschmeidigkeit in der gesamten Wirbelsäule.
- Gedehnte Muskeln: obere und untere Rückenmuskulatur, hintere Schulter-, Bauch- und Brustmuskulatur, Kopfwender und Nackenmuskulatur, Muskeln an Schultern, Armen und Handgelenken.

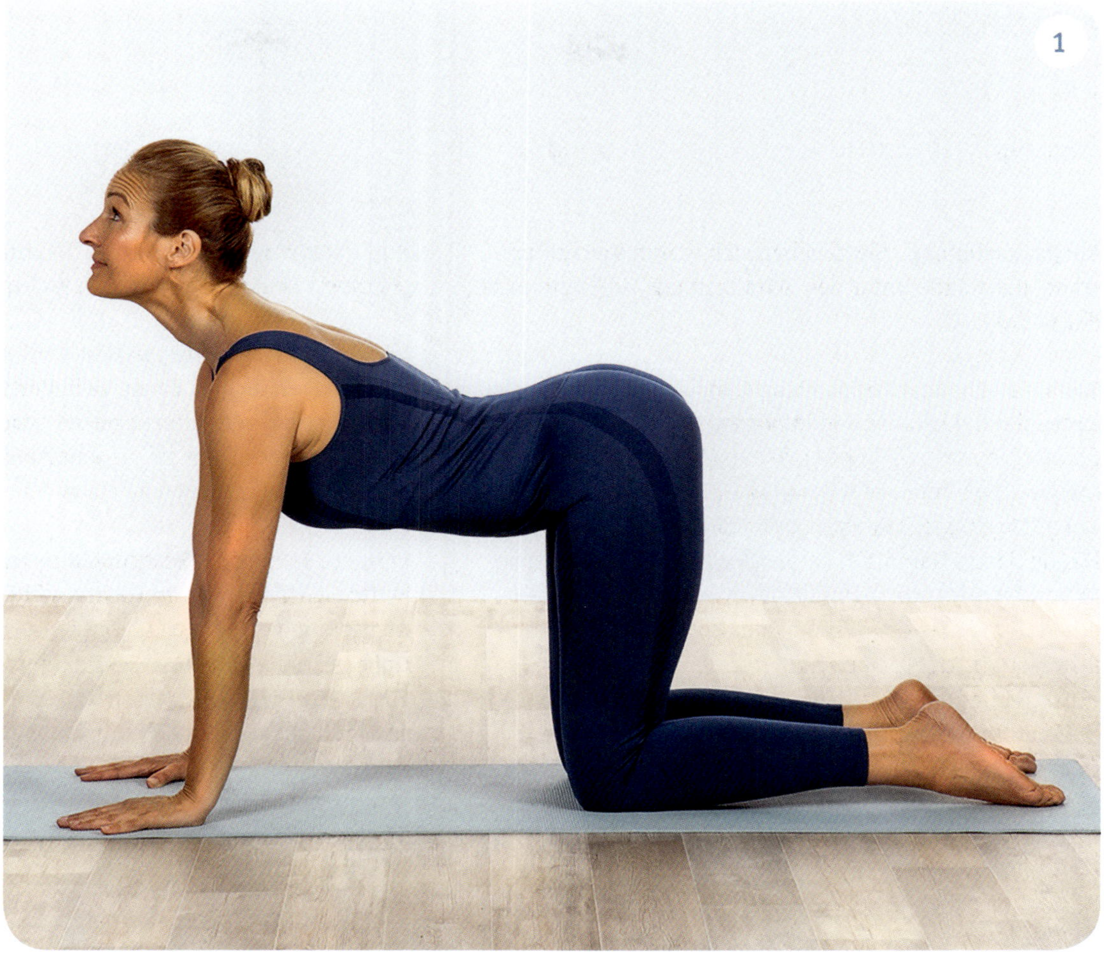
1

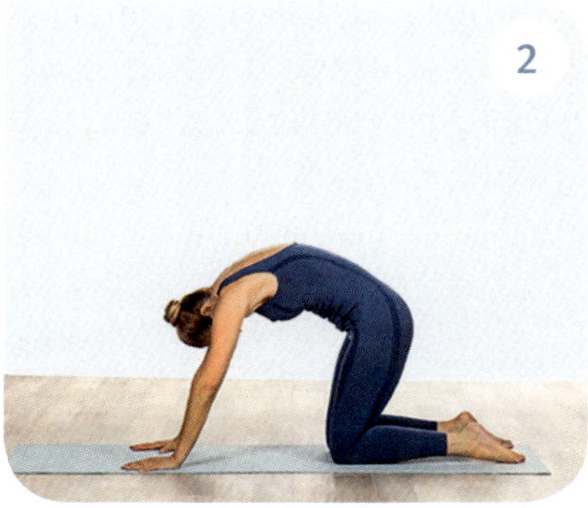
2

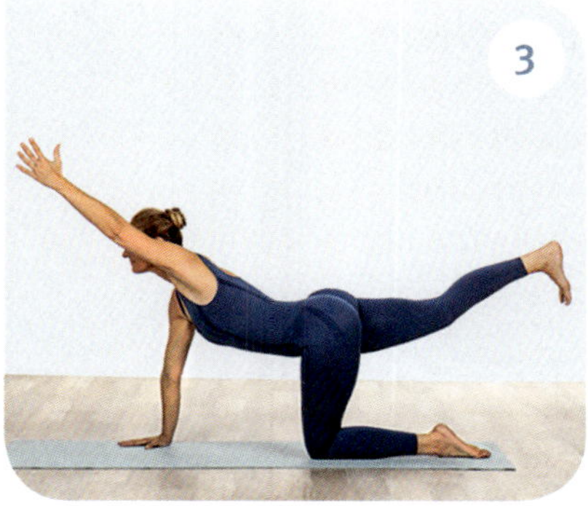
3

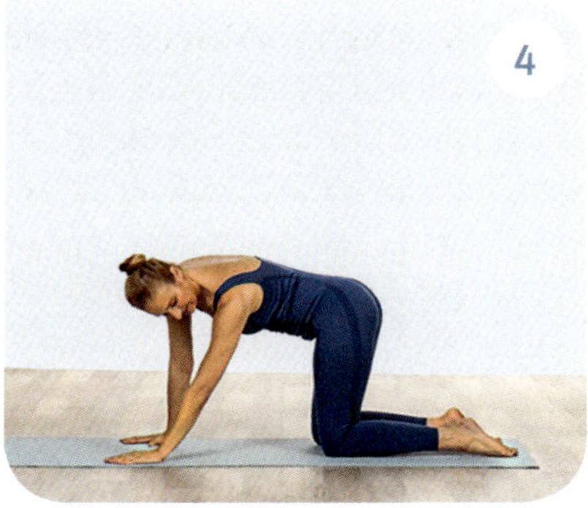
4

Kindhaltung

Balasana

Ausgangsstellung: Sie begeben sich in den Vierfüßlerstand, die Hände unter den Schultern, die Knie unter der Hüfte.

Bandhas: Nehmen Sie sich einen Moment Zeit, um alles loszulassen. Auch die Bandhas sind entspannt.

Ausführung: Bei der Ausatmung senken Sie das Gesäß auf die Fersen ab, die Stirn ruht auf dem Boden. Die Hände liegen neben der Hüfte ❶ oder weit nach vorne in Verlängerung der Schulter positioniert. Beim Einatmen heben Sie den Kopf an, der Blick geht Richtung Hände. Durch das Anheben des Kopfes wird die Nackenmuskulatur angespannt. Beim Ausatmen die Stirn zum Boden führen und den Nackenmuskel strecken. Bleiben Sie 5 Atemzüge in der Position.

Drishti: Ihr Blick ist ruhig auf einen Punkt am Boden oder geradeaus gerichtet.

Hilfsmittel und Modifikation: Bei Schmerzen in den Knien ist eine Modifikation hilfreich. Sie können sich je nach Schmerzen entweder auf ein weiches Kissen knien oder ein gefaltetes Handtuch als Erhöhung zwischen Wade und Oberschenkel positionieren. Bei starker Spannung im Nacken können Sie zu Beginn eine Faust, ein gefaltetes Handtuch oder einen Faszienball unter die Stirn legen. ❷

Variante 1: Um eine weitere Dehnung der Brustwirbelsäule und des oberen Rückens zu erzielen, legen Sie die Stirn am Boden ab, bringen Ihre Arme an den Rücken und bilden eine Räuberleiter. Ziehen Sie die ausgestreckten Arme möglichst weit in Richtung Kopf.

Variante 2: Als weitere Variante bringen Sie die schulterbreit ausgestreckten Arme nach vorne und legen Sie die Handflächen, oder alternativ die Fingerspitzen, auf dem Boden ab. Dadurch sind die Arme angehoben und die Dehnung in der oberen Rückenpartie wird verstärkt. ❸

Variante 3: Sie strecken Ihre Arme in der Kindhaltung V-förmig nach vorne. Beim Einatmen heben Sie Ihre rechte Hand und legen sie auf dem Handrücken der linken Hand ab. Spüren Sie die Dehnung in der rechten Flanke, im Schulterblatt, unter der rechten Achselhöhle sowie in der rechten Schulter- und Nackenpartie. Dann Seite wechseln.

Wirkung

- Diese Übung gibt Ihnen die Gelegenheit, sich wieder wahrzunehmen, loszulassen, um wieder Kräfte zu sammeln. Wann immer Sie in Ihrer Yogapraxis eine Auszeit benötigen, können Sie für ein paar Atemzüge in der Kindhaltung verweilen, um sich zu sammeln.
- Gedehnte Muskeln: oberer Rücken-, hintere Schulter- und Nackenmuskulatur
- Hilft bei Migräne, Kopfschmerzen und Bandscheibenvorfall.

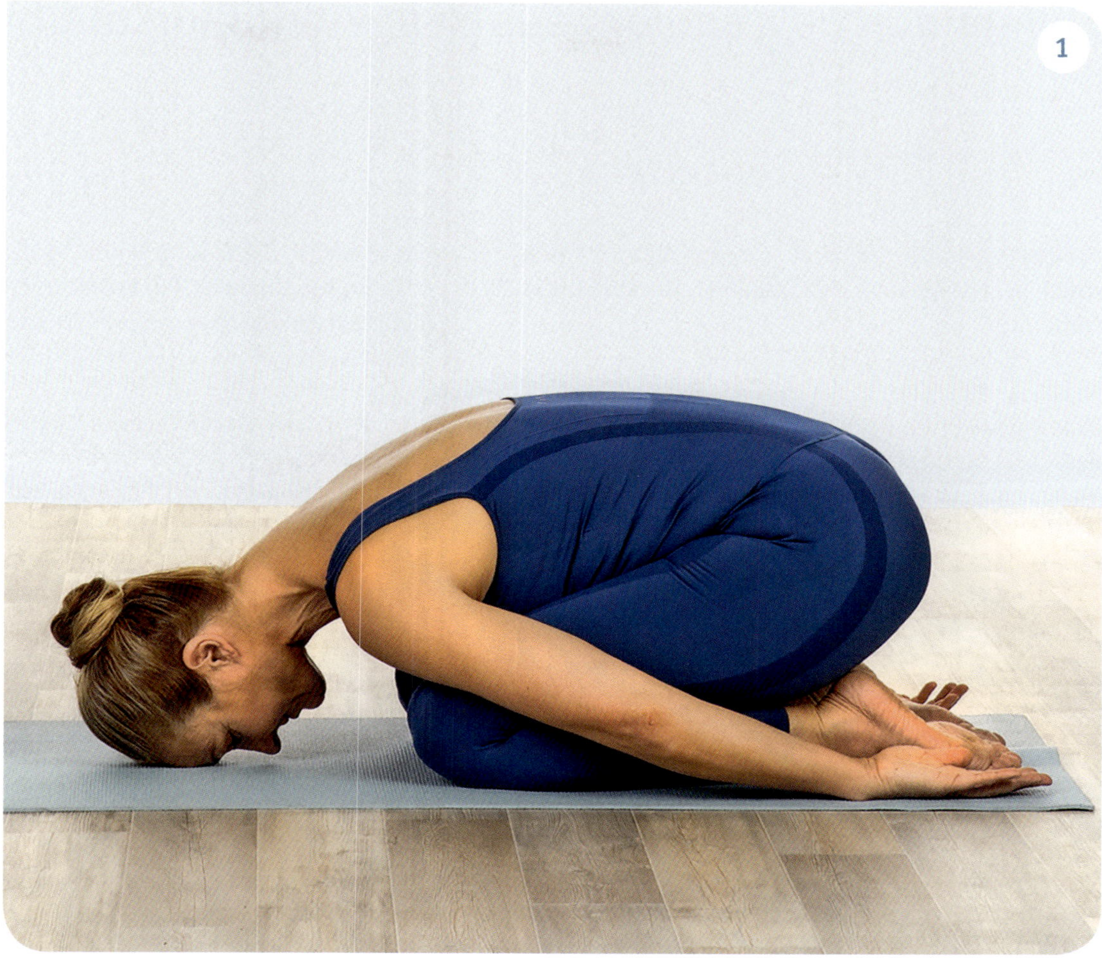
1

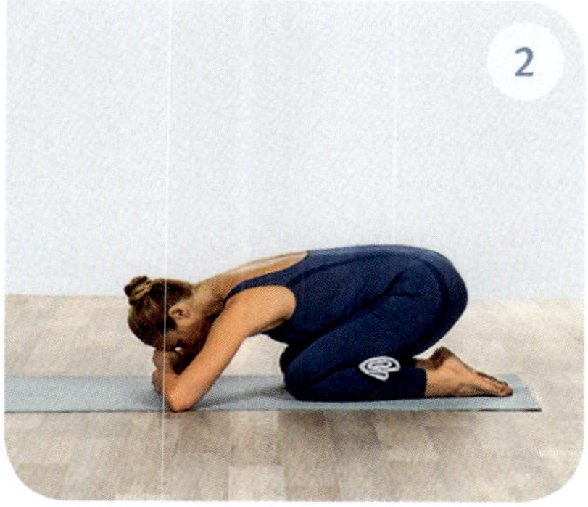
2

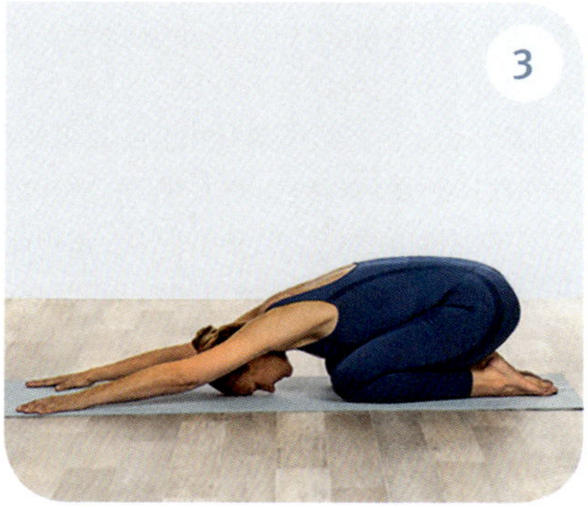
3

Elefant durchs Nadelöhr aus dem Vierfüßlerstand

Parivritta Parshva Balasana

Ausgangsstellung: Sie begeben sich in den Vierfüßlerstand, die Hände unter den Schultern, die Knie unter der Hüfte.

Bandhas: Die Füße sind aktiv (Pada Bandha), der Beckenboden ist nach innen hochgezogen (Mula Bandha), ebenso der Bauchnabel (Uddiyana Bandha). Machen Sie ein leichtes Doppelkinn und einen langen Hals (Jalandhara Bandha). Leiten Sie Kraft über die Hände (Hasta Bandha).

Ausführung: Beginnen Sie im Vierfüßlerstand. Heben Sie den linken Arm vom Boden ab ❶ und führen Sie ihn unter dem rechten Arm und dem Körper hindurch, ähnlich wie bei einer Drehbewegung, sodass der Arm wie eine Nadel unter die rechte Achsel gefädelt wird. ❷ Währenddessen können Sie eine sanfte Rotation der Wirbelsäule ansteuern, indem Sie den Blick in Richtung Decke oder über die Schulter drehen. Achten Sie darauf, die Bewegung sanft und kontrolliert auszuführen, um die Wirbelsäule sanft in die Rotation zu bewegen.

Drishti: Der Blick geht nach vorne in die Weite.

Modifikation: Die Stützhand, in unserem Beispiel die rechte, wird vorne auf dem Boden abgelegt. ❸ Als weitere Variation setzen Sie sich aus dem Vierfüßlerstand in die Kindhaltung, sodass Sie nahezu am Boden liegen.

Hilfsmittel: Bei akuten Schulterschmerzen sollten Sie die Übung modifizieren. Bei Knieschmerzen können Sie ein Yogakissen oder eine gefaltete Decke unter die Knie platzieren.

Achtung: Bei empfindlichen Knien oder stechenden Schmerzen im Knie beachten Sie Ihre Atmung. Wenn Sie die Luft anhalten, signalisiert Ihr Körper, dass er überlastet ist. Modifizieren Sie den Reiz achtsam.

Wirkung

- Diese Asana löst Spannungen im Schultergürtel auf. Die Atemhilfs-, Brust- und Schultermuskulaturen werden beweglicher. Einengungen in den Armen, Ellenbogen und sogar Fingerspitzen können sich auflösen.
- Gedehnte Muskeln: oberer Rücken-, hintere Schulter-, Arm-, Bauch-, Brust- und Nackenmuskulatur. Sie gewinnen Bewegungsfreiheit im Rumpf, was zum Gefühl von Leichtigkeit im Rücken führt.
- Hilft bei Migräne, Kopfschmerzen, steifem Genick und Bandscheibenvorfall.

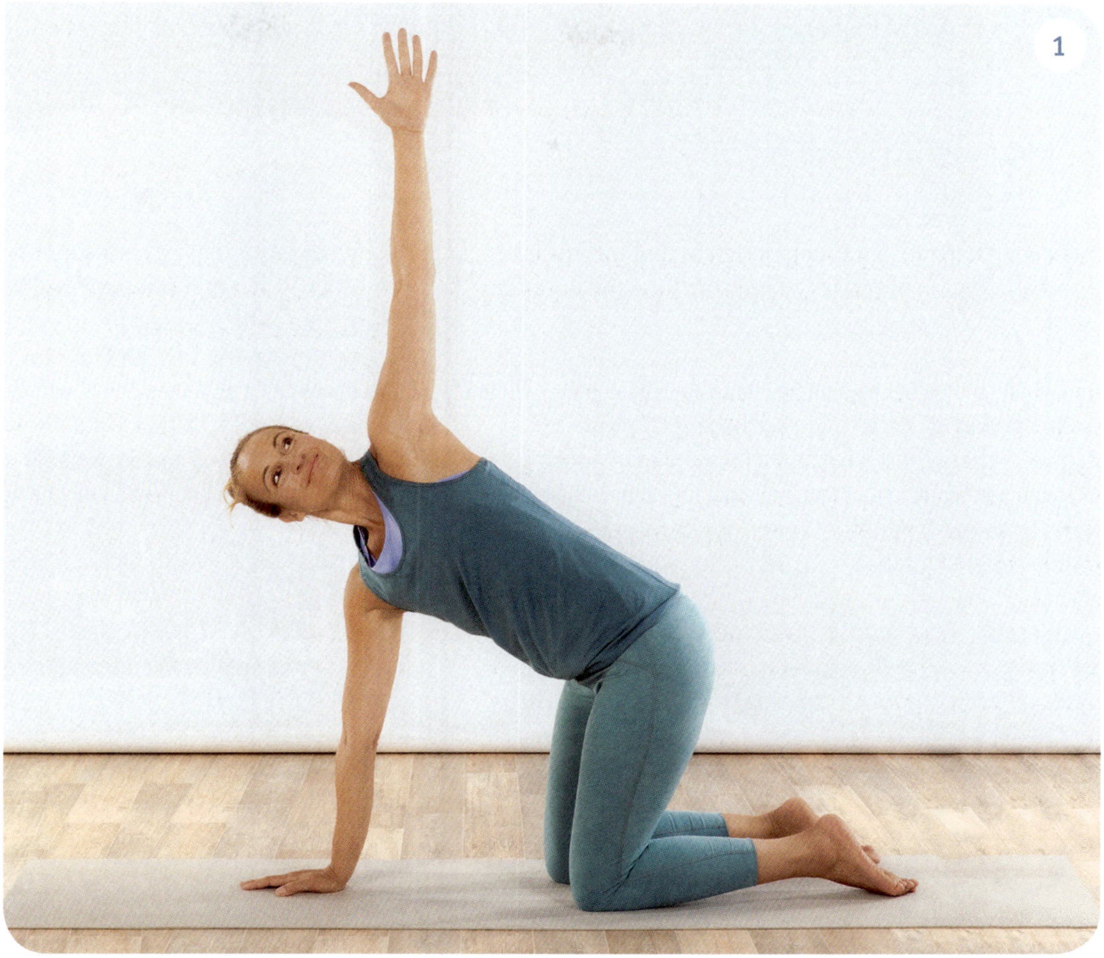
1

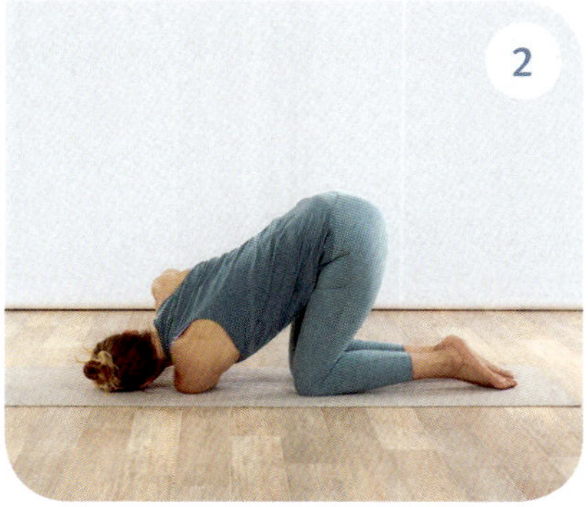
2

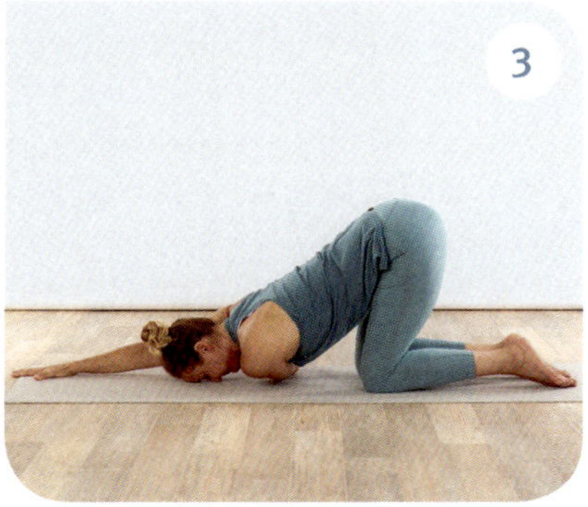
3

Seitneigung im Fersensitz mit Räuberleiter

Vajrasana Hasta Baddha Parsva

Ausgangsstellung: Sie begeben sich in den Vierfüßlerstand, die Hände unter den Schultern, die Knie unter der Hüfte.

Bandhas: Die Füße sind aktiv (Pada Bandha), der Beckenboden ist nach innen hochgezogen (Mula Bandha), ebenso der Bauchnabel (Uddiyana Bandha). Machen Sie ein leichtes Doppelkinn und einen langen Hals (Jalandhara Bandha). Leiten Sie Kraft über die Hände (Hasta Bandha).

Ausführung: Begeben Sie sich in den Fersensitz, indem Sie Ihren Oberkörper aufrichten, die Zehen aufstellen und sich nach hinten absinken lassen. Der lange Bauchmuskel ist nach innen gezogen, der Brustkorb ist weit geöffnet, die Schultern sind tief. Die Krone strebt in Richtung Decke.

Bei der Ausatmung verschränken Sie die Hände hinter dem Rücken zu einer Räuberleiter. Bei der Einatmung bringen Sie beide Hände zur linken hinteren Hüfte und neigen gleichzeitig mit leichtem Doppelkinn und langem Hals den Kopf zur linken Seite, um das linke Ohr zur linken Schulter zu bringen und das rechte Ohr in Richtung Decke zu schieben. Spüren Sie die Dehnung in der linken Körperseite. Danach zur anderen Seite ausführen.

Drishti: Ihr Blick ist ruhig geradeaus gerichtet.

Modifikation: Bei Schwindelgefühl können Sie Ihre Fußsohlen gerne an eine Wand anlehnen.

Wirkung

- Gedehnte Muskeln: Brustmuskeln, Muskulatur in der seitlichen Halswirbelsäule und den Schultern, was allgemein zur Entspannung im oberen Rücken führt.
- Hilft bei steifem Genick

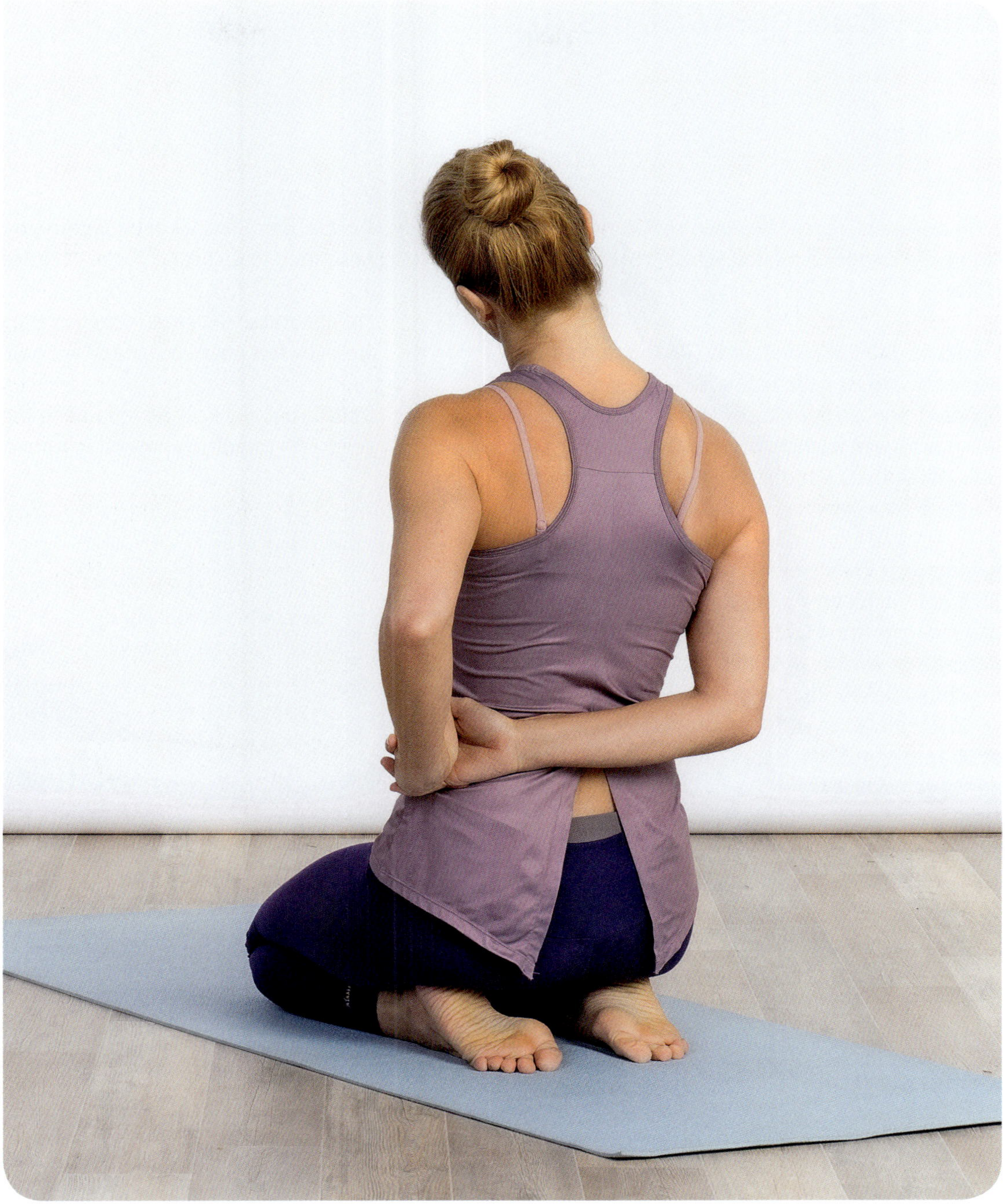

Wilde Katze – Mobilisation

Aranyamarjara

Ausgangsstellung: Sie begeben sich in den Vierfüßlerstand, die Hände unter den Schultern, die Knie unter der Hüfte.

Bandhas: Die Füße sind aktiv (Pada Bandha), der Beckenboden ist nach innen hochgezogen (Mula Bandha), ebenso der Bauchnabel (Uddiyaba Bandha). Machen Sie ein leichtes Doppelkinn und einen langen Hals (Jalandhara Bandha). Leiten Sie Kraft über die Hände (Hasta Bandha).

Ausführung: Heben Sie beim Einatmen den Kopf, der Blick geht in Richtung Decke. Beim Ausatmen wandert das Kinn zur Brust und der Blick zum Oberschenkel, der Rücken wird gewölbt. ❶ Zur Verbesserung der Geschmeidigkeit Ihrer Hüfte versuchen Sie, abwechselnd die jeweilige Hüfte mit der gleichseitigen Schulter zusammenzuführen. Dabei spüren Sie die Dehnung auf der Gegenseite. ❷

Drishti: Der Blick ist beim Einatmen geradeaus, beim Ausatmen in Richtung Decke gerichtet.

Modifikation: Bei empfindlichen Handgelenken stützen Sie sich statt auf den Händen auf den Unterarmen ab.

Hilfsmittel: Bei Schmerzen in den Knien können Sie ein gefaltetes Handtuch unter den Knien positionieren.

Wirkung

- Diese Übung sorgt für Geschmeidigkeit in der gesamten Wirbelsäule.
- Gedehnte Muskeln: oberer und untere Rücken-, hintere Schulter-, Bauch- und Brustmuskulatur, Kopfwender, Nacken-, Schulter-, Arm- und Handgelenkmuskulatur.

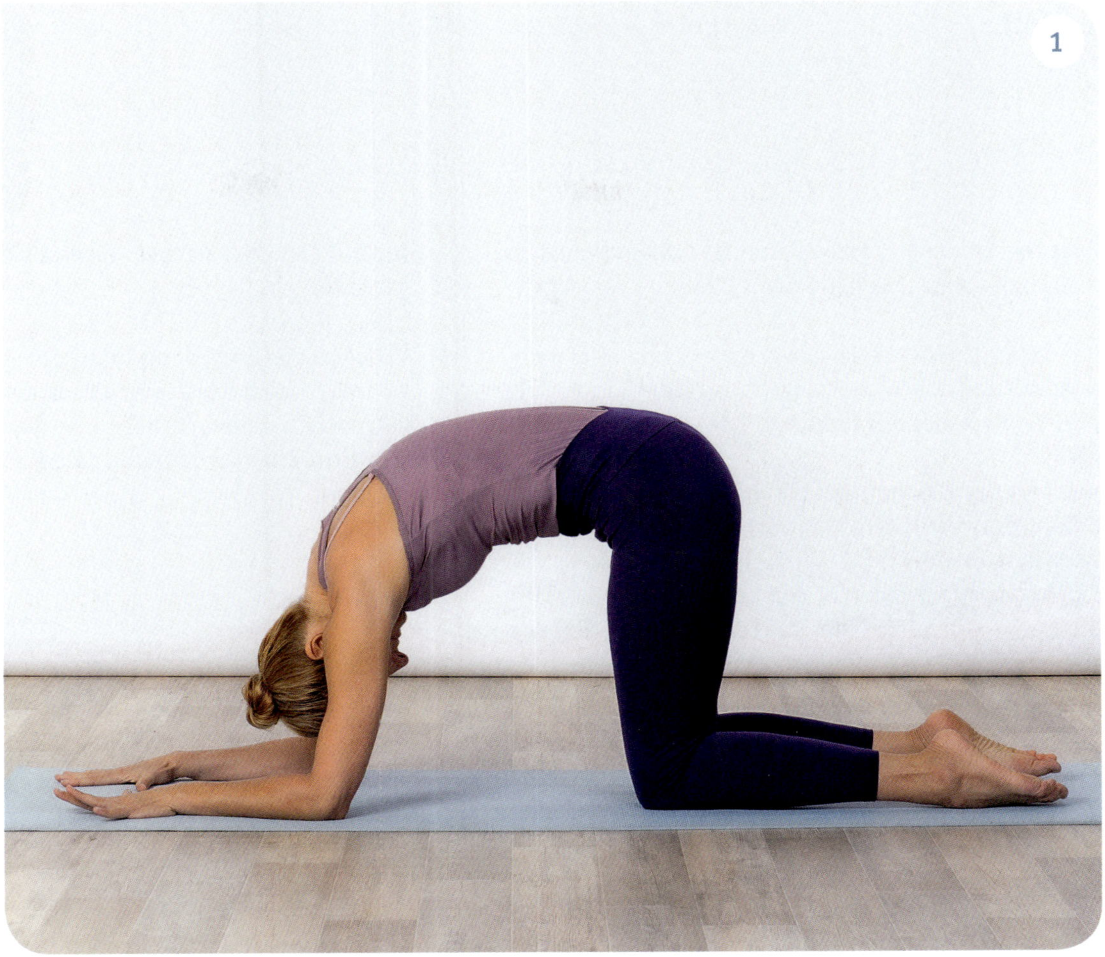
1

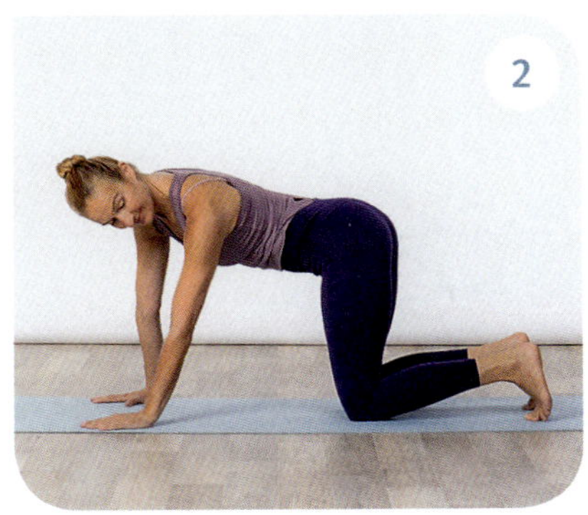
2

Löwe

Simhasana

Ausgangsstellung: Positionieren Sie sich im Fersensitz, die Handflächen liegen auf dem Schoß.

Bandhas: Aktivieren Sie den Kinnverschluss (Jalandhara Bandha) und den Wurzelverschluss (Mula Bandha) für Atemkontrolle und Stabilität.

Ausführung: Nehmen Sie mit einer tiefen Einatmung die Dehnung im Brustkorb wahr. Der Rippenkäfig füllt sich wie ein Luftballon mit Luft, das Brustbein hebt sich. Bei der Ausatmung neigen Sie den Rumpf sanft nach vorne, die Hände stützen Sie dabei auf der Matte ab, den Kopf strecken Sie leicht in den Nacken. Reißen Sie Mund und Augen weit auf. Strecken Sie dann so weit wie möglich Ihre Zunge heraus, so als wollten Sie das Kinn berühren. Ihre Wirbelsäule ist weit nach oben ausgerichtet. Bei der Ausatmung geben Sie ein lautes Brüllen von sich: »Ah«!

Dann gehen Sie zurück in die sitzende Position und wiederholen die Übung einige Male. Möglicherweise kommen Sie sich zu Beginn ein wenig komisch vor, aber es gibt wenige Übungen, die solch eine positive Wirkung haben.

Drishti: Der Blick ist nach vorne-oben in die Weite gerichtet.

Variante: Als Steigerung können Sie die Hände am Boden so drehen, dass die Daumen nach außen zeigen und die Finger nach hinten. So haben Sie die Gelegenheit, gleichzeitig zur Brustkorböffnung die Schultern nach außen zu rotieren.

Wirkung

- Der Löwe wirkt entspannend und straffend für das Gesicht, hat eine tiefgreifende Wirkung auf die eingerostete Stimme und Sie bekommen mehr Ausdruckskraft. Emotionale Anspannungen werden abgebaut und das Selbstbewusstsein und die Selbstwirksamkeit werden gestärkt.
- Gedehnte Muskeln: Kiefer-, Zungen-, Brustkorb-, Schulter- und Nackenmuskulatur. Diese Übung hat eine befreiende Wirkung von der Brustwirbelsäule bis hoch in den Nacken.
- Hilft bei Migräne, Kopfschmerzen, steifem Genick und Bandscheibenvorfall.

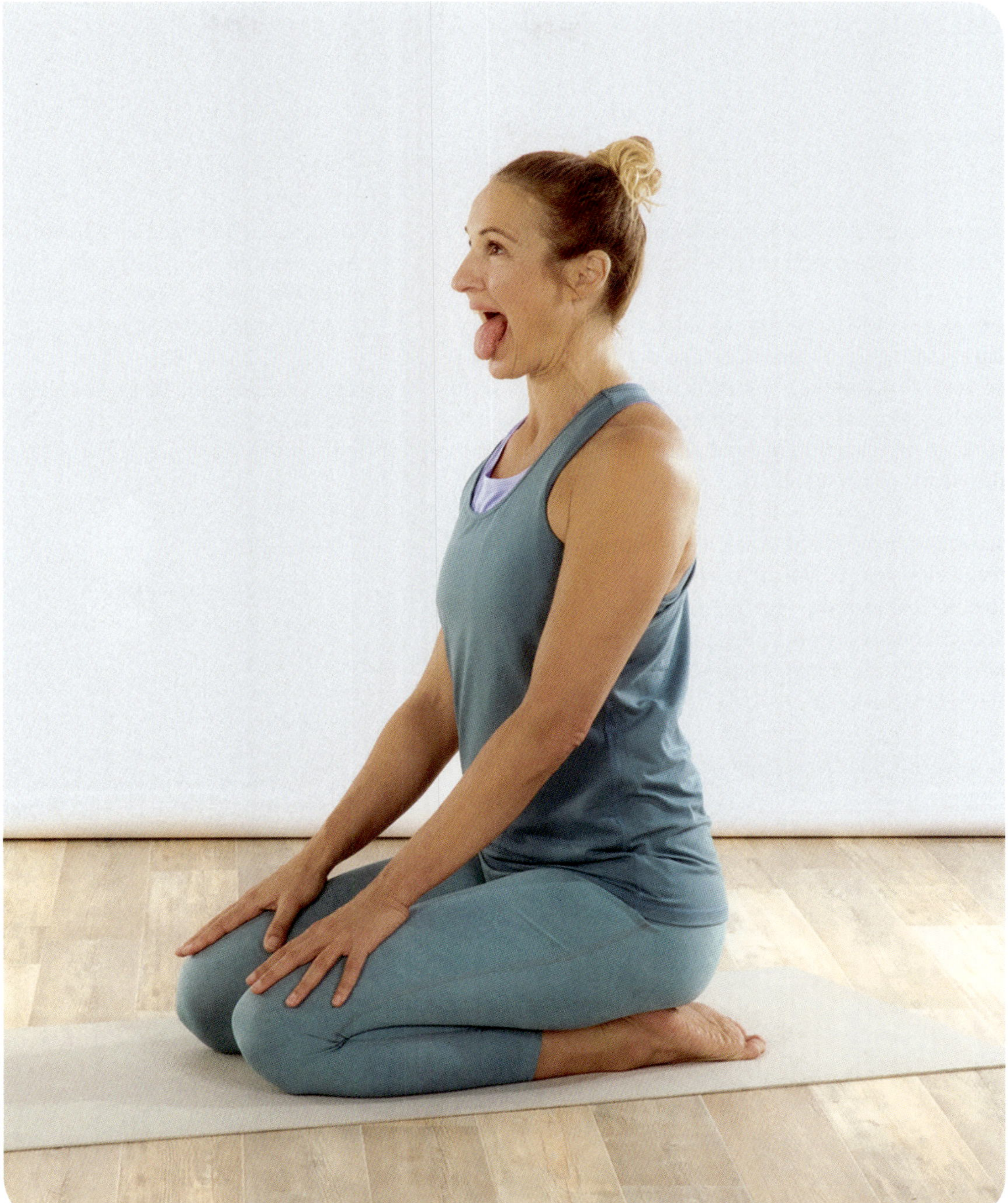

Bogen

Dhanurasana

Ausgangsstellung: Sie befinden sich in Bauchlage. Die Arme liegen gestreckt parallel zum Körper.

Bandhas: Strecken Sie die Zehen aktiv seesternförmig auseinander. Der Beckenboden ist nach innen hochgezogen (Mula Bandha), ebenso der Bauchnabel (Uddiyaba Bandha). Machen Sie ein leichtes Doppelkinn und einen langen Hals (Jalandhara Bandha). Leiten Sie Kraft über die Hände (Hasta Bandha).

Ausführung: Mit der nächsten Einatmung heben Sie Ihre Beine vom Boden ab und beugen diese, gleichzeitig heben Sie Ihre Arme und rotieren die Schultern nach außen, sodass Sie Ihre Fußspannen fassen können. Nun schieben Sie die Ferse von der Hüfte weg und dehnen Ihren Brustkorb. ❶

Drishti: Ihr Blick ist ruhig auf einen Punkt am Boden oder nach vorne gerichtet.

Modifikation: Wenn Ihnen die Position schwerfällt, fassen Sie nur einen Fuß. Zusätzlich können Sie die Ferse am Gesäß belassen. ❷

Hilfsmittel: Wenn Sie Ihre Füße nicht greifen können, verwenden Sie einen Gurt oder ein Band. Legen Sie das Hilfsmittel um Ihre Füße und fassen Sie es. ❸ Mit der Zeit können Sie diese Unterstützung weglassen.

Variante: Zu Beginn ist es eine Herausforderung, die Füße von außen zu greifen. Wenn Sie ein wenig geübter sind, können Sie sie vielleicht sogar von innen greifen. ❹

Wirkung

- Sie aktivieren die Muskulatur der Körperrückseite, während die Körpervorderseite an Länge gewinnt.
- Gedehnte Muskeln: Bauch-, Arm- und Brustmuskulatur, Hüftbeuger, Schulter-, Nacken-, vordere Oberschenkelmuskulatur.
- Durch diese Übung kommt der Oberkörper wieder in seine Mitte, was für das Gleichgewicht im Rücken wichtig ist.
- Hilft bei Migräne, Kopfschmerzen, steifem Genick und Bandscheibenvorfall.

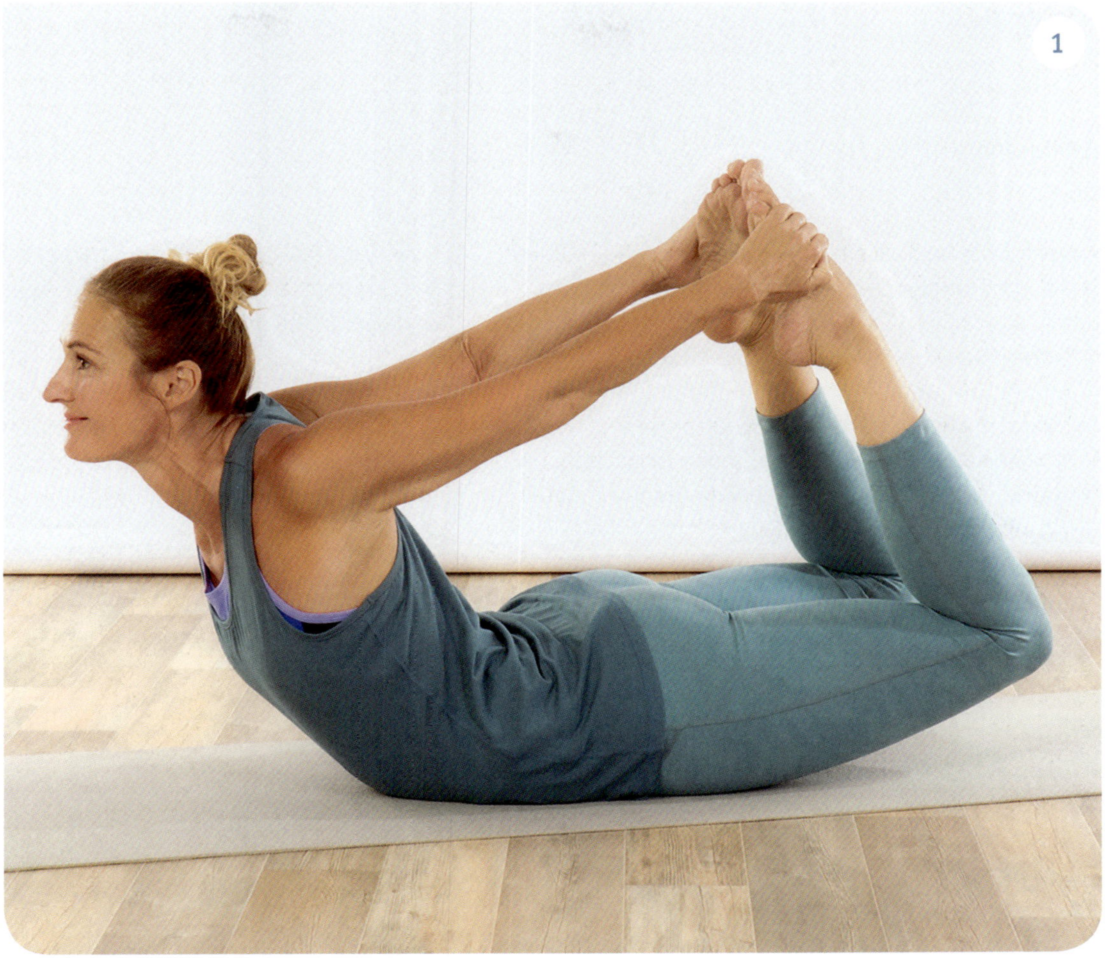
1

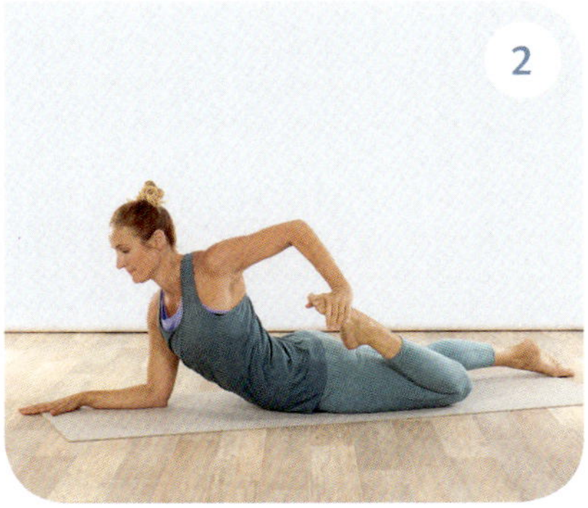
2

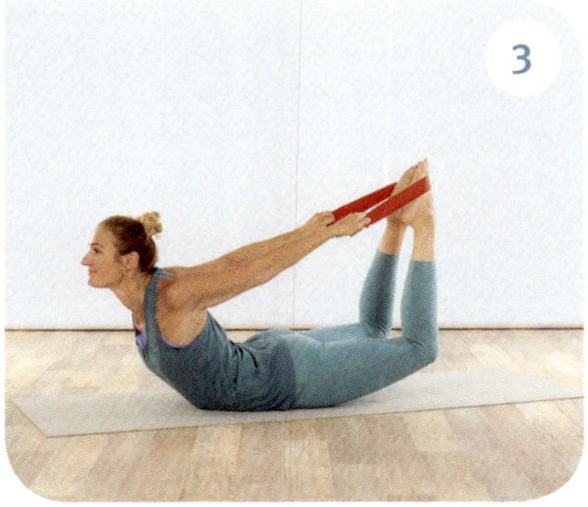
3

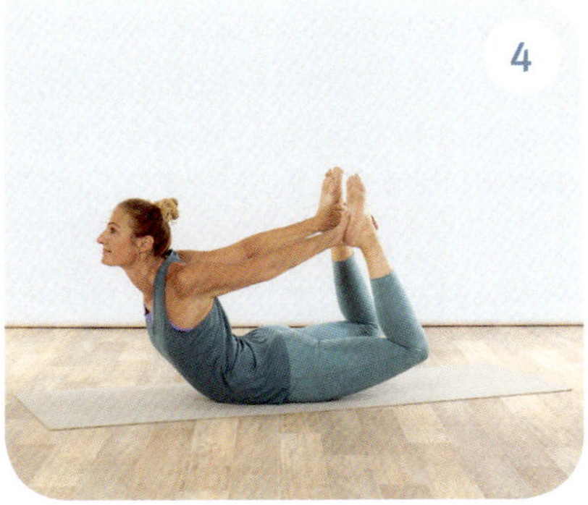
4

Kamel

Ushtrasana

Ausgangsstellung: Sie begeben sich in den Vierfüßlerstand, die Hände unter den Schultern, die Knie unter der Hüfte. Richten Sie dann den Oberkörper auf, sodass Schulter, Hüfte und Knie eine Linie bilden.

Bandhas: Strecken Sie die Fußzehen aktiv seesternförmig auseinander. Der Beckenboden ist nach innen hochgezogen (Mula Bandha), ebenso der Bauchnabel (Uddiyaba Bandha). Machen Sie ein leichtes Doppelkinn und einen langen Hals (Jalandhara Bandha). Leiten Sie Kraft über die Hände (Hasta Bandha).

Ausführung: Mit der Einatmung positionieren Sie die Hände an der Lendenwirbelsäule. Mit der Ausatmung schieben Sie die Hüfte nach vorn. Mit der nächsten Einatmung öffnen Sie Ihren Brustkorb und Ihr Brustbein in Richtung Decke. Senken Sie die Schultern entspannt in Richtung Boden. Sie bleiben mit den Fußrücken am Boden und stützen sich an den Fersen ab. 1

Drishti: Wenn es der Nacken erlaubt, richten Sie Ihren Fokus in Richtung Decke oder auf die eigene Nase.

Modifikation: Zur Modifikation können Sie eine gefaltete Decke unter die Knie schieben. Bei Schmerzen im Fußrücken können Sie die Zehen aufstellen. 2

Hilfsmittel: Bei Schmerzen in den Knien kann ein Handtuch unter den Knien entlasten. Alternativ die Matte an dieser Stelle umschlagen.

Variante: Wenn Sie etwas geübter sind, können Sie die Hände an die Fußknöchel bringen. Die Steigerung der Dehnung ist gegeben, wenn der Fußrücken auf dem Boden abgelegt ist.

Achtung: Bei einem Bandscheibenvorfall oder bei Schmerzen im Rücken beachten Sie Ihre Atmung. Wenn Sie die Luft anhalten, signalisiert Ihr Körper, dass er überlastet ist.

Wirkung

- Diese Übung streckt die gesamte Körpervorderseite, was für unseren Rücken ein Geschenk ist.
- Gedehnte Muskeln: Bauch- und Brustmuskulatur, Hüftbeuger, Schulter-, Nacken- und vordere Oberschenkelmuskulatur.
- Hilft bei Migräne, Kopfschmerzen, steifem Genick und Bandscheibenvorfall.

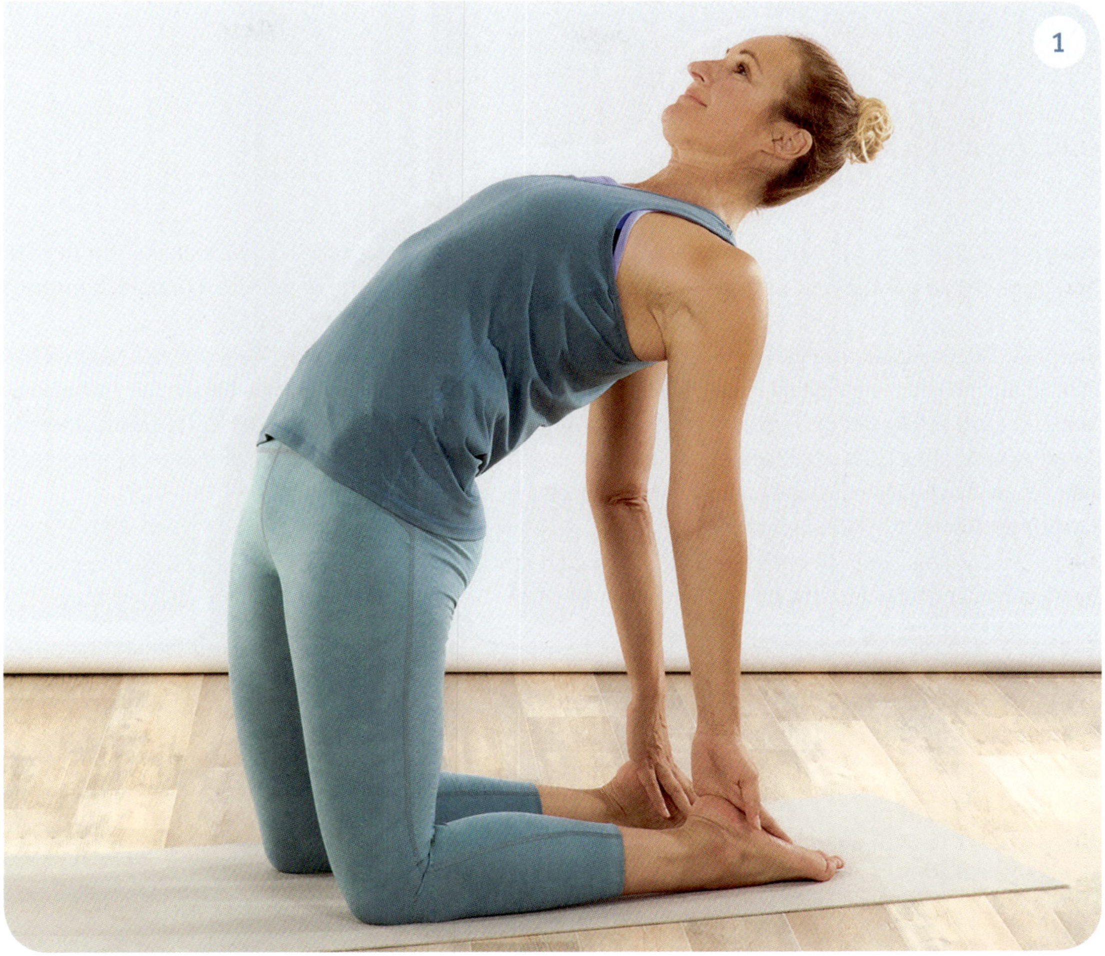

1

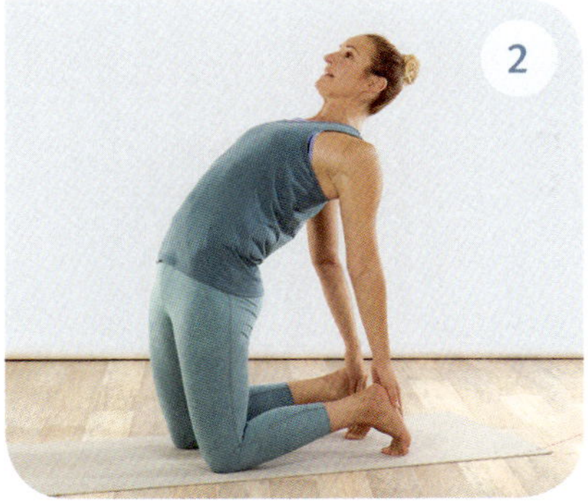

2

Heuschrecke

Shalabhasana

Ausgangsstellung: Sie befinden sich in der Bauchlage, die Arme liegen parallel zum Körper.

Bandhas: Strecken Sie die Fußzehen aktiv seesternförmig auseinander. Der Beckenboden ist nach innen hochgezogen (Mula Bandha), ebenso der Bauchnabel (Uddiyaba Bandha). Machen Sie ein leichtes Doppelkinn und einen langen Hals (Jalandhara Bandha). Leiten Sie Kraft über die Hände (Hasta Bandha).

Ausführung: Mit der Einatmung heben Sie Ihre Arme und rotieren dabei die Schultern nach außen, sodass der Daumen nach oben strebt. Die Arme sind lang nach hinten gestreckt. Sowohl der Oberkörper als auch die Beine heben sich vom Boden ab. Lediglich die Körpermitte (Hüftbereich) berührt noch die Matte. Öffnen Sie den Brustkorb und richten Sie den Blick nach vorne. ❶

Drishti: Ihr Blick ist ruhig auf einen Punkt am Boden oder geradeaus gerichtet.

Modifikation: Bleiben Sie mit der Stirn am Boden und heben Sie nur die Arme nach hinten oben.

Hilfsmittel: Wenn Sie Schmerzen im Lendenbereich wahrnehmen, können Sie zu Beginn ein gerolltes Handtuch unter Ihrer Hüfte positionieren. Diese Erhöhung können Sie mit der Zeit reduzieren. ❷

Wirkung

- Sie aktivieren die Muskulatur der Körperrückseite, während die Körpervorderseite an Länge gewinnt.
- Gedehnte Muskeln: Bauch- und Brustmuskulatur, Hüftbeuger, Schulter-, Nacken-, vordere Oberschenkelmuskulatur. Durch die Übung kommt der Rücken wieder in seine Mitte.
- Hilft bei Migräne, Kopfschmerzen, steifem Genick und Bandscheibenvorfall.

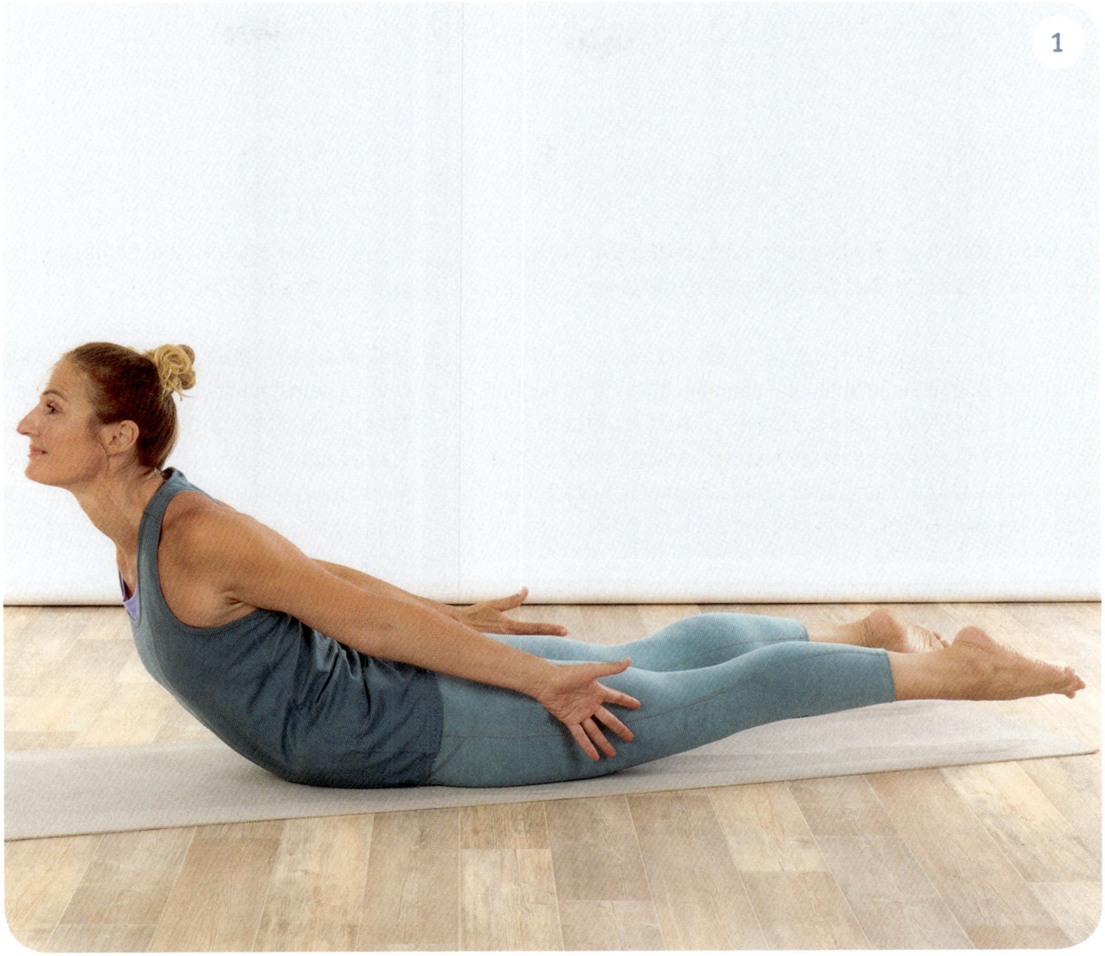
1

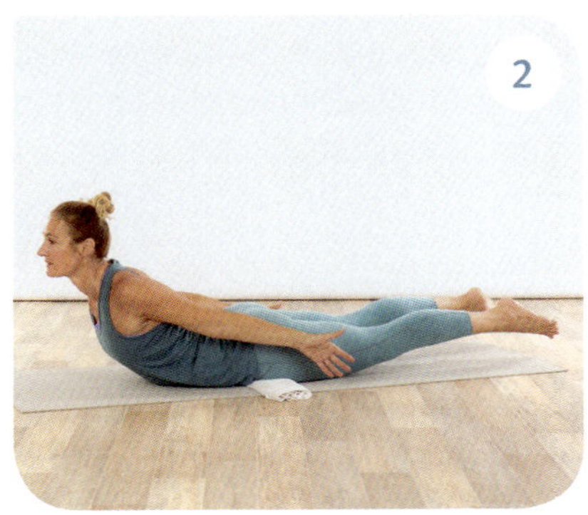
2

Kobra

Bhujangasana

Ausgangsstellung: Sie begeben sich in den Vierfüßlerstand, die Hände unter den Schultern, die Knie unter der Hüfte.

Bandhas Die Füße sind aktiv (Pada Bandha), der Beckenboden ist nach innen hochgezogen (Mula Bandha), ebenso der Bauchnabel (Uddiyana Bandha). Machen Sie ein leichtes Doppelkinn und einen langen Hals (Jalandhara Bandha). Leiten Sie Kraft über die Hände (Hasta Bandha).

Ausführung: Sie liegen flach auf dem Bauch, die Stirn oder das Kinn auf dem Boden, der Fußrücken auf dem Boden, die Zehen zeigen nach hinten und die Füße liegen hüftschmal auseinander. Die Handflächen befinden sich neben den Brustmuskeln auf Höhe der Achseln, die Ellbogen sind eng am Körper. Beim Einatmen heben Sie den Oberkörper mithilfe der Rückenmuskulatur langsam an, indem Sie sich ergänzend mit den Armen nach oben drücken. Schieben Sie die Hände aktiv nach hinten, dadurch kommt der Brustkorb als Gegenpol nach vorne. Halten Sie die Hüften und die Beine am Boden und achten Sie darauf, bewusst ins Hohlkreuz zu gehen. Ihre Beine bleiben am Boden und die Schultern ziehen leicht nach hinten unten, um den Brustbereich weiter zu öffnen. ❶

Drishti: Der Blick ist entweder nach vorne oder in Richtung Decke gerichtet.

Modifikation: Stützen Sie sich statt auf den Händen auf den Unterarmen ab, die Handflächen liegen auf dem Boden auf, Fingerspitzen strahlen nach vorne. Sollte das Handgelenk Schmerzen bereiten, können Sie gerne eine Faust machen oder Ihre Finger lang strecken, dabei die Fingerkuppen in den Boden schieben. ❷

Achtung: Bei einem Bandscheibenvorfall modifizieren. Beachten Sie Ihre Atmung. Wenn Sie die Luft anhalten, signalisiert Ihr Körper, dass er überlastet ist. Modifizieren Sie den Reiz.

Wirkung

- Gedehnte Muskeln: Bauch- und Brustmuskulatur, Hüftbeuger, Schulter-, Nacken-, vordere Oberschenkelmuskulatur.
- Die zu Verkürzung neigende Muskulatur wird gedehnt, und die Verspannung im oberen Rücken kann sich entspannen.
- Hilft bei Migräne, Kopfschmerzen, steifem Genick und Bandscheibenvorfall.

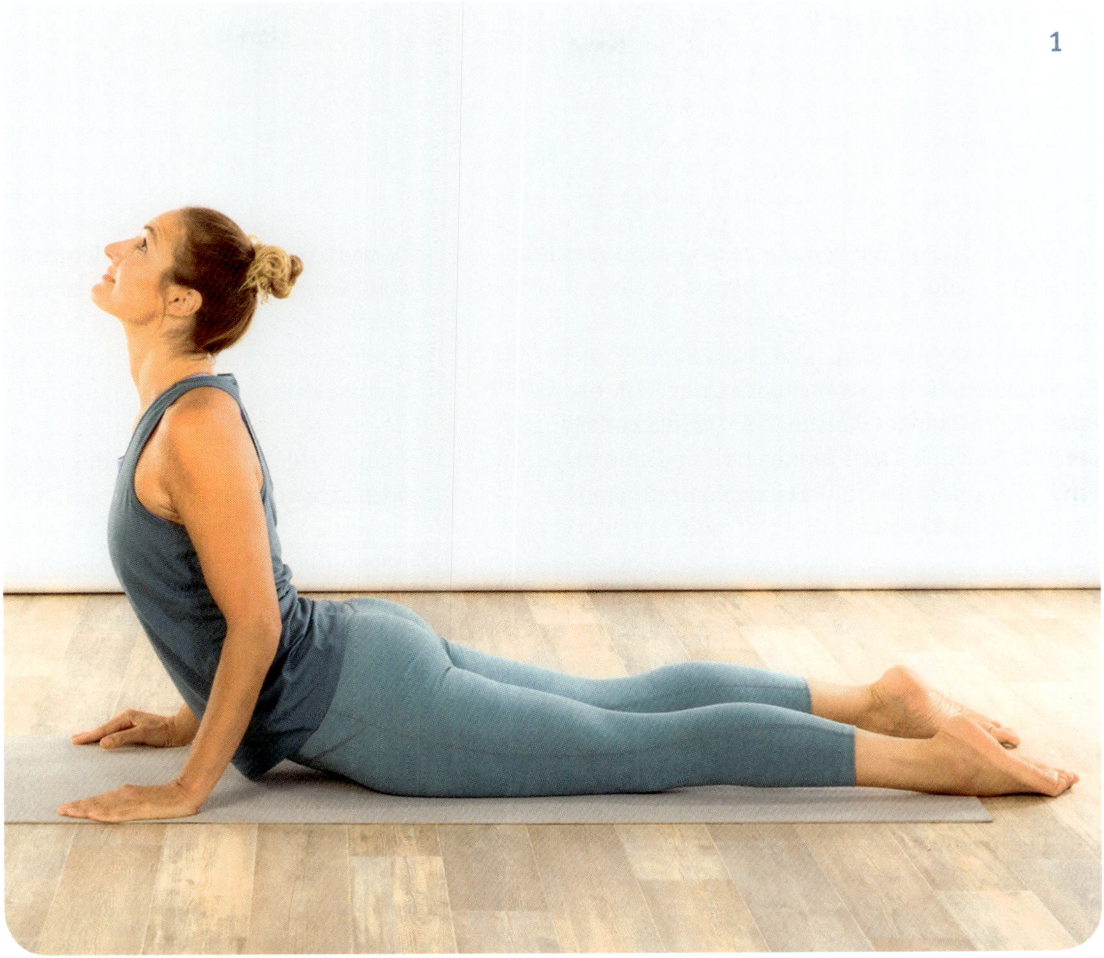

1

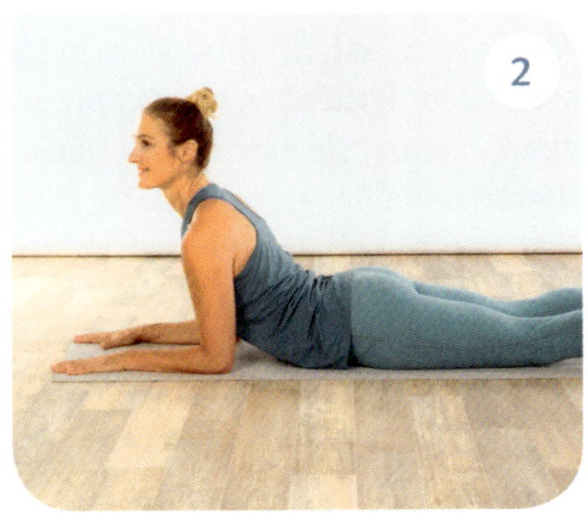

2

Schneidersitz

Sukhasana

Ausgangsstellung: Sie befinden sich in sitzender Position.

Bandhas: Die Füße sind aktiv (Pada Bandha), der Beckenboden ist nach innen hochgezogen (Mula Bandha), ebenso der Bauchnabel (Uddiyana Bandha). Machen Sie ein leichtes Doppelkinn und einen langen Hals (Jalandhara Bandha). Leiten Sie Kraft über die Hände (Hasta Bandha).

Ausführung: Beugen Sie Ihre Beine, legen Sie Ihre Füße dabei am Boden ab. Lassen Sie nun Ihre Knie nach außen fallen und führen Sie Ihre rechte Ferse in Richtung linke Sitzbeinhöcker. Die linke Fußsohle wird am rechten Schienbein angelegt. Die linke Ferse befindet sich auf Höhe des rechten Fußrückens, während die Zehen in Richtung rechtes Knie zeigen. ❶ Beide Sitzbeinhöcker gleichmäßig am Boden wahrnehmen, während Sie mit der Einatmung Ihren Rumpf immer mehr aufrichten. Mit der Ausatmung schieben Sie Ihr Steißbein bewusst in Richtung Boden. Ihre Hände werden entweder auf den Knien oder im Schoß abgelegt. Der Brustkorb ist weit geöffnet, die Schulterblattspitzen ziehen nach unten. Der Kopf strebt nach oben in Verlängerung der Wirbelsäule, dabei machen Sie ein leichtes Doppelkinn, während Ihr Hinterkopf nach oben zieht. Sie halten diese Position 5 Atemzüge und wechseln dann die Beinseite, um die Übung erneut 5 Atemzüge zu halten.

Zu Beginn ist es eine Herausforderung, im Schneidersitz zu verweilen. Im Laufe der Zeit und durch häufiges Üben wird es leichter und Sie werden das Bedürfnis entwickeln, in dieser Haltung kleine Variationen, zum Beispiel Vorbeugen und Seitneigungen sowie Rotationen in der Wirbelsäule, einzubauen. Hierdurch lösen sich Bewegungseinschränkungen in der Hüfte und im unteren Rücken auf.

Drishti: Der Blick ist entweder auf den Boden oder nach vorne gerichtet.

Hilfsmittel: Sie können auf einem Yogakissen sitzen.

Variante 1: Alternativ können Sie nur ein Bein beugen, während das andere Bein seitlich ausgestreckt wird. ❷ Wechseln Sie auch hier anschließend das Bein. Achten Sie immer auf eine gerade Haltung.

Variante 2: Zur Entspannung des unteren Rückens können Sie sich mit lang gestrecktem Rücken nach vorne beugen. Hier können Sie eine weitere Variation einbauen, indem Sie beim Einatmen den Rücken strecken und bei der Ausatmung den Bauchmuskel anspannen und den Rücken beugen.

Wirkung

- Sie entspannen und aktivieren die Muskulatur der Körperrückseite. Die Beweglichkeit im unteren Rücken und in der Hüftregion wird erweitert, was sich direkt auf die Rückengesundheit überträgt.
- Gedehnte Muskeln: untere Rückenmuskulatur

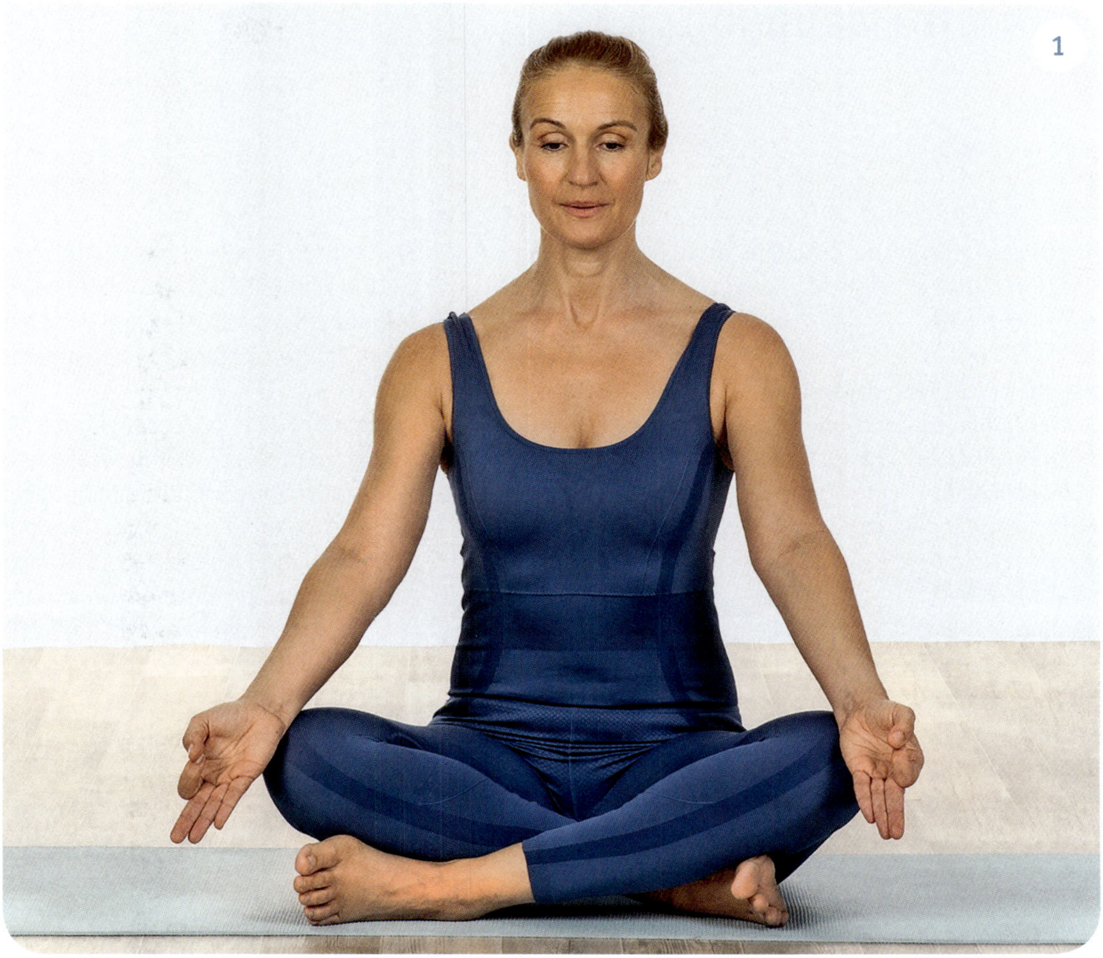
1

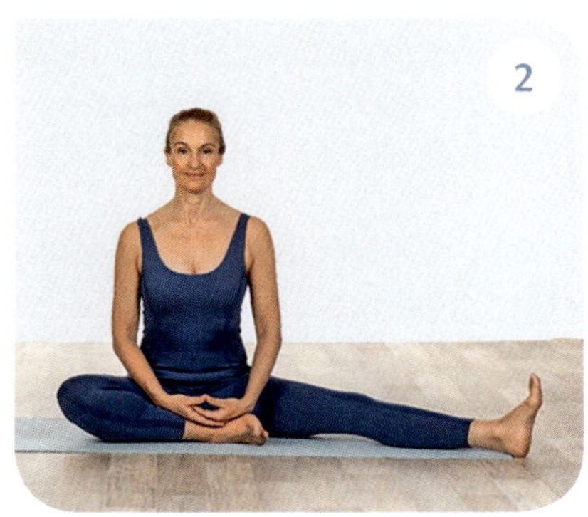
2

Halswirbelsäulen-Dehnung

Sukasana Ayama Griva

Ausgangsstellung: Sie befinden sich in der sitzenden Position mit ausgestreckten Beinen. Die Wirbelsäule ist aufgerichtet. ❶

Bandhas: Die Füße sind aktiv (Pada Bandha), der Beckenboden ist nach innen hochgezogen (Mula Bandha), ebenso der Bauchnabel (Uddiyana Bandha). Machen Sie ein leichtes Doppelkinn und einen langen Hals (Jalandhara Bandha). Leiten Sie Kraft über die Hände (Hasta Bandha).

Ausführung: Beugen Sie Ihre Beine und legen Sie Ihre Füße auf den Boden. Lassen Sie Ihre Knie nach außen fallen und führen Sie Ihre rechte Ferse zu den linken Sitzbeinhöckern. Die linke Fußsohle am rechten Schienbein anlegen, während die linke Ferse auf Höhe des rechten Fußrückens liegt und die Zehen zum rechten Knie zeigen. Halten Sie beide Sitzbeinhöcker gleichmäßig am Boden, richten Sie Ihren Rumpf mit der Einatmung auf und schieben Sie mit der Ausatmung Ihr Steißbein in Richtung Boden. Hände auf den Knien oder im Schoß ablegen, Brustkorb öffnen, Schulterblattspitzen nach unten ziehen. Kopf strebt nach oben, Fingerkuppen in Richtung Boden schieben. Rechtes Ohr zur rechten Schulter bringen, 5 Atemzüge halten, dann Seite wechseln.

Drishti: Mit der Einatmung den Blick nach vorne richten.

Modifikation: An einer Wand anlehnen.

Hilfsmittel oder Modifikation: Zur Entlastung können Sie sich auf ein Yogakissen oder einen Yogablock setzen.

Variante 1: Führen Sie im Rhythmus des Atems die rechte Hand überkreuz zum linken Knie und die linke Hand zum rechten Knie, um den Dehnungsreiz zwischen den Schulterblättern zu intensivieren. ❷

Varianten 2 & 3: Legen Sie Ihren Kopf zur linken Seite und greifen Sie mit der linken Hand an die rechte Kopfseite, die rechte Schulter bleibt dabei tief. Ziehen Sie nun Ihren Kopf zur Seite, bis Sie eine deutliche Dehnung verspüren. Halten Sie diese für 5 Atemzüge. ❸ Zur Dehnung in der Flanke legen Sie die linke Hand auf den Boden, Schultern tief, und strecken den rechten Arm über den Kopf, Bizeps am Ohr, Seitneigung nach links. ❹

Achtung: Bei Bandscheibenvorfall oder operiertem Knie bzw. bei stechenden Schmerzen im Knie Atmung beachten. Modifizieren Sie den Reiz achtsam.

Wirkung

- Spannungen und Einengungen in der Halswirbelsäule lösen sich durch diese Übung auf.
- Gedehnte Muskeln: obere Rücken-, hintere Schulter- und Nackenmuskulatur.
- Spüren Sie, wie bei jeder Bewegung immer mehr Geschmeidigkeit in der Halswirbelsäule entsteht. Durch diese Übung entwickeln Sie ein klares Bewusstsein für die Einengung in jedem einzelnen Winkel der Halswirbelsäule.
- Hilft bei Migräne, Kopfschmerzen und Bandscheibenvorfall.

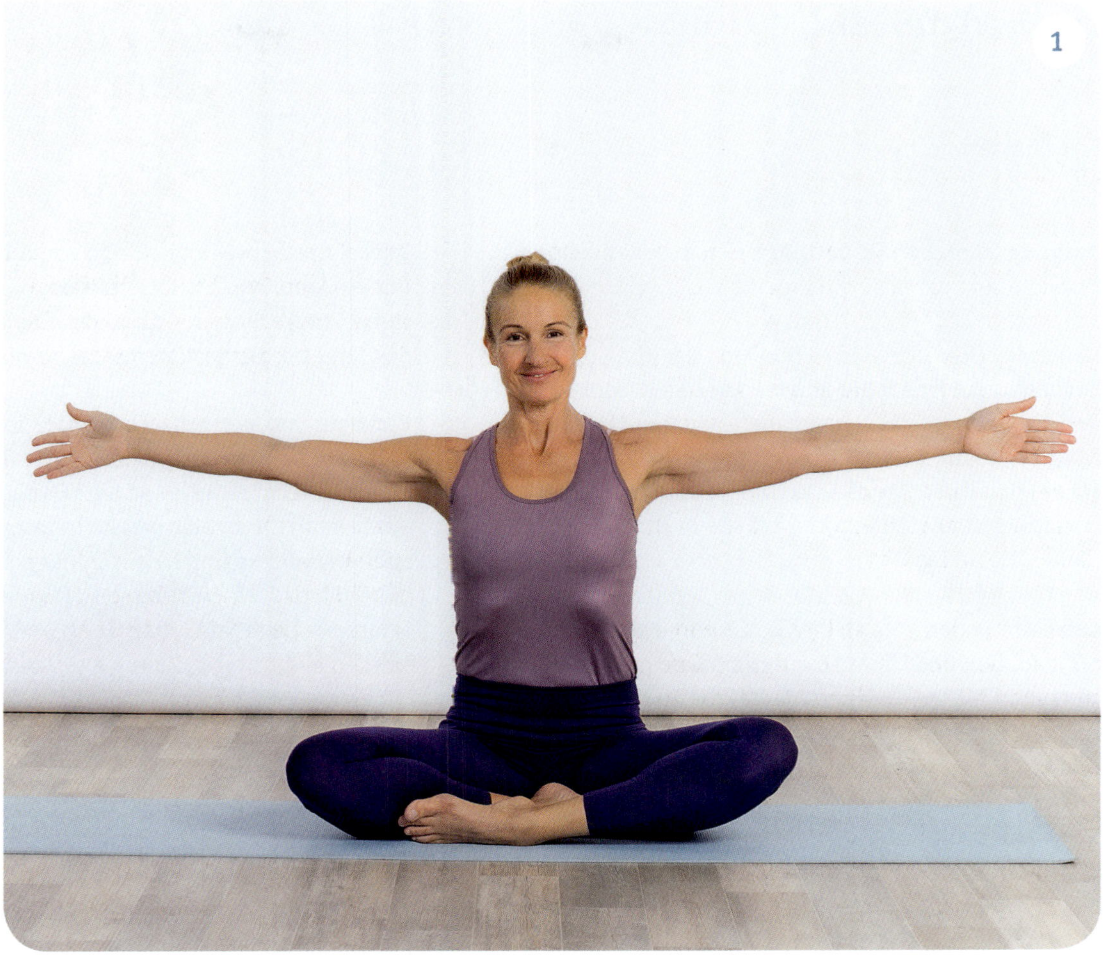
1

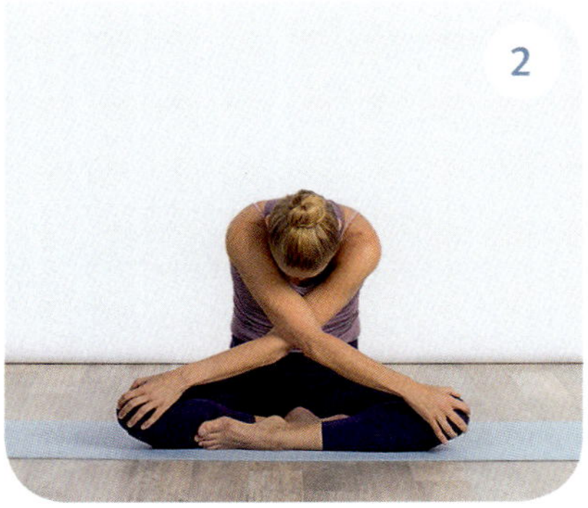
2

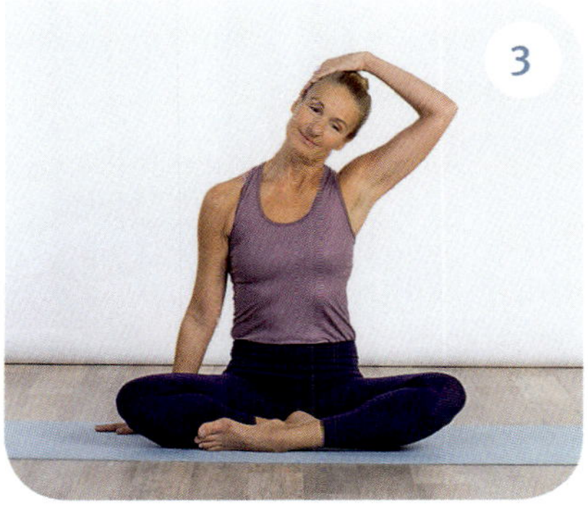
3

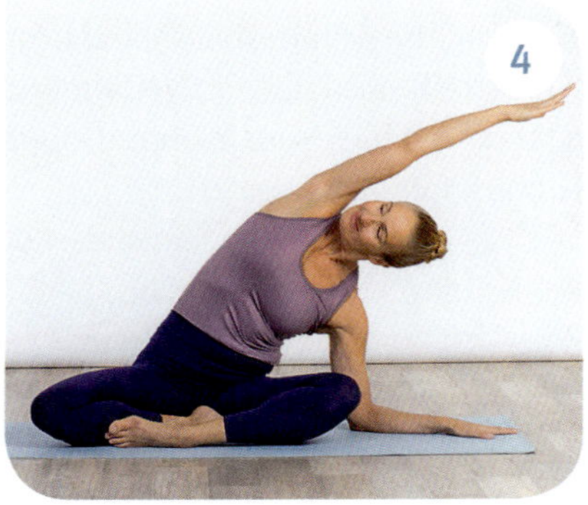
4

Sufi-Kreisen

Sufi Chakrasana

Ausgangsstellung: Sie befinden sich in sitzender Position.

Bandhas: Die Füße sind aktiv (Pada Bandha), der Beckenboden ist nach innen hochgezogen (Mula Bandha), ebenso der Bauchnabel (Uddiyana Bandha). Machen Sie ein leichtes Doppelkinn und einen langen Hals (Jalandhara Bandha). Leiten Sie Kraft über die Hände (Hasta Bandha).

Ausführung: Beugen Sie Ihre Beine, legen Sie Ihre Füße dabei am Boden ab. Lassen Sie nun Ihre Knie nach außen fallen und führen Sie Ihre rechte Ferse in Richtung linke Sitzbeinhöcker. Die linke Fußsohle wird am rechten Schienbein angelegt. Die linke Ferse befindet sich auf Höhe des rechten Fußrückens, während die Zehen in Richtung rechtes Knie zeigen. Beide Sitzbeinhöcker gleichmäßig am Boden wahrnehmen, während Sie mit der Einatmung Ihren Rumpf immer mehr aufrichten. Mit der Ausatmung schieben Sie Ihr Steißbein bewusst in Richtung Boden. Ihre Hände werden entweder auf den Knien oder im Schoß abgelegt. Der Brustkorb ist weit geöffnet, die Schulterblattspitzen ziehen nach unten. Der Kopf strebt nach oben in Verlängerung der Wirbelsäule, dabei machen Sie ein leichtes Doppelkinn, während Ihr Hinterkopf nach oben zieht.

Beim Einatmen den Brustkorb nach vorne neigen (Kuhposition mit leichtem Hohlkreuz) und den Brustkorb seitlich kreisen, bis Sie in der Ausatmung einen Katzenbuckel machen. Mit der nächsten Einatmung über die andere Seite wieder nach vorne kreisen. ❶ Kreisen Sie Ihren Rumpf 5 Atemzüge in die eine Richtung, wechseln Sie dann für die nächsten 5 Atemzüge die Richtung.

Zu Beginn ist es eine Herausforderung, im Schneidersitz zu verweilen. Im Laufe der Zeit und durch häufiges Üben wird es leichter und Sie werden das Bedürfnis entwickeln, in dieser Haltung kleine Variationen, zum Beispiel Vorbeugen und Seitneigungen sowie Rotationen in der Wirbelsäule, einzubauen. Hierdurch lösen sich Bewegungseinschränkungen in der Hüfte und dem unteren Rücken auf.

Drishti: Ihr Blick ist entweder auf den Boden oder nach vorn gerichtet.

Hilfsmittel: Sie können auf einem Yogakissen sitzen.

Variante: Sie können nur ein Bein beugen, während das andere Bein seitlich ausgestreckt wird. ❷ Wechseln Sie auch hier anschließend das Bein. Achten Sie dabei immer auf eine geschmeidige Bewegung.

Wirkung

- Hierdurch lösen sich Bewegungseinschränkungen in der Hüfte und im unteren Rücken und im Rippenkäfig. Dieser dynamische Flow aktiviert und dehnt die Muskulatur der Rückenpartie.

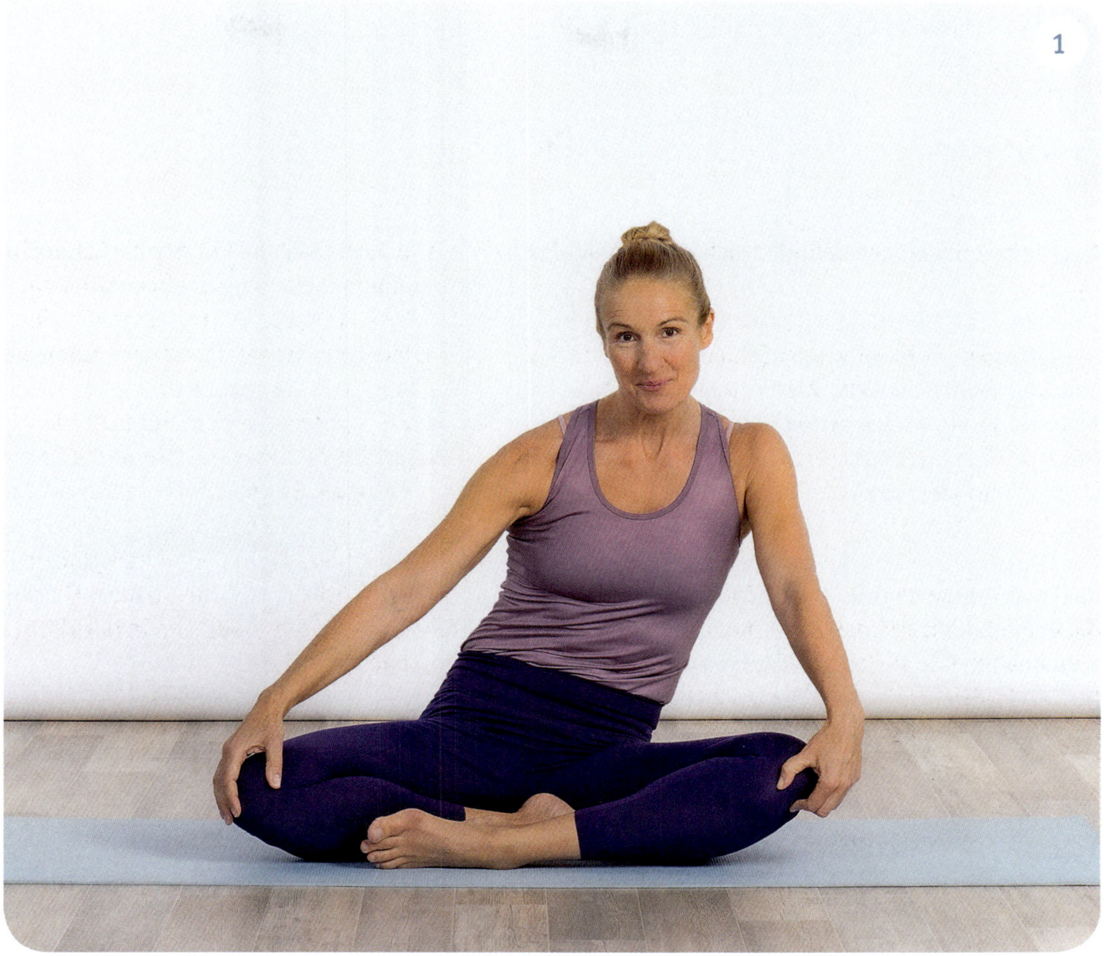
1

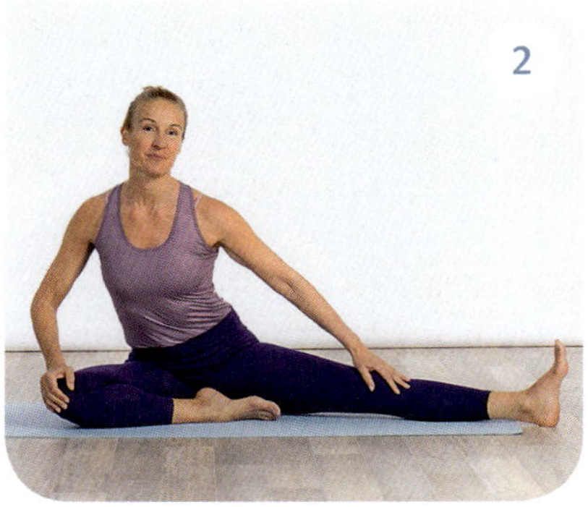
2

Seitneigung im Sitzen

Parshva Sukhasana

Ausgangsstellung: Sie befinden sich im Schneidersitz.

Bandhas: Die Füße sind aktiv (Pada Bandha), der Beckenboden ist nach innen hochgezogen (Mula Bandha), ebenso der Bauchnabel (Uddiyana Bandha). Machen Sie ein leichtes Doppelkinn und einen langen Hals (Jalandhara Bandha). Leiten Sie Kraft über die Hände (Hasta Bandha).

Ausführung: Strecken Sie Ihren rechten Arm nach oben aus und führen Sie ihn, während Sie sich nach links beugen, über Ihren Kopf. Der Bizeps befindet sich am rechten Ohr. Der rechte Sitzbeinhöcker ist aktiv am Boden positioniert. Sie spüren die Dehnung an den seitlichen Flanken, der rechten Achselhöhle und der Schulter. Wechseln Sie dann die Seite.

Drishti: Sie können Ihren Blick entweder auf die Füße oder auf die Schienbeine richten.

Variante: Diese Übung kann auch aus der Berghaltung im Stand ausgeübt werden.

Wirkung

- Gedehnte Muskeln: Flanke, Achselhöhle und Schultermuskulatur.
- Durch diese Übung entwickeln Sie ein Körperbewusstsein im gesamten Rumpf. Atmen Sie in die einengenden Stellen und verweilen sie dort, um Geschmeidigkeit zu generieren.

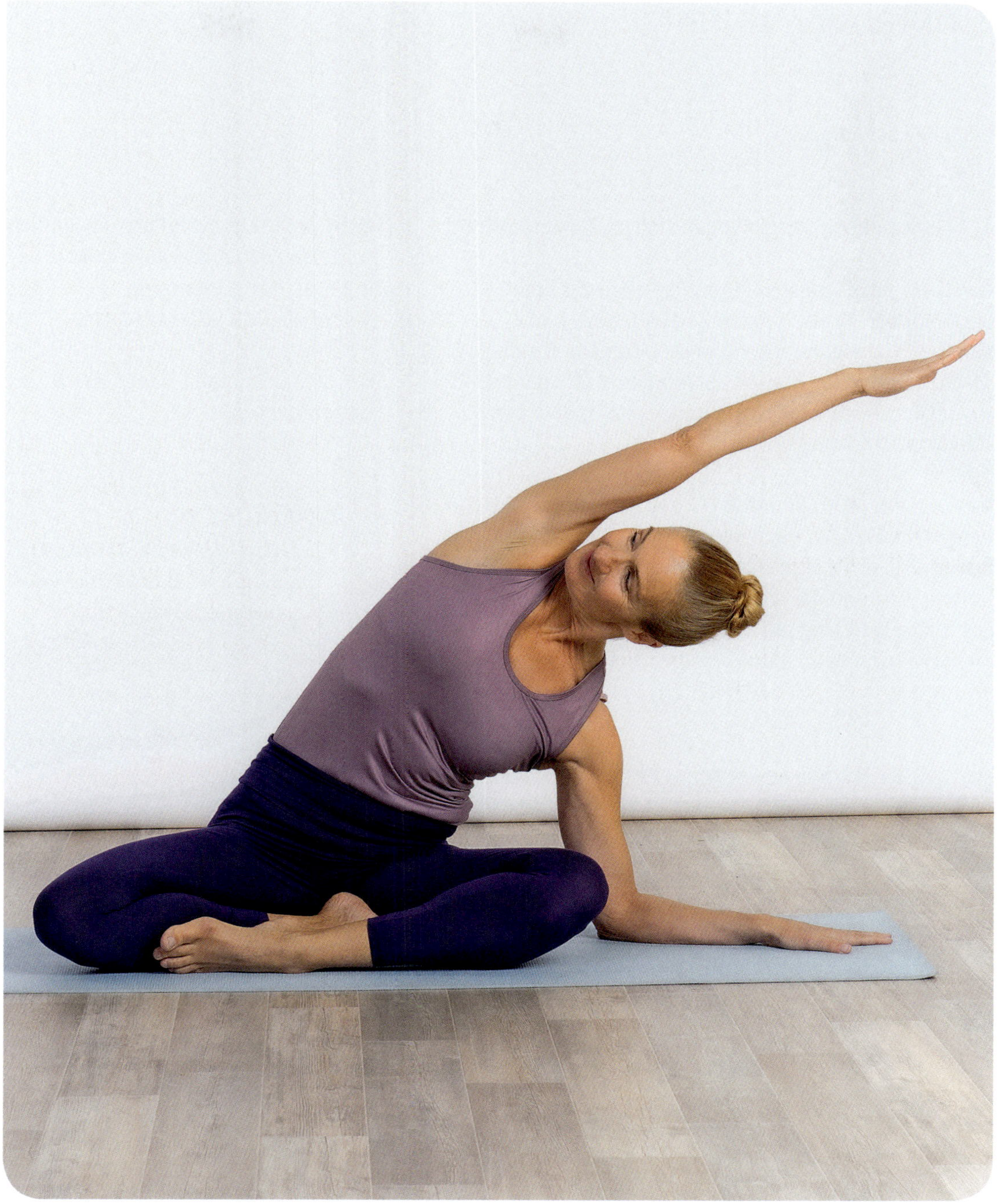

Einfacher Drehsitz

Ardha Matsyendrasana

Ausgangsstellung: Sie befinden sich im Schneidersitz.

Bandhas: Die Füße sind aktiv (Pada Bandha), der Beckenboden ist nach innen hochgezogen (Mula Bandha), ebenso der Bauchnabel (Uddiyana Bandha). Machen Sie ein leichtes Doppelkinn und einen langen Hals (Jalandhara Bandha). Leiten Sie Kraft über die Hände (Hasta Bandha).

Ausführung: Beim Einatmen heben Sie Ihre Arme seitlich gefächert nach oben über den Kopf. Beim Ausatmen bringen Sie die rechte Hand so weit wie möglich nach hinten, während die rechte Schulter der Bewegung folgt. Die linke Hand liegt auf der rechten Außenseite des rechten Knies. Beim Einatmen die Wirbelsäule lang strecken. Beim Ausatmen drehen Sie sich aus der Kraft der seitlichen Bauchmuskulatur weit nach rechts in eine Rotation der Wirbelsäule. Diese Position 5 Atemzüge halten, danach Seitenwechsel.

Drishti: Sie können Ihren Blick über die Seite nach hinten richten.

Wirkung

- Gedehnte Muskeln: Flanke, Achselhöhle, Schulter- und obere Rückenmuskulatur und Brustwirbelsäule

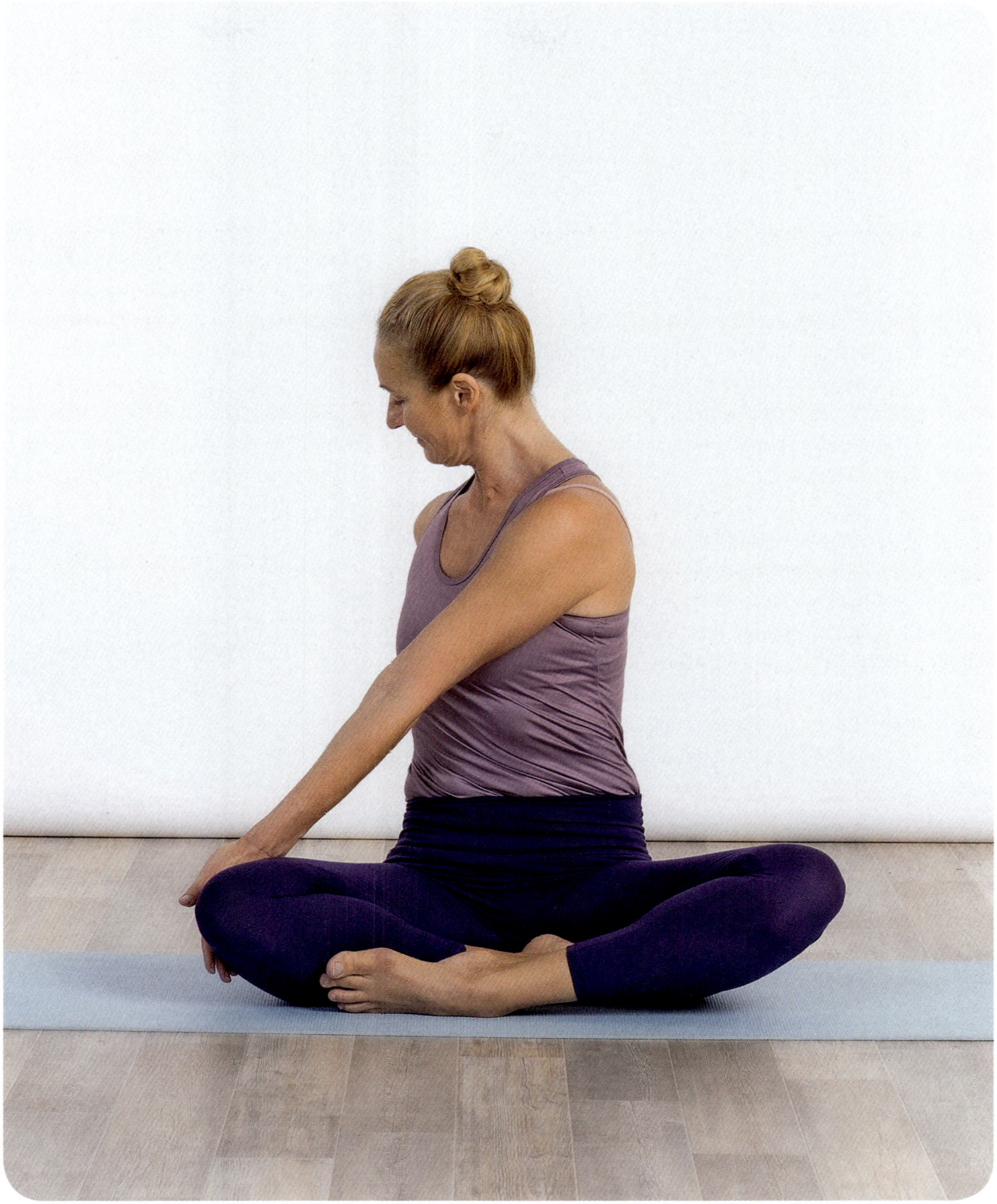

Kopfmassage im Schneidersitz

Sukhasana Marma Sirah

Ausgangsstellung: Sie sitzen im Schneidersitz (Sukasana).

Bandhas: Die Füße sind aktiv (Pada Bandha), der Beckenboden ist nach innen hochgezogen (Mula Bandha), ebenso der Bauchnabel (Uddiyana Bandha). Machen Sie ein leichtes Doppelkinn und einen langen Hals (Jalandhara Bandha). Leiten Sie Kraft über die Hände (Hasta Bandha).

Ausführung: Positionieren Sie sich mit aufgerichteter Wirbelsäule. Ihre Atmung fließt natürlich und die Schultern sind vollkommen entspannt. Um Ihren Kopf zu entspannen, massieren Sie Ihren Trapeziusansatz am Schädel. Dieser setzt am Hinterhauptbein an und zieht innen bis zu den Brustwirbeln und den Schulterblättern. Ihre Daumen liegen am Hinterkopf auf Höhe der Ohrenmitte, die anderen Finger liegen am oberen Schädel. Üben Sie nun leichten Druck mit allen Fingerkuppen aus, sodass Sie einen leichten Wohlfühlschmerz spüren. Sie können mit sehr langsamen sanften kreisenden Bewegungen oder mit statischem Druck die Massage mal stärker, mal sanfter durchführen.

Nehmen Sie danach bewusst den Unterschied wahr. Lehnen Sie sich einen Moment lang zurück und tauchen Sie mit geschlossenen Augen in die Wahrnehmung ein.

Wirkung

- Hierbei entspannt sich der obere Rücken, da der Trapezmuskel bis dorthin führt.

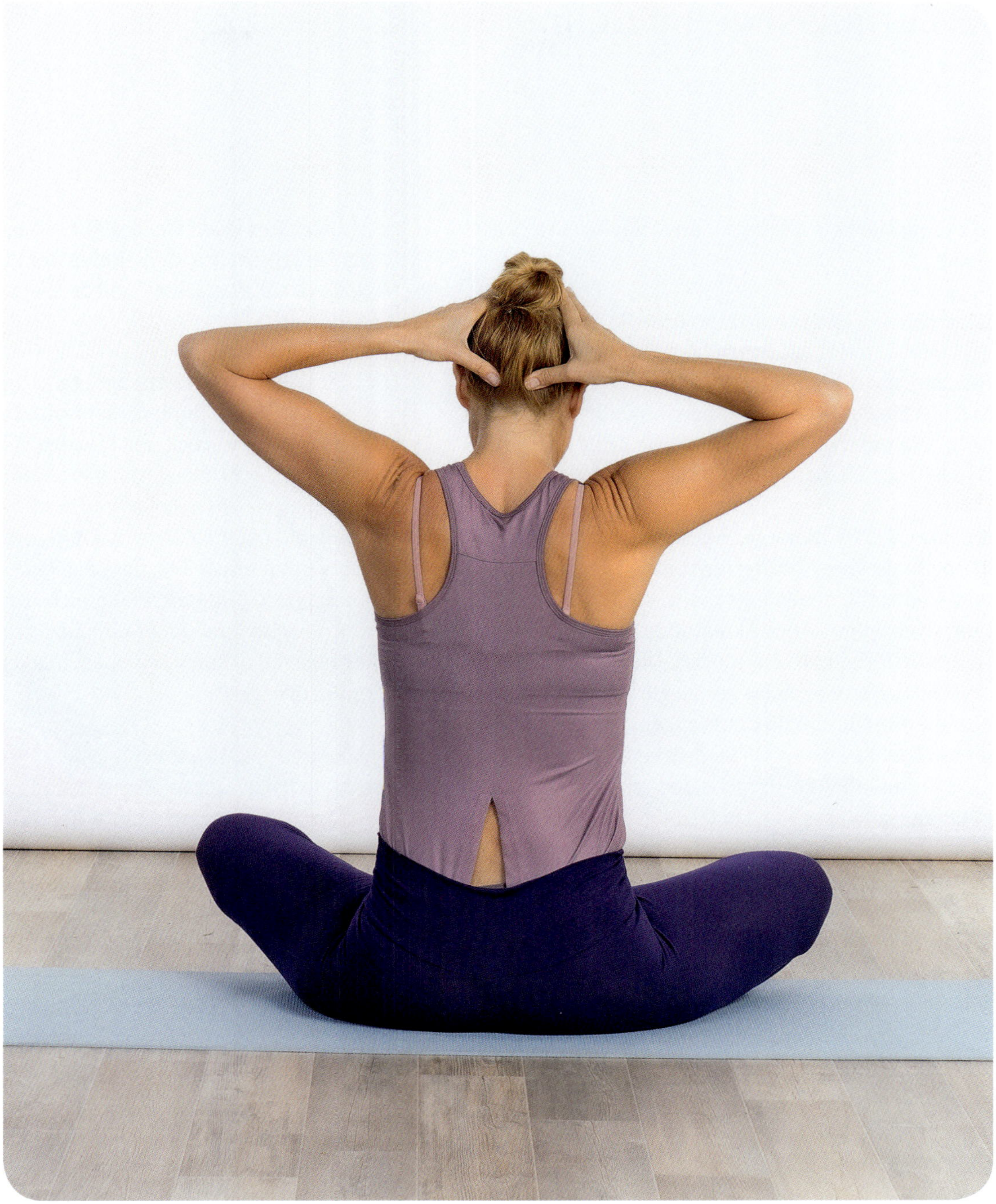

Kiefermassage im Schneidersitz

Sukhasana Marma Hanti

Ausgangsstellung: Sie sitzen im Schneidersitz (Sukasana).

Bandhas: Die Füße sind aktiv (Pada Bandha), der Beckenboden ist nach innen hochgezogen (Mula Bandha), ebenso der Bauchnabel (Uddiyana Bandha). Machen Sie ein leichtes Doppelkinn und einen langen Hals (Jalandhara Bandha). Leiten Sie Kraft über die Hände (Hasta Bandha).

Ausführung: Positionieren Sie sich mit aufgerichteter Wirbelsäule. Ihre Atmung fließt natürlich und die Schultern sind vollkommen entspannt. Um Ihren Kiefer beziehungsweise Ihre Kaumuskulatur zu entspannen, massieren Sie Ihren Massetermuskel. Dieser verläuft im unteren Kieferbereich bis zum Jochbein. Seitlich am Mundwinkel unterhalb der Wangenknochen können Sie diesen leicht ertasten. Dabei drücken Sie mit dem Zeigefinger und Ringfinger an beide Wangenseiten. Sie nehmen wahr, dass sich bei leicht geöffnetem Mund der Massetermuskel mit einer kleinen Wölbung ein wenig hervorhebt.

Wenn Sie Ihre Daumen vom Kinn in Richtung Wölbung, sprich in Richtung Ohr, schieben, kann es gut sein, dass Sie einen leichten Druckschmerz empfinden. Wenn Sie 1–2 Minuten etwas intensiver hineindrücken, sodass Sie einen Wohlfühlschmerz spüren, werden Sie wahrnehmen, dass dieser Schmerz allmählich nachlässt. Sie können anschließend mit den Daumen bis zu den Ohren gleiten und Ihre Kiefergelenke dadurch sanft lockern. ❶

Als Nächstes legen Sie Ihre Mittelfinger an beide Seiten der Gesichtshälfte in die Kuhle des Kiefergelenks, auf Höhe der Ohrläppchen, und drücken oder klopfen dort sanft.

Fühlt sich nach der Massage etwas anders an? Nehmen Sie bewusst den Unterschied wahr. Lehnen Sie sich einen Moment lang zurück und tauchen Sie mit geschlossenen Augen in die Wahrnehmung ein. Spüren Sie nun die Verbindung zwischen Zunge und Nacken. Bewegen Sie einen Moment lang die Zunge mal nach rechts, mal nach links. Sie werden feststellen, dass die Bewegung der Zunge Ihre Nackenpartie im inneren Bereich stimuliert. Vielleicht möchten Sie Ihre Zunge auch mal ganz bewusst gegen die einzelnen Zähne schieben, mal nach oben und nach unten drücken?

Varianten: Sie können mit sehr langsamen, sanften kreisenden Bewegungen oder mit statischem Druck die Massage mal stärker, mal sanfter durchführen. Bewegen Sie Ihre Daumen dabei bis zu den oberen Wangenknochen. Nehmen Sie den Unterschied zwischen geöffnetem und geschlossenem Mund wahr. Sie können auch mit einem Faszienball als Hilfsmittel arbeiten. ❷

Wirkung

- Hier haben Sie eine ganz neue Möglichkeit zur Stimulierung der Nacken- und oberen Rückenmuskulatur.

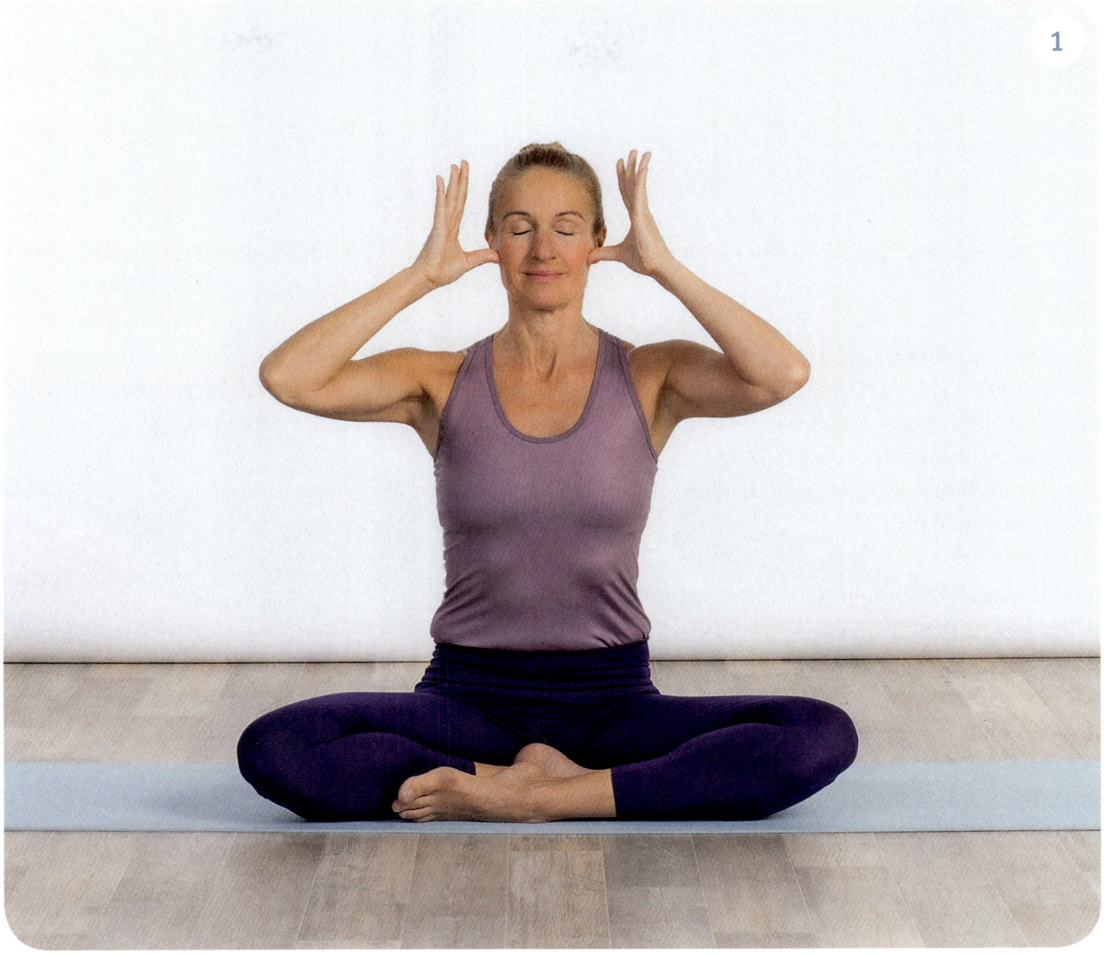
1

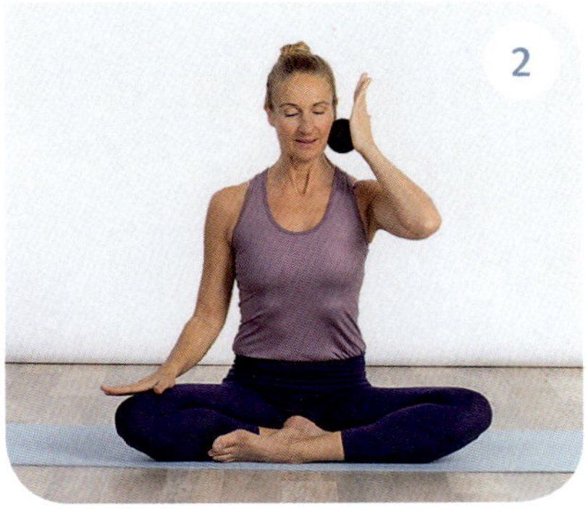
2

Gesichtsmassage im Schneidersitz

Sukhasana Marma Mukha

Ausgangsstellung: Sie sitzen im Schneidersitz (Sukasana).

Bandhas: Die Füße sind aktiv (Pada Bandha), der Beckenboden ist nach innen hochgezogen (Mula Bandha), ebenso der Bauchnabel (Uddiyana Bandha). Machen Sie ein leichtes Doppelkinn und einen langen Hals (Jalandhara Bandha). Leiten Sie Kraft über die Hände (Hasta Bandha).

Ausführung: Positionieren Sie sich mit aufgerichteter Wirbelsäule. Ihre Atmung fließt natürlich und die Schultern sind vollkommen entspannt. Um Ihr Gesicht zu entspannen, massieren Sie Ihre Stirnmuskeln. Dabei drücken die Fingerkuppen oberhalb der Augenbrauen, die Daumen drücken sanft auf das jeweilige Jochbein. Nun schieben Sie sehr langsam alle Finger nach oben in Richtung Haaransatz, dabei achten Sie darauf, Ihre Daumen seitlich in Richtung unterhalb der Ohrläppchen zum Kieferknochen zu schieben. ❶

Wenn Ihre Daumen am Kieferknochen angelangt sind, kann es gut sein, dass Sie einen leichten Druckschmerz empfinden. Wenn Sie 1–2 Minuten etwas intensiver in diese Stelle drücken, sodass Sie einen Wohlfühlschmerz spüren, werden Sie wahrnehmen, dass dieser Schmerz allmählich nachlässt. ❷

Wirkung

- Der Faszienverlauf der rückwärtigen Kette endet direkt an der Stirn, deswegen generieren Sie Entspannung im Rücken.

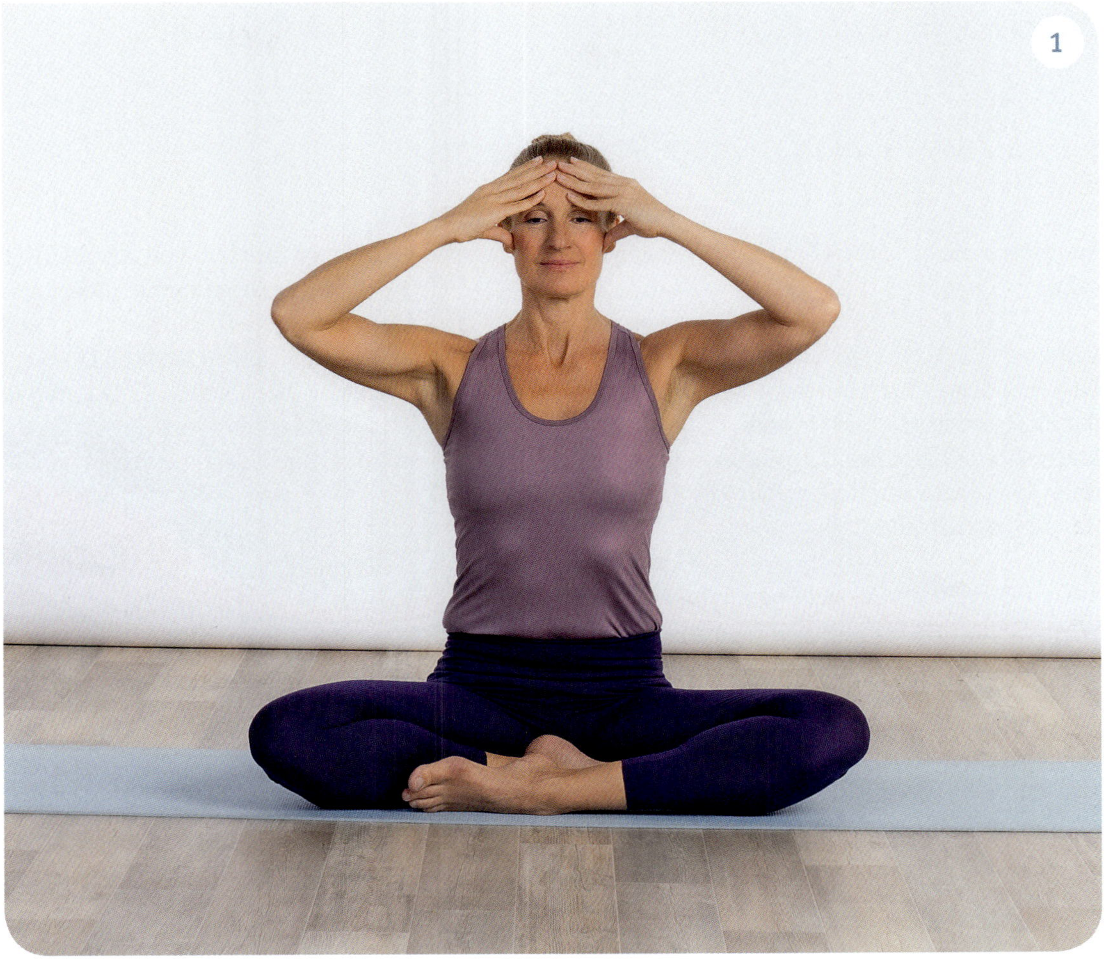
1

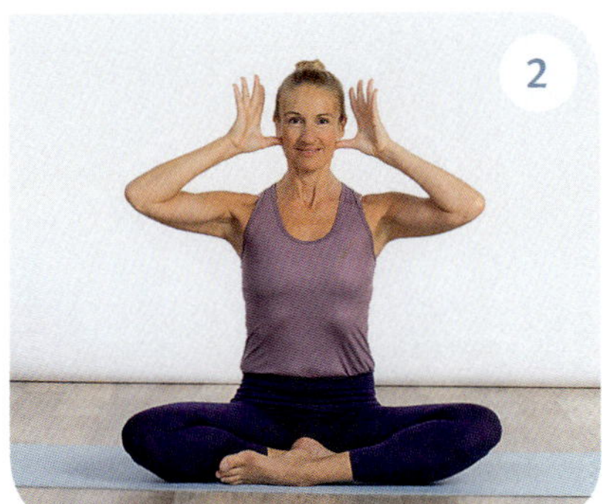
2

Massage des Kopfwenders im Schneidersitz

Sukhasana Marma Kandhara

Ausgangsstellung: Sie sitzen im Schneidersitz (Sukasana).

Bandhas: Die Füße sind aktiv (Pada Bandha), der Beckenboden ist nach innen hochgezogen (Mula Bandha), ebenso der Bauchnabel (Uddiyana Bandha). Machen Sie ein leichtes Doppelkinn und einen langen Hals (Jalandhara Bandha). Leiten Sie Kraft über die Hände (Hasta Bandha).

Ausführung: Positionieren Sie sich mit aufgerichteter Wirbelsäule. Ihre Atmung fließt natürlich und die Schultern sind vollkommen entspannt. Um den oberen Rücken zu entspannen, massieren Sie Ihr Kinn. Dabei bewegen Sie die lang gestreckten Zeige- und Mittelfinger mit Druck sehr langsam von der Kinnspitze zu beiden Seiten bis zum jeweiligen unteren Kieferknochen. Wenn Ihre Daumen am Kieferknochen angelangt sind, kann es gut sein, dass Sie einen leichten Druckschmerz empfinden. Wenn Sie diese Stelle 1–2 Minuten etwas intensiver massieren und einen Wohlfühlschmerz spüren, werden Sie wahrnehmen, dass dieser Schmerz allmählich nachlässt.

Wirkung

- Die Bewegung der Halswirbelsäule wird geschmeidiger.

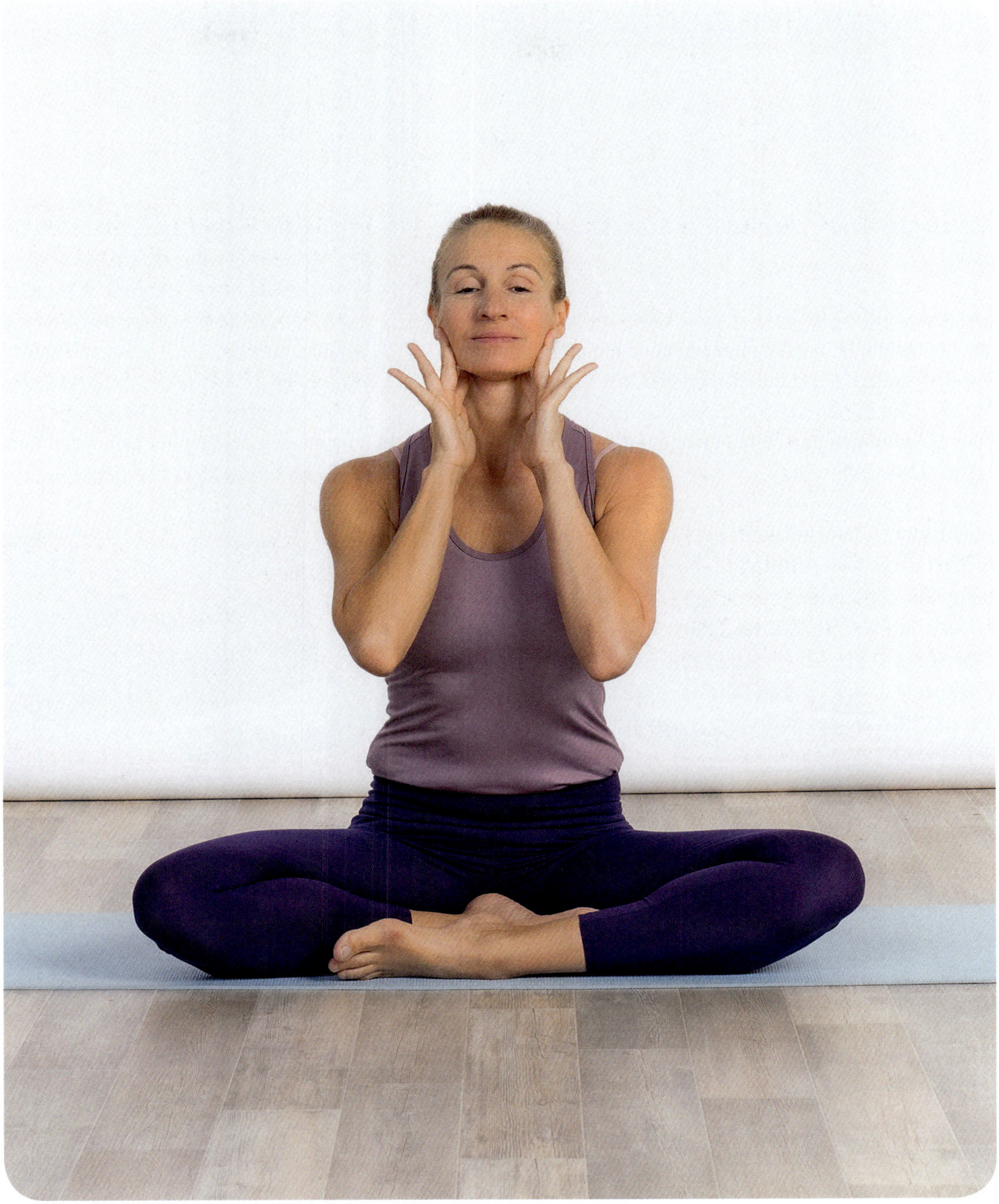

Massage des Schlüsselbeins im Schneidersitz

Sukhasana Marma Jatru

Ausgangsstellung: Sie sitzen im Schneidersitz (Sukasana).

Bandhas: Die Füße sind aktiv (Pada Bandha), der Beckenboden ist nach innen hochgezogen (Mula Bandha), ebenso der Bauchnabel (Uddiyana Bandha). Machen Sie ein leichtes Doppelkinn und einen langen Hals (Jalandhara Bandha). Leiten Sie Kraft über die Hände (Hasta Bandha).

Ausführung: Positionieren Sie sich mit aufgerichteter Wirbelsäule. Ihre Atmung fließt natürlich und die Schultern sind vollkommen entspannt. Um den oberen Rücken zu entspannen, massieren Sie Ihr Schlüsselbein. Dabei bewegen Sie die lang gestreckten Zeige- und Mittelfinger mit überkreuzten Händen mit Druck sehr langsam am jeweiligen gegenüberliegenden äußeren Schlüsselbeinansatz, wobei jeweils der Zeigefinger oberhalb und der Mittelfinger unterhalb des Schlüsselbeins liegt. Nun bewegen Sie beide Hände mit gleichzeitigem Druck auf das Schlüsselbein in Richtung Brustbein sehr langsam aufeinander zu. An druckempfindlichen Stellen verweilen Sie 1–2 Minuten, sodass Sie einen Wohlfühlschmerz spüren, der allmählich nachlässt. Sie können auch zwei Fäuste bilden und den Bereich unterhalb des Schlüsselbeins sanft mit den Fingerrücken ausklopfen.

Wirkung

- Die Brustmuskulatur entspannt sich, dies kann Verspannungen im Rücken auflösen.

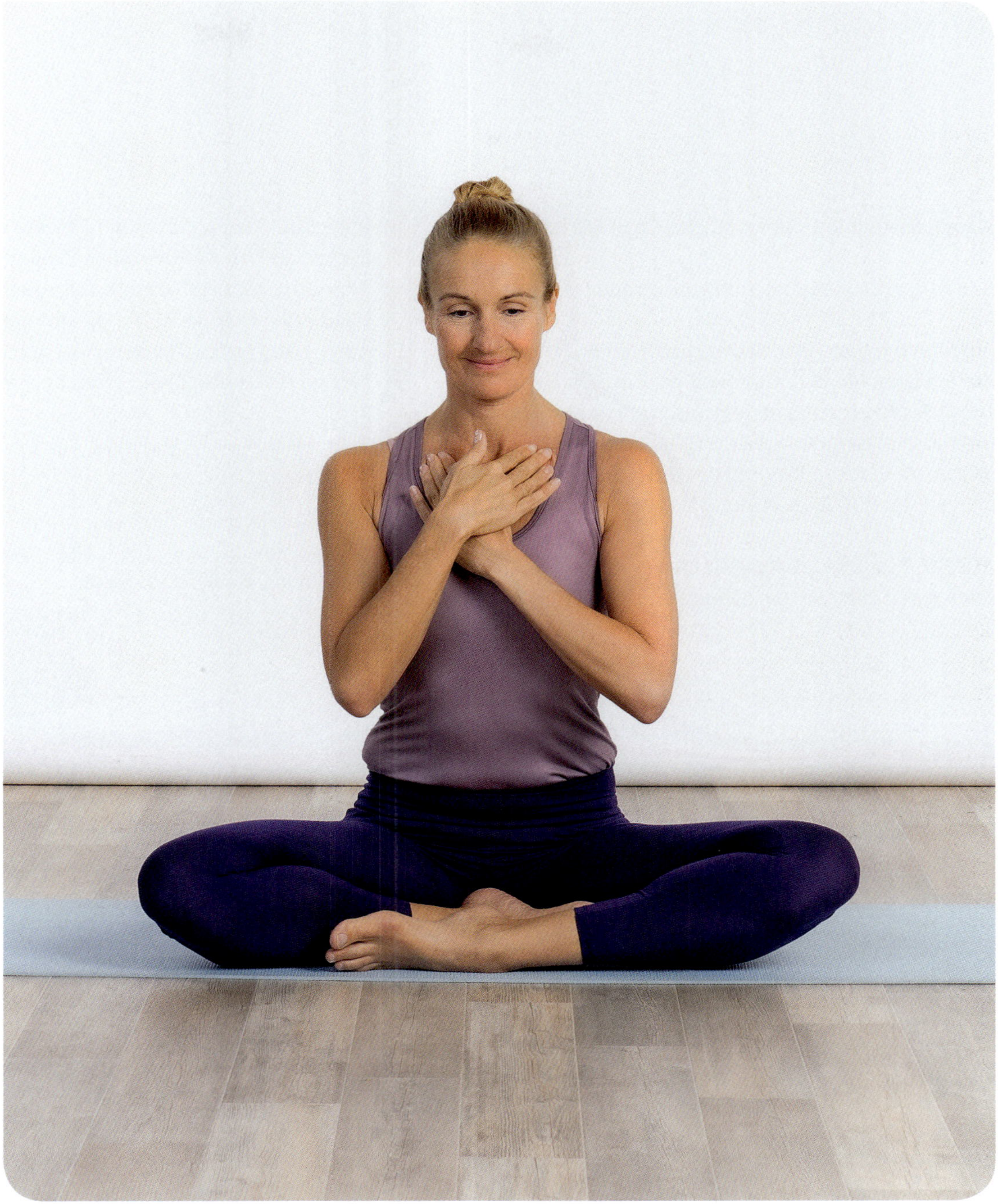

Totenstellung

Savasana

Ausgangsstellung: Sie befinden sich in Rückenlage.

Bandhas: Alle Bandhas sind vollkommen entspannt.

Ausführung: Die Handrücken sind zum Boden gerichtet, die Arme rechts und links weit nach außen abgelegt. Die Fußspitzen zeigen entspannt nach außen. Der Kopf liegt mittig. Genießen Sie die Entspannung im gesamten Körper, in der Schulter und der Halswirbelsäule. Lassen Sie den Atem fließen, atmen Sie ruhig und lange aus.

Drishti: Der Blick ist zum Himmel gerichtet, Einatmen Blick nach innen, Augen zu ausatmen.

Hilfsmittel oder Modifikation: Wenn Sie Spannung im Rücken spüren, können Sie zu Beginn die Beine beugen. Alternativ können Sie ein Kissen oder ein gefaltetes Handtuch unter der Hüfte positionieren. Wenn Sie Spannung in der Halswirbelsäule spüren, können Sie ein gefaltetes Handtuch unter den Kopf legen.

Wirkung

- Dies ist die Königin aller Asanas. Sie fördert die Regeneration nach der bisherigen Aktivität. Die Gelegenheit für ein Reset.

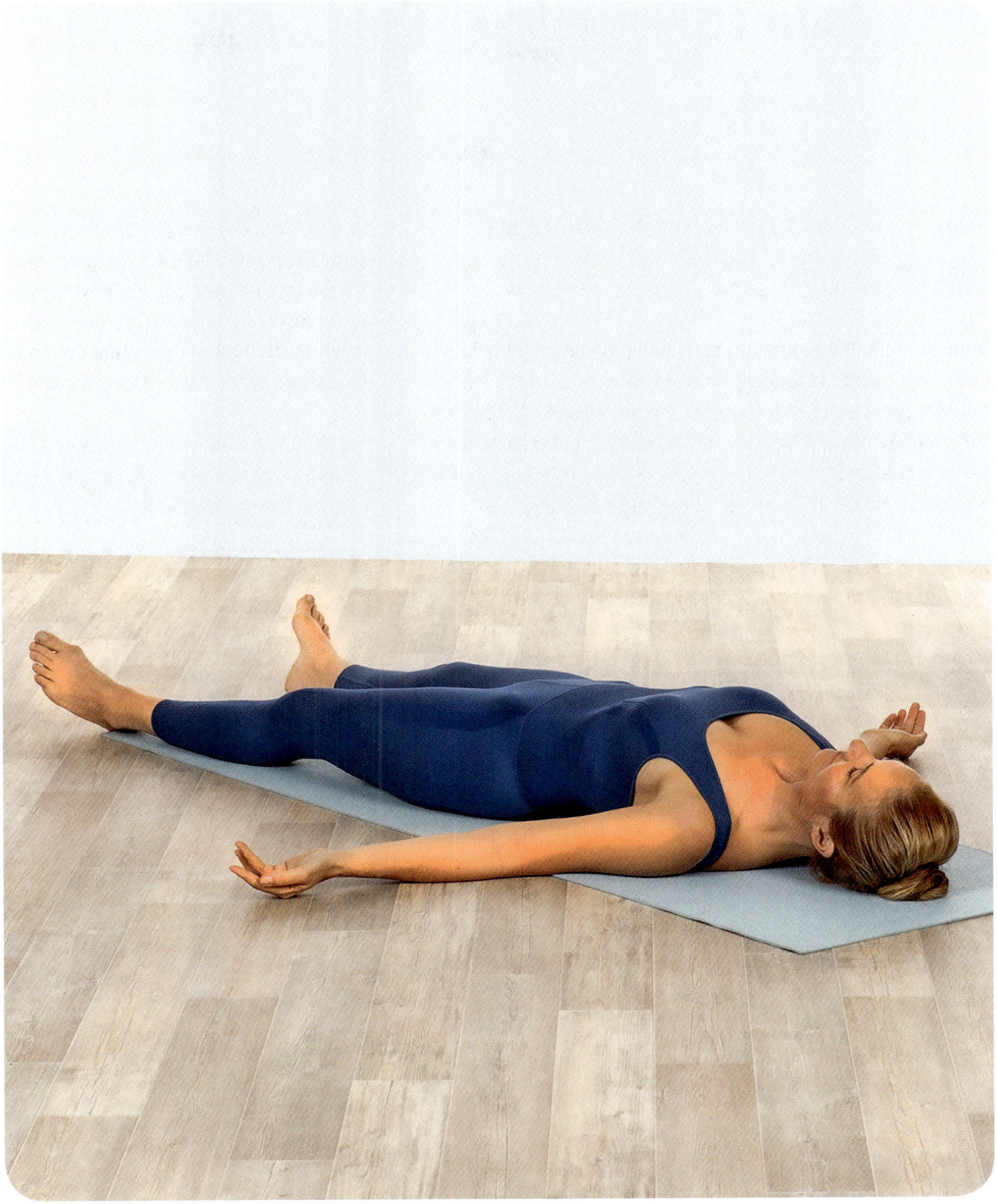

Vierer-Position Rückenlage

Supta Kapotasana

Ausgangsstellung: Sie positionieren sich in die Rückenlage, die Beine gebeugt Fußsohle mit dem Boden verbunden.

Bandhas: Die Füße sind aktiv (Pada Bandha), Beckenboden ist nach oben gezogen (Mula Bandha), der Bauchnabel nach innen hochgezogen (Uddiyana Bandha). Machen Sie ein leichtes Doppelkinn und einen langen Hals (Jalandhara Bandha).

Ausführung: Schieben Sie die Zehen gefächert aktiv in den Boden und heben Sie das linke Bein an. Setzen Sie den linken Fuß auf dem rechten Oberschenkel ab. Das Knie wird nach außen gewinkelt. Sie spüren einen Zug an der Hüfte. Zur Steigerung der Intensität heben Sie ihren rechten Oberschenkel an und ziehen Sie ihn mit den Händen in Richtung Rumpf. Dabei die Fußspitze flexen, d.h., der Fußrücken wird in Richtung Schienbein angezogen. Halten die Übung für 5 Atemzüge und führen Sie sie danach auf der anderen Seite aus.

Drishti: Richten Sie den Blick nach vorn in die Weite auf einen Punkt, der sich nicht bewegt.

Modifikation: Wenn es zu Beginn schwierig erscheint, belassen Sie den rechten Fuß auf Höhe des Unterschenkels oder des Fußgelenks.

Wirkung

- Spannungen im unteren Rücken, der Hüfte und dem Becken werden gelöst.

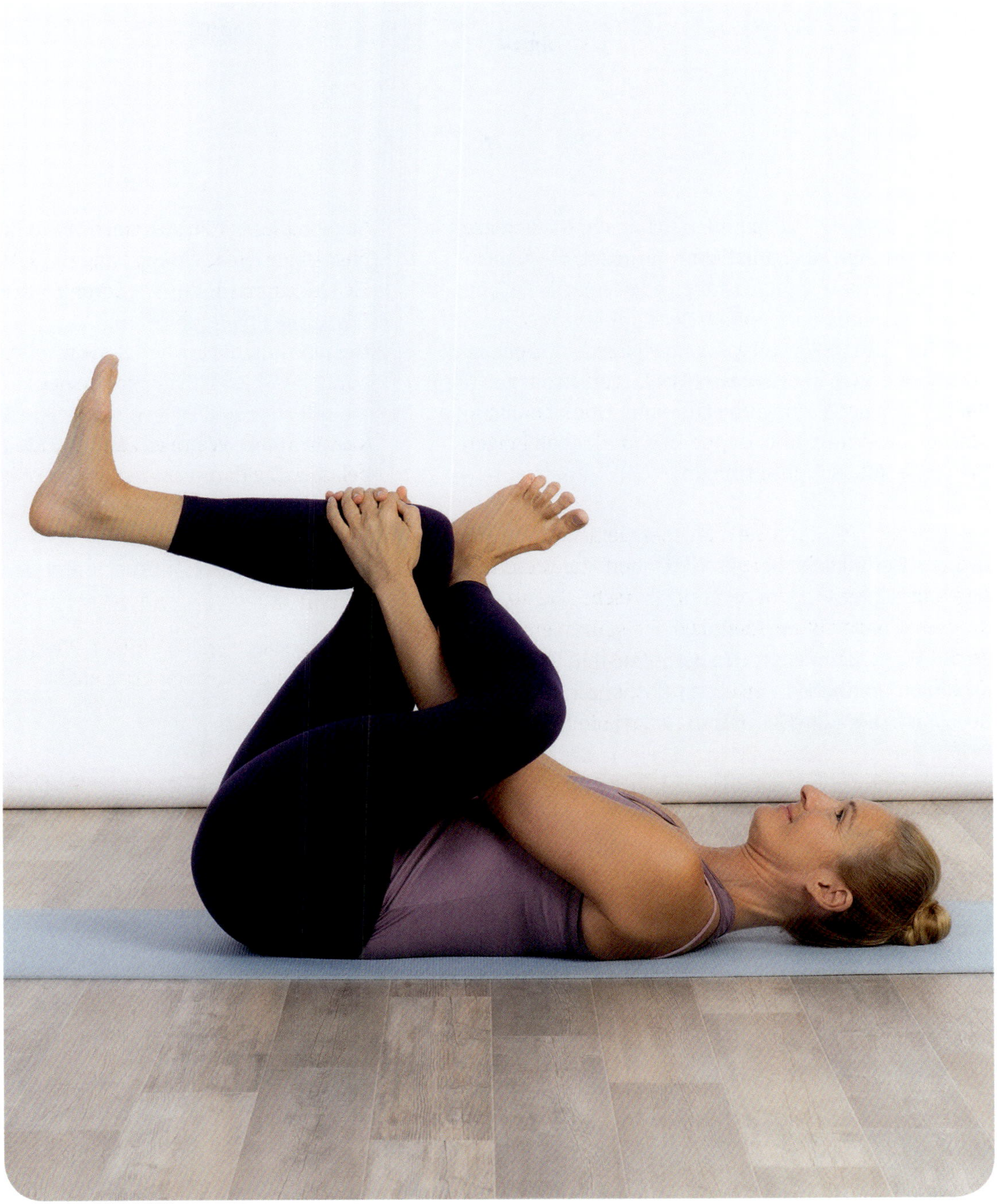

Banane

Hamsasana

Ausgangsstellung: Sie befinden sich in der Rückenlage. Die Handrücken sind zum Boden gerichtet, die Arme rechts und links weit nach außen abgelegt. Die Fußspitzen zeigen entspannt nach außen. Der Kopf liegt mittig. Genießen Sie die Entspannung im gesamten Körper, in den Schultern und in der Halswirbelsäule. Lassen Sie den Atem fließen, atmen Sie ruhig und lange aus.

Bandhas: Alle Bandhas sind jetzt vollkommen entspannt.

Drishti: Der Blick ist bei geschlossenen Augen nach innen gerichtet.

Ausführung: Beim Einatmen die Arme und Beine weit auseinanderstrecken, sodass Ihr Körper ein X bildet. Beim Ausatmen die linke Hand und das linke Bein fest in den Boden schieben. Dann führen Sie die rechte Hand weit nach links über die linke Hand und Ihr rechtes Sprunggelenk über das linke Sprunggelenk. Jetzt achten Sie darauf, dass Ihre Hüfte ganz gerade ist und die Schultern gleichmäßig auf dem Boden liegen. Von oben sehen Sie aus wie eine Banane. ❶ Bleiben Sie 4–5 Atemzüge in dieser Haltung, bevor Sie den Seitenwechsel anstreben. Diese Übung können Sie auch ganz entspannt 2–5 Minuten im Yin-Yoga-Modus genießen, um langfristig die Einengungen und Verklebungen im faszialen Gewebe aufzulösen.

Modifikation und Hilfsmittel: Wenn Sie eine Spannung im Rücken spüren, können Sie zu Beginn die Beine beugen. ❷ Als Alternative können Sie ein Kissen oder ein gefaltetes Handtuch unter die Hüfte legen. ❸ Wenn Sie eine Spannung in der Halswirbelsäule spüren, können Sie ein gefaltetes Handtuch unter den Kopf legen.

Wirkung

- Diese Asana streckt die seitlichen Flanken und fördert die Brustkorb-Öffnung, damit können aufgestaute Emotionen aufgelöst werden und die Atmung kann freier fließen.

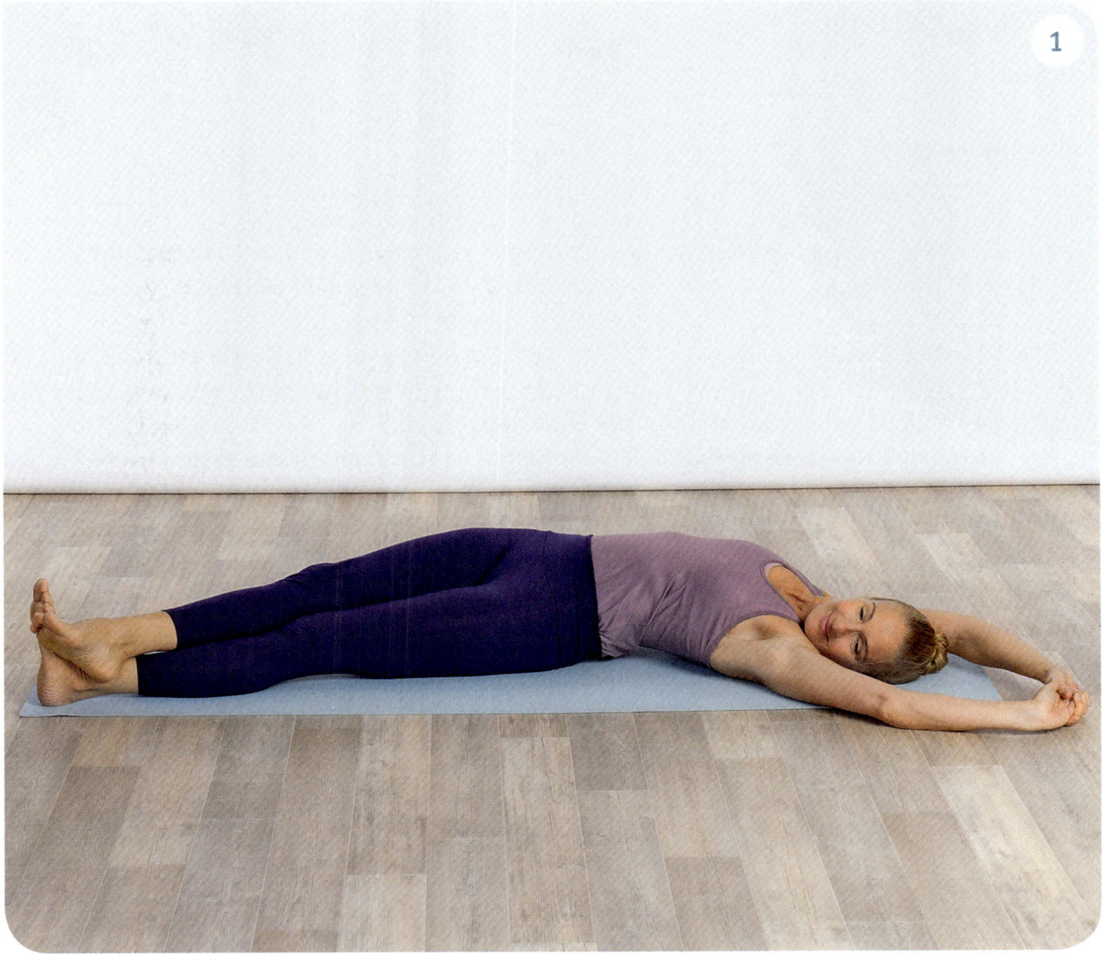
1

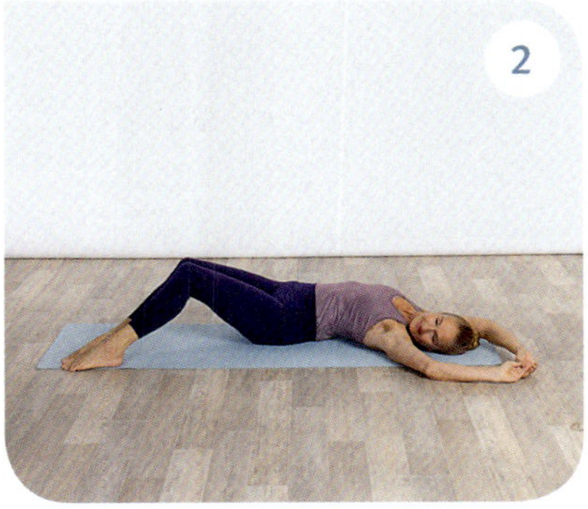
2

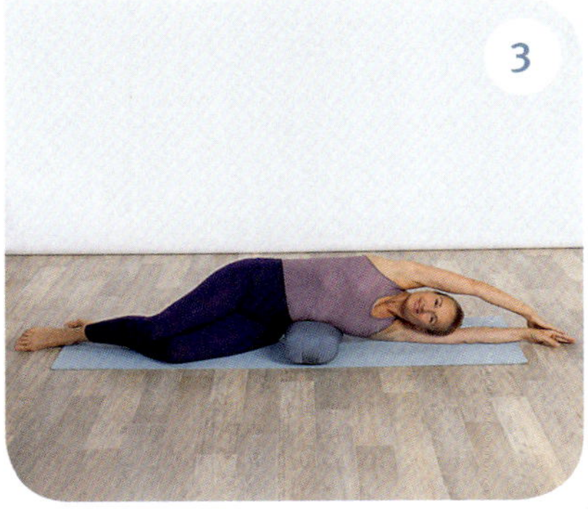
3

Happy Baby

Ananda Balasana

Ausgangsstellung: Sie befinden sich in Rückenlage, die Arme parallel zum Körper.

Bandhas: Die Bandhas sind gelöst.

Ausführung: Heben Sie die Beine angewinkelt an, fassen Sie mit den Händen von innen die Fußsohlen. Die Beine sind im rechten Winkel gebeugt, die Knie bewegen sich am Rippenkäfig entlang in Richtung Boden. Die gesamte Wirbelsäule liegt flach auf dem Boden. ❶ Nun verlagern Sie ihr Körpergewicht abwechselnd nach rechts und links, um eine Massage in der unteren Wirbelsäule zu genießen. Wenn Sie das Bedürfnis haben, in irgendeiner Neigung zu verweilen, tun Sie dies.

Drishti: Der Blick geht geradeaus zum Himmel oder zur Nasenspitze.

Modifikation: Sie führen ihre Hände statt zu den Füßen unter die Kniekehlen.

Variante 1: Sie führen Ihre Arme unter den Kniekehlen durch und verbinden Ihre Hände miteinander. ❷

Variante 2: Bei einer weiteren Variante fassen Sie Ihre Schienbeine und bringen Ihre Knie und Ihre Stirn möglichst nah zueinander. Dabei erleben Sie noch mehr Entspannung in der gesamten Wirbelsäule. ❸

Wirkung

- Sie erhalten Entspannungen im Becken und bei der Außenrotation auch in der Hüfte, was sich direkt auf einen entspannten Rücken auswirkt.

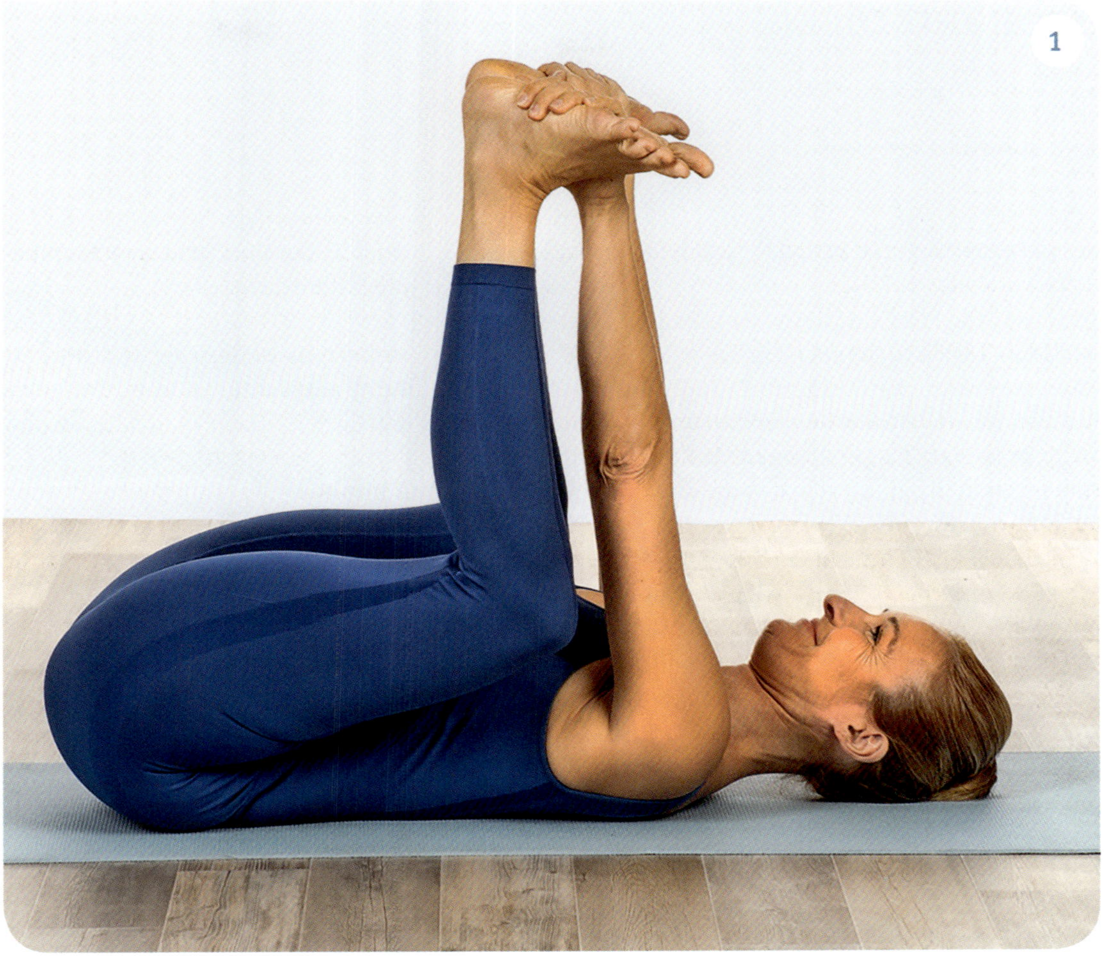

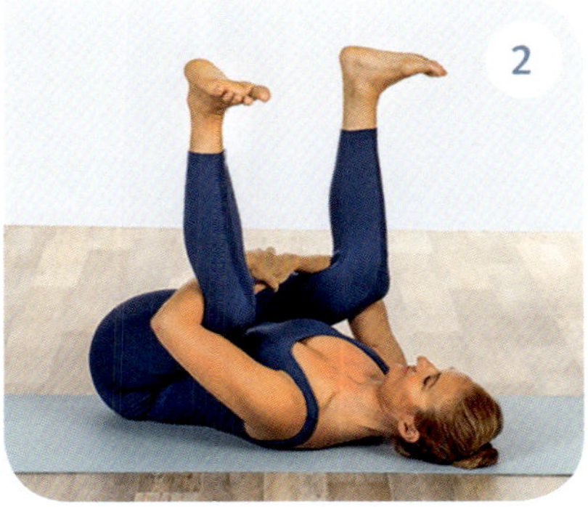

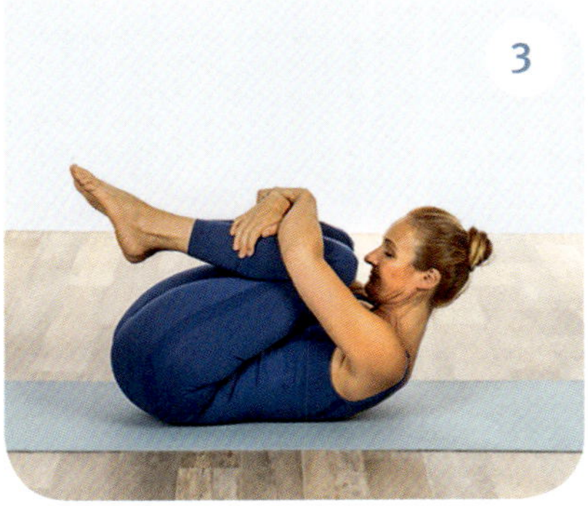

Schulterbrücke

Setu Bandha Sarvangasana

Ausgangsstellung: Sie befinden sich in Rückenlage.

Bandhas: Die Füße sind aktiv (Pada Bandha), der Beckenboden ist nach innen hochgezogen (Mula Bandha), ebenso der Bauchnabel (Uddiyana Bandha). Machen Sie ein leichtes Doppelkinn und einen langen Hals (Jalandhara Bandha). Leiten Sie Kraft über die Hände (Hasta Bandha).

Ausführung: Stellen Sie die Beine beckenbreit gebeugt auf, die Fußsohlen bleiben am Boden. Das Steißbein strebt in Richtung Kniekehle, die Hüfte strebt nach oben. Wirbel für Wirbel hebt sich nun jeder einzelne Wirbelkörper bis zur Halswirbelsäule. Wenn es die Beweglichkeit in den Schultern erlaubt, bilden Sie eine Räuberleiter unter der Hüfte. ❶ Ansonsten legen Sie die Arme am Boden lang gestreckt neben dem Körper ab. Zum Abrollen des Oberkörpers legen Sie Ihre Arme über den Kopf auf dem Boden ab. Gehen Sie auf die Zehenspitzen. Und nun Wirbel für Wirbel wieder von der Halswirbelsäule bis zur Hüfte abrollen. ❷

Drishti: Der Blick geht geradeaus zum Himmel oder auf die Nasenspitze.

Modifikation: Sie liegen mit ausgestreckten Beinen, die Arme parallel zum Körper. Nun spannen Sie alle rückwärtigen Muskeln an und heben das Gesäß leicht an. ❸

Hilfsmittel: Sie können eine Erhöhung unter der Hüfte positionieren, hierzu dient ein Yogablock oder Kissen, wenn die Position zu Beginn zu anstrengend ist.

Wirkung

- Ihre Körpervorderseite und Ihr Hüftbeuger gewinnen an Länge. Gesäß und Hüfte sind aktiv.
- Gedehnte Muskeln: Bauch-, Brust- und Armmuskeln, Hüftbeuger, Schulter-, Nacken-, vordere Oberschenkelmuskulatur. So kommt die Wirbelsäule wieder in ihr natürliches Gleichgewicht.

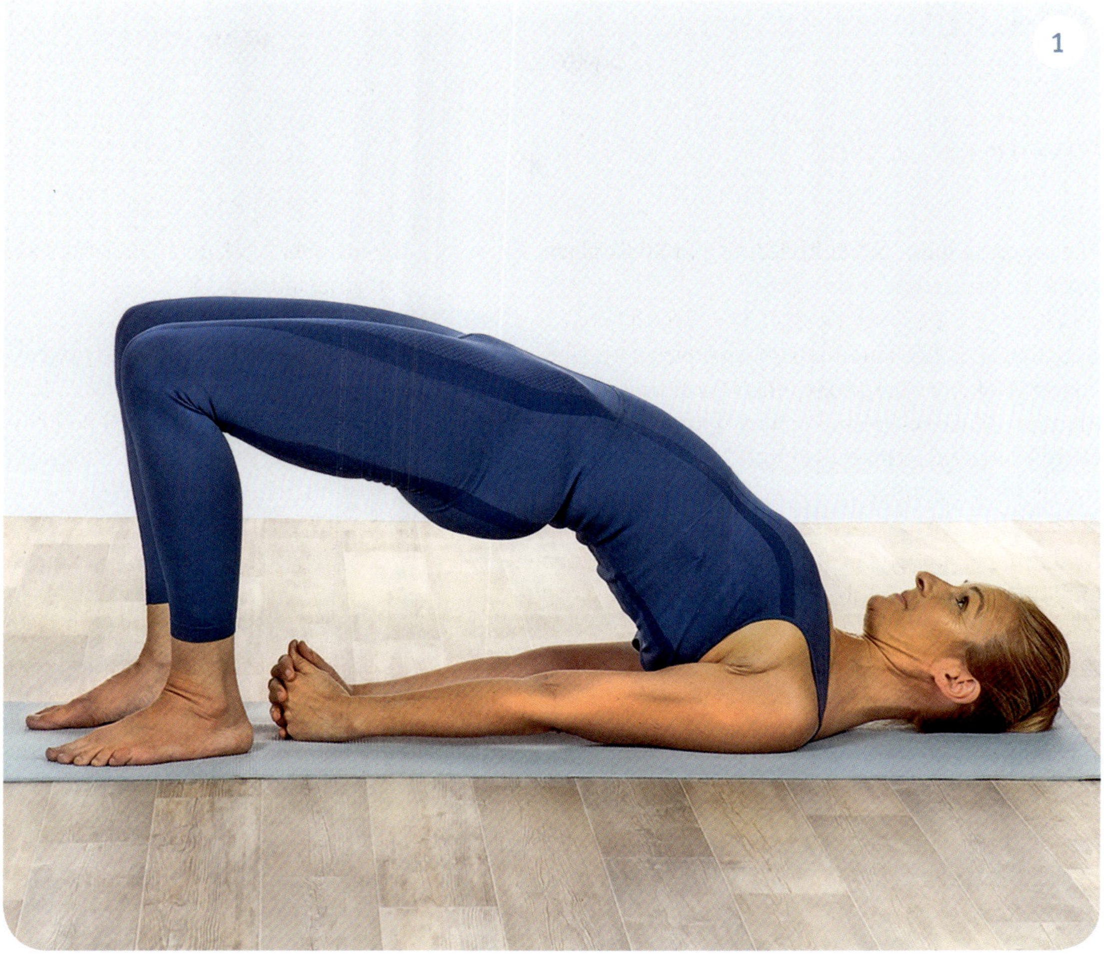
1

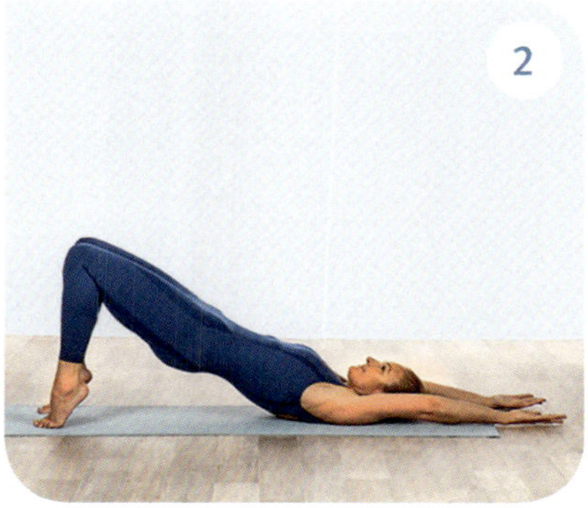
2

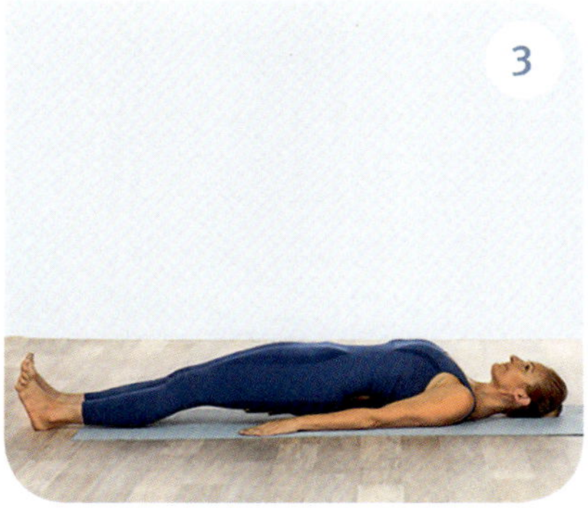
3

Krokodil

Makarasana

Ausgangsstellung: Sie befinden sich in Rückenlage, die Arme liegen parallel zum Körper.

Bandhas: Der Beckenboden ist nach innen hochgezogen (Mula Bandha), ebenso der Bauchnabel (Uddiyana Bandha). Machen Sie ein leichtes Doppelkinn und einen langen Hals (Jalandhara Bandha). Leiten Sie Kraft über die Hände (Hasta Bandha).

Ausführung: Beugen Sie die Beine, die Fußsohlen bleiben am Boden. Lassen Sie die Knie nach links fallen, Knie und Schultern streben zum Boden. ❶ Bleiben Sie in dieser Haltung für 5 tiefe Atemzüge. Wiederholen Sie die Übung zur anderen Seite.

Drishti: Ihr Blick ist in Richtung Decke gerichtet.

Modifikation: Halten Sie die Beine hüftbreit geöffnet. Belassen Sie die Füße ganz bewusst an ihrem Platz, lassen Sie die Knie wie Scheibenwischer zur Seite fallen. Die Schultern bleiben dabei am Boden, die Arme werden V-förmig über den Kopf gestreckt. ❷

Hilfsmittel: Sie können zu Beginn ein Kissen oder Blöcke unter den Knien positionieren.

Variante: Die Beine können überkreuzt werden, um die Intensität zu erhöhen. ❸

Wirkung

- Ihre äußeren Oberschenkel werden gedehnt.
- Gedehnte Muskeln: Oberer Rücken, Brustmuskel, Kopfwender, Gesäßmuskel, Bauchmuskel, hintere Schulter- und Nackenmuskulatur.
- Spüren Sie, wie Ihr gesamter Rücken bei jedem Atemzug mehr Raum für Bewegungsfreiheit bekommt.

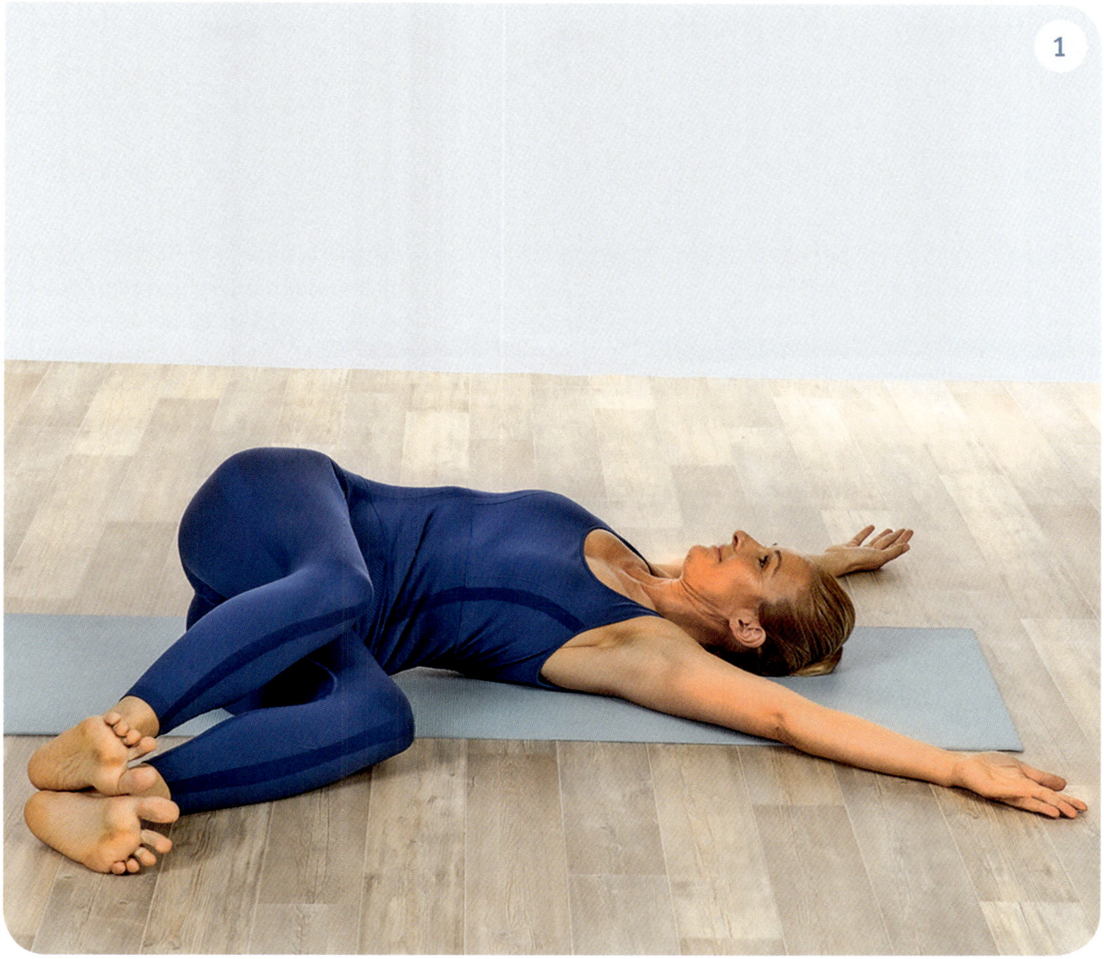
1

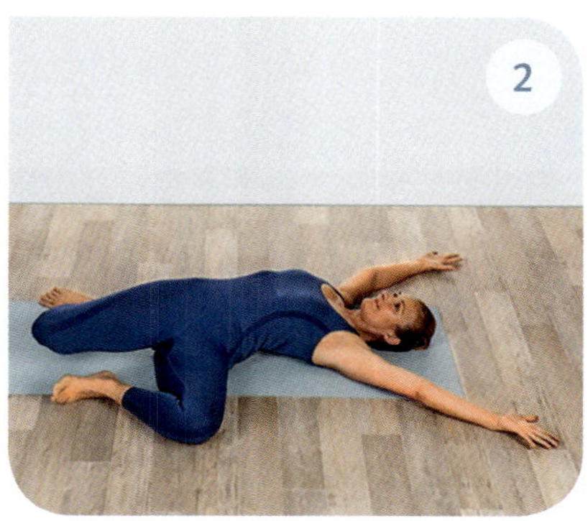
2

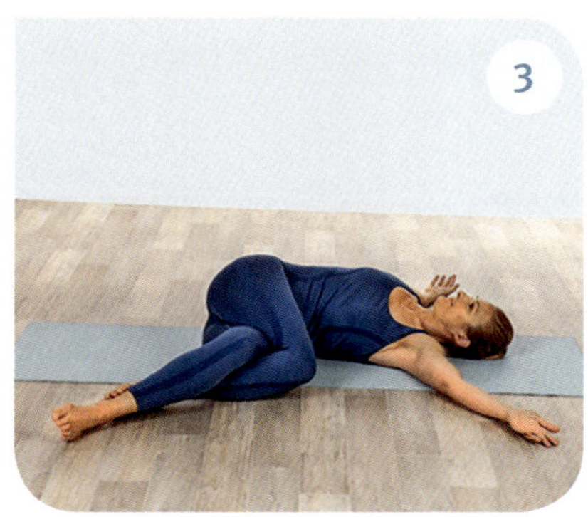
3

Gebundener Winkel

Baddha Konasana

Ausgangsstellung: Sie befinden sich im Schneidersitz. Die Wirbelsäule ist aufgerichtet.

Bandhas: Der Beckenboden ist nach innen hochgezogen (Mula Bandha), ebenso der Bauchnabel (Uddiyana Bandha). Machen Sie ein leichtes Doppelkinn und einen langen Hals (Jalandhara Bandha). Leiten Sie Kraft über die Hände (Hasta Bandha), indem Sie die Handflächen in den Boden schieben.

Ausführung: Bei der Einatmung ziehen Sie den Rücken in die Länge, bei der Ausatmung senken Sie Ihr Kinn in Richtung Brustbein. Bringen Sie Ihre Fußsohlen vor sich zueinander und umfassen Sie diese mit Ihren Händen. (1) Bleiben Sie fünf Atemzüge in dieser Position. Beide Sitzbeinhöcker gleichmäßig am Boden wahrnehmen, während Sie bei der Einatmung Ihren Rumpf immer mehr aufrichten. Bei der Ausatmung schieben Sie Ihr Steißbein bewusst in Richtung Boden. Der Kopf strahlt nach oben in Verlängerung der Wirbelsäule, dabei machen Sie ein leichtes Doppelkinn, während Ihr Hinterkopf nach oben zieht. Sie halten diese Übung 5 Atemzüge. Durch diese Haltung entsteht mehr Raum und Beweglichkeit im Becken.

Drishti: Der Blick bleibt immer geradeaus gerichtet.

Modifikation: Sie können sich an eine Wand anlehnen, um die Haltung im Rücken zu Beginn zu unterstützen.

Hilfsmittel oder Modifikation: Zur Entlastung Ihres Rückens können Sie gerne erhöht auf einem Yogakissen oder Block sitzen. (2) Sie können auch einen Block, Kissen oder Faszientools unter den Knien positionieren.

Variante: Um die Außenrotation der Hüfte zu erweitern, greifen Sie mit den Daumen die Großzeh und drehen die Füße mit der Fußsohle nach oben, indem Sie die Fußaußenkanten zueinander bringen. (3)

Wirkung

- Beweglichkeit in der Hüfte überträgt sich bis hoch in den Kiefer. Diese Verbindung entsteht durch den Beckenboden. Dadurch werden sowohl Spannungen und Einengungen in der Halswirbelsäule als auch in der Hüfte angesprochen. Da der Rücken zwischen diese zwei Regionen positioniert ist, profitiert er natürlich massiv davon.
- Gedehnte Muskulatur: Obere Rücken-, innere Oberschenkel-, hintere Schulter -und Nackenmuskulatur.
- Wirkt gegen: Migräne, Kopfschmerzen und Bandscheibenvorfall.

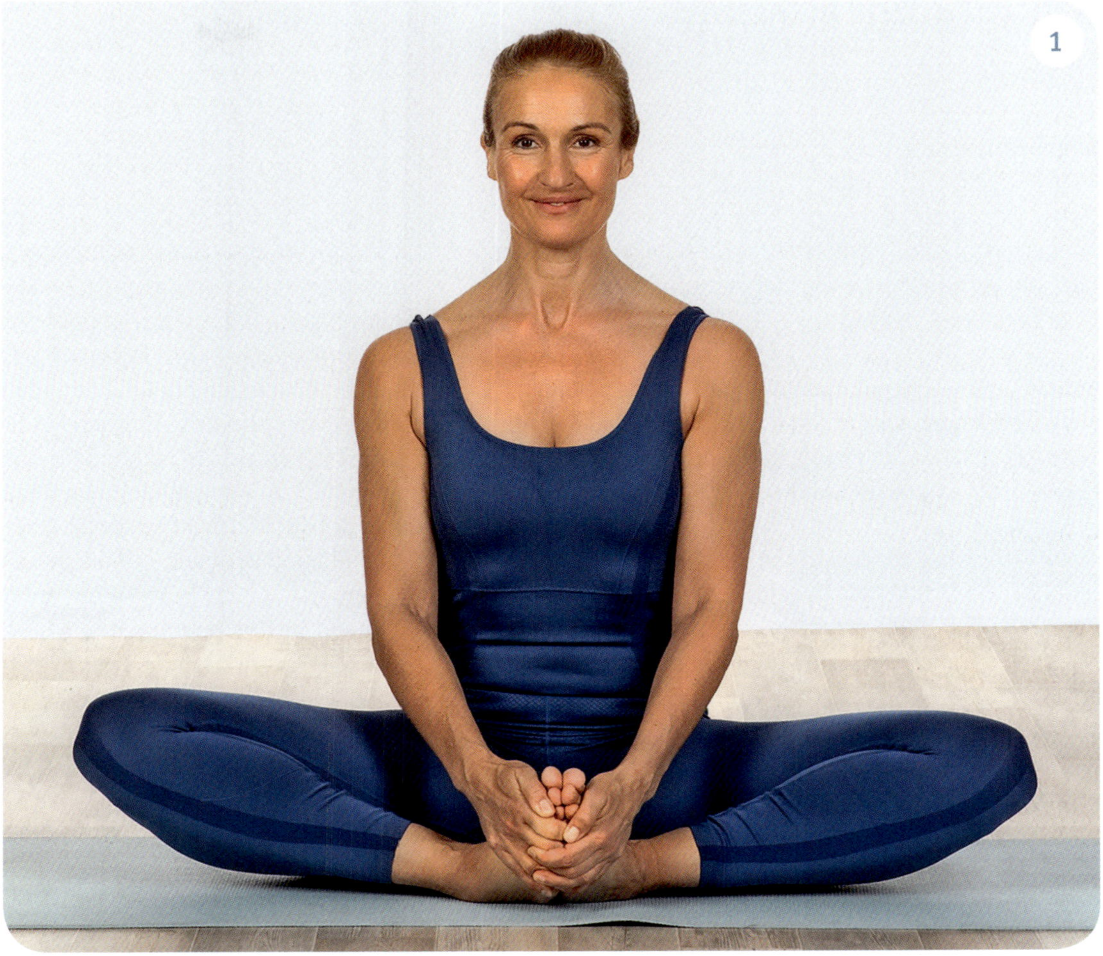
1

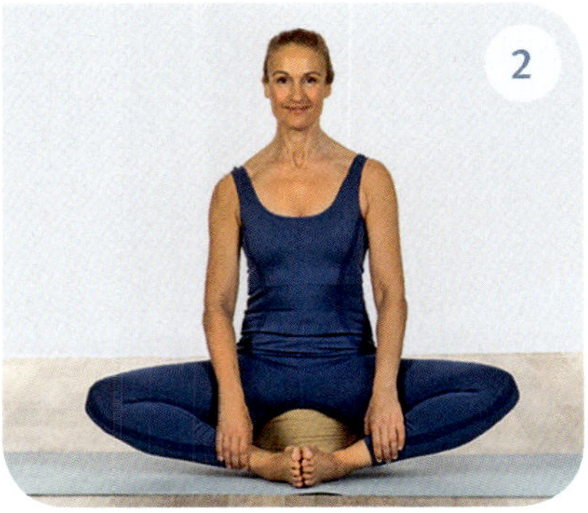
2

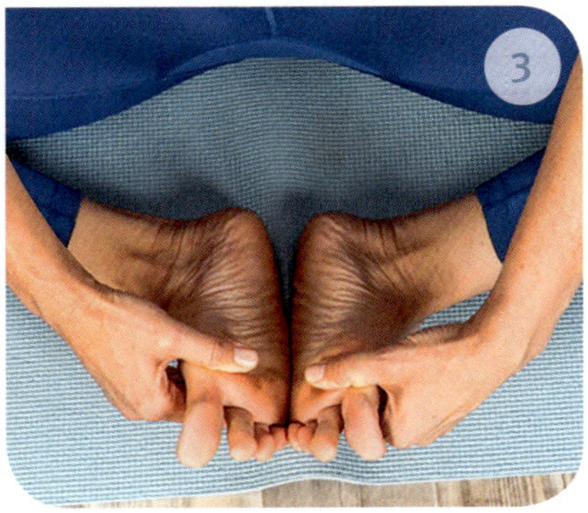
3

Adler in Rückenlage

Supta Garudasana

Ausgangsstellung: Positionieren Sie sich in der Rückenlage, die Beine gebeugt, die Fußsohle auf dem Boden, die Knie nach oben gestreckt.

Bandhas: Die Füße sind aktiv (Pada Bandha). Der Beckenboden ist nach innen hochgezogen (Mula Bandha), machen Sie ein leichtes Doppelkinn und einen langen Hals (Jalandara Bandha).

Ausführung: Bei der Einatmung das rechte Bein anheben und überkreuz über das linke Bein ablegen. Nun fassen Sie mit beiden Händen den linken Oberschenkel und schieben diesen in Richtung Rumpf. Die Fußzehen sind angezogen. Sie spüren die Dehnung äußerlich an der Hüfte. Achten Sie darauf, dass die Schultern am Boden bleiben. Halten Sie diese Dehnung für fünf Atemzüge und führen Sie sie dann auf der anderen Seite aus.

Hilfsmittel oder Modifikation: Zur Modifikation können Sie einen Yogagurt verwenden und um den Oberschenkel wickeln.

Wirkung

- Die Entspannung im unteren Rücken breitet sich sukzessive aus.

Variante intensive Beindehnung oder Liegende-Hand-zu-Großzehen-Streckung (Supta Padangusthasana): In Rückenlage auf der Matte beugen Sie das rechte Knie und bringen das Bein zur Brust. Greifen Sie mit den Händen um das rechte Knie oder den Oberschenkel und halten Sie es/ihn fest. Alternativ greifen Sie den großen Zeh. Strecken Sie das rechte Bein nach oben in die Luft, während Ihre Ferse in Richtung Decke zeigt. Das linke Bein auf der Matte ist gestreckt oder leicht gebeugt. Zur Modifikation verwenden Sie einen Gurt, um den Fuß zu halten. Halten Sie die Schultern auf der Matte und entspannen Sie den Nacken. Atmen Sie tief ein und verlängern Sie die Wirbelsäule, während Sie Ihr rechtes Bein in Richtung Decke ziehen.

Wirkung

- Supta Padangusthasana fördert die Dehnung der Oberschenkelmuskulatur und verbessert die Flexibilität der Hüften. Die Übung ist sehr zu empfehlen, wenn Sie eine Skoliose haben.

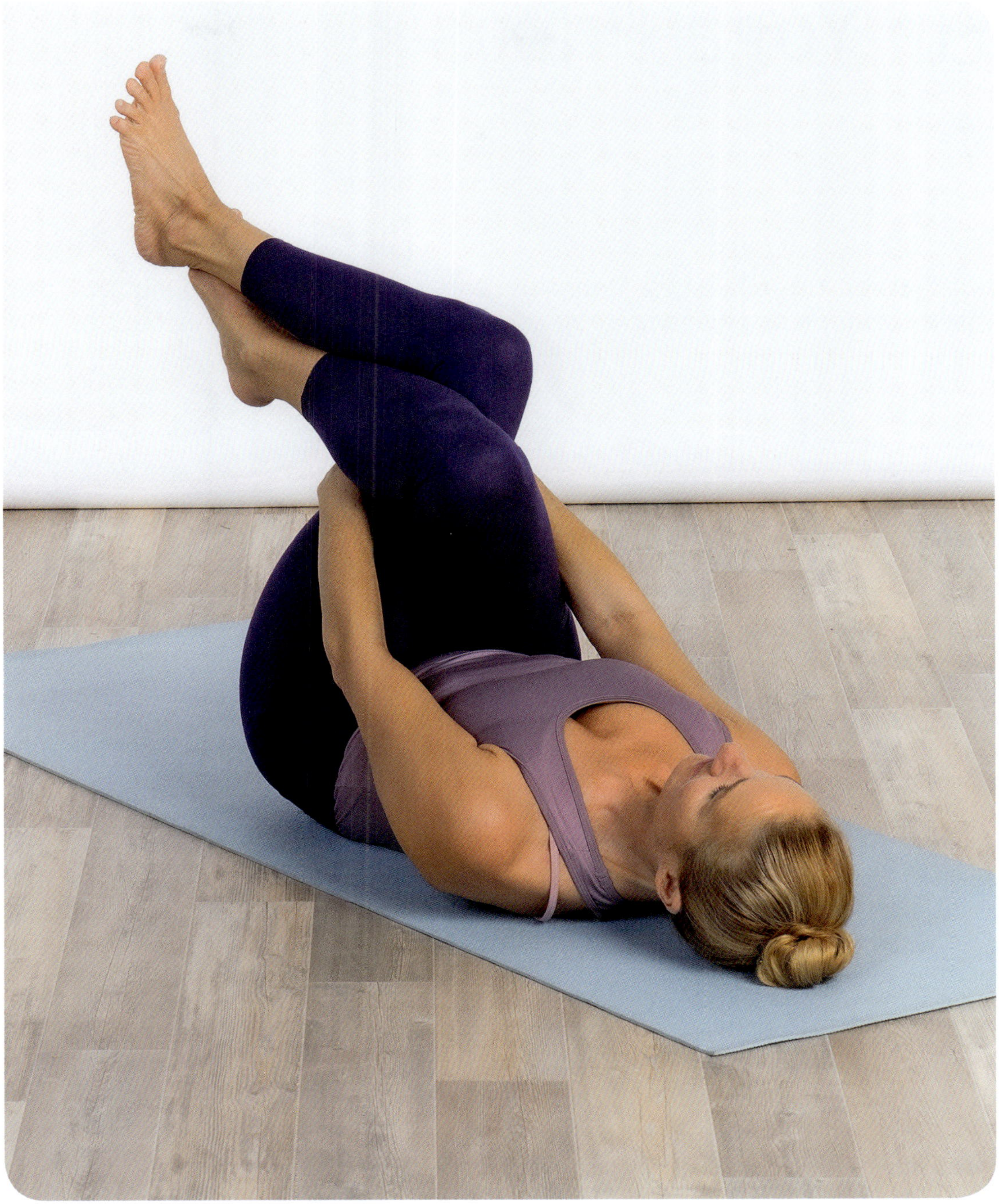

Yin-Yoga-Praxis

Das Ziel von Yin Yoga ist es, Menschen entspannt beweglich zu machen, deshalb ist diese Yogaform so geeignet für Menschen, die Rückenprobleme haben.

Durch das viele Sitzen verlieren wir an Flexibilität und Beweglichkeit im Rücken. Es baut sich unglaublich viel Spannung auf, die eine der Hauptursachen für Schmerzen sein kann. Die Wirkung der Asanas auf das Gewebe ist teilweise ähnlich der Akupressur. Durch diese Praxis sprengen Sie Ihre eigenen Grenzen, und das ganz sanft und liebevoll. Sie verweilen zwei bis fünf Minuten in dem jeweiligen Asana und kommen so vollständig zur Ruhe. Allein durch diese Praxis üben Sie sich in der Kunst der Meditation. Es ist empfehlenswert, zwischendurch kleine Gegenpositionen einzunehmen, diese finden Sie ebenfalls in den Übungsanleitungen. Im Laufe der Zeit erkennen Sie aber auch intuitiv den richtigen Impuls für eine Gegenbewegung. Dadurch kommen Sie aus der Einseitigkeit zurück in Ihre Mitte.

Nach Abschluss der Übung ist es sinnvoll, noch einen Moment innezuhalten, um achtsam nachzuspüren, wie es Ihnen geht. Sie können sich selbst kleine Sequenzen zusammenstellen, je nachdem, wie viel Zeit Ihnen zur Verfügung steht. Ein Minimum von zwei Minuten Haltedauer in der jeweiligen Yin-Yoga-Übung stellt sicher, dass Sie das Fasziengewebe tatsächlich geschmeidig ansprechen.

In dieser Praxis werden Hilfsmittel wie Blöcke, Decken und Bolster verwendet, damit Sie auf die eigenen Fähigkeiten und Bedürfnisse des Körpers eingehen und entspannt für diesen längeren Zeitraum in der jeweiligen Haltung verweilen können.

Es ist empfehlenswert, dass die Schmerzintensität nicht mehr als 60 % umfasst. Sie werden schon nach einer Minute feststellen, wie das fasziale Gewebe nachgibt und Sie möglicherweise noch etwas tiefer in die Übung gehen können. Achten Sie darauf, dass Sie sich niemals zu etwas zwingen. Wenn eine Bewegung oder Position nicht guttut, zwingen Sie sich nicht dazu. Bleiben Sie immer beständig in Ihrer Atmung, sie ist der Schlüssel dieser Yogapraxis. Sorgen Sie dafür, dass Sie ausreichend mit Sauerstoff versorgt sind. Ziehen Sie sich bequem an und sorgen Sie dafür, dass Sie in der Yin-Yoga-Praxis mehrere verschiedene Kleidungsschichten anhaben, damit Sie nicht frieren. Achten Sie auch darauf, nicht mit vollem Magen zu üben. Schwere Kost sollten Sie mindestens 2 Stunden vor der Praxis zu sich nehmen.

Warum Yin Yoga?

Es gibt unglaublich viele Optionen und Inspirationen, wie man mit Yoga Rückenschmerzen lindern kann. Yin Yoga ist meine bevorzugte Methode, um Rückenschmerzen zu lindern. Durch regelmäßige Haltungswechsel und den Meditationsmodus wird der Körper weniger belastet als beim langen Verweilen im Schneidersitz, was Stress reduziert und das Bewusstsein fördert – eine Wohltat für den Rücken.

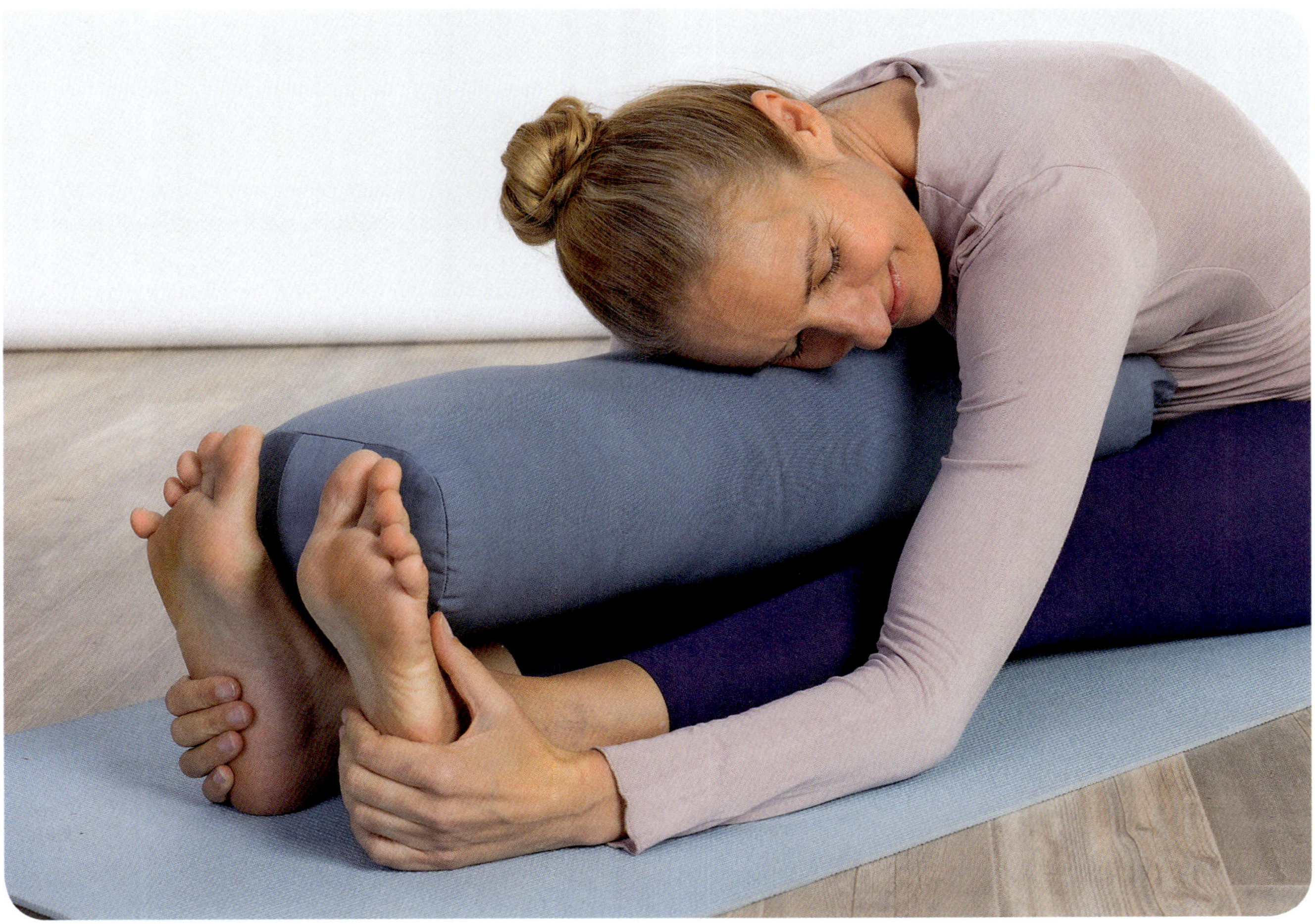

Kindhaltung

Balasana

Begeben Sie sich in die kniende Position. Senken Sie Ihren Oberkörper sanft auf Ihre Oberschenkel ab, Ihre Stirn geht in Richtung Boden. ❶ Spüren Sie in sich hinein, ob Sie diese Haltung mit geöffneten oder geschlossenen Knien praktizieren möchten. Die Wirkung ist völlig unterschiedlich und es gibt Tage, an denen Sie das eine benötigen, und Tage, an denen das andere besser tut. Ihre Arme sind sanft vor Ihnen abgelegt. Verweilen Sie 2–5 Minuten in dieser Haltung. Als Gegenbewegung richten Sie sich liebevoll auf und blicken einen Moment nach oben in Richtung Decke.

Modifikation: Legen Sie entweder ein Bolster oder eine gefaltete Decke zwischen Ihre Knie. Ihre Stirn liegt auf Ihren aufeinandergelegten Fäusten, Sie können aber auch ein Kissen oder einen Block unter Ihre Stirn legen.

Wirkung

- Sie spüren im unteren und oberen Rücken eine befreiende Dehnung. Bei geöffneten Knien bekommen Sie mehr Länge im Rücken, was dem Brustkorb mehr Weite schenkt und einfach ein klein bisschen mehr öffnet. Wenn Sie die Knie geschlossen haben, spüren Sie möglicherweise, dass Sie eher einen Rundrücken haben. Dadurch entspannen und dehnen sich die Nackenmuskeln. Nehmen Sie wahr, was Sie jetzt brauchen, und entscheiden Sie selbst.

Liegender zurückgelehnter Schmetterling

Supta Baddha Konasana

Positionieren Sie sich in die Rückenlage und beugen Sie die Knie. Gerne können Sie ein Bolster unter Ihrem Rücken positionieren. Legen Sie Ihre Fußsohlen aneinander und lassen Sie die Oberschenkel sanft in Richtung Boden auseinanderfallen. Die Arme können im 45-Grad-Winkel über den Kopf positioniert werden, die Handflächen sich nach oben gerichtet. ❷ Atmen Sie tief in den Bauchraum ein und aus. Verweilen Sie in dieser Haltung 2–5 Minuten.

Gegenbewegung: Beugen Sie sich nach dem Hochkommen entspannt 1 Minute nach vorne.

Modifikation: Sie können gerne Yogablöcke unter die Knie legen. Für eine besondere Brustkorböffnung legen Sie sich ein Bolster oder eine Decke unter den Rücken.

Wirkung

- Diese Übung öffnet den Brustkorb, was dem oberen Rippenkäfig guttut, und entspannt den unteren Rücken und die Hüftregion.

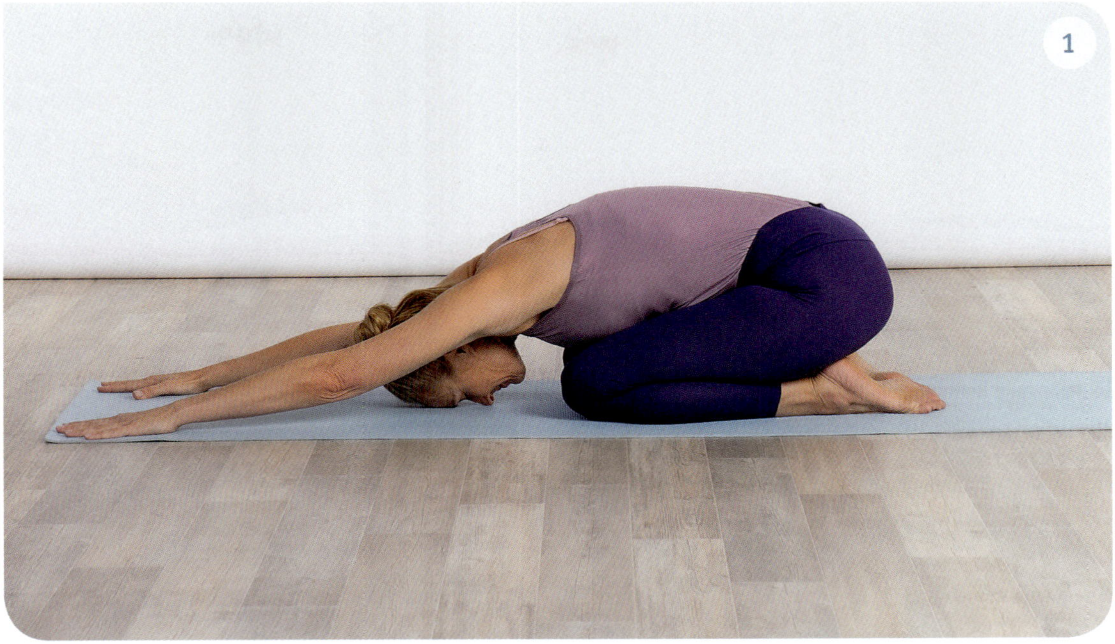
1

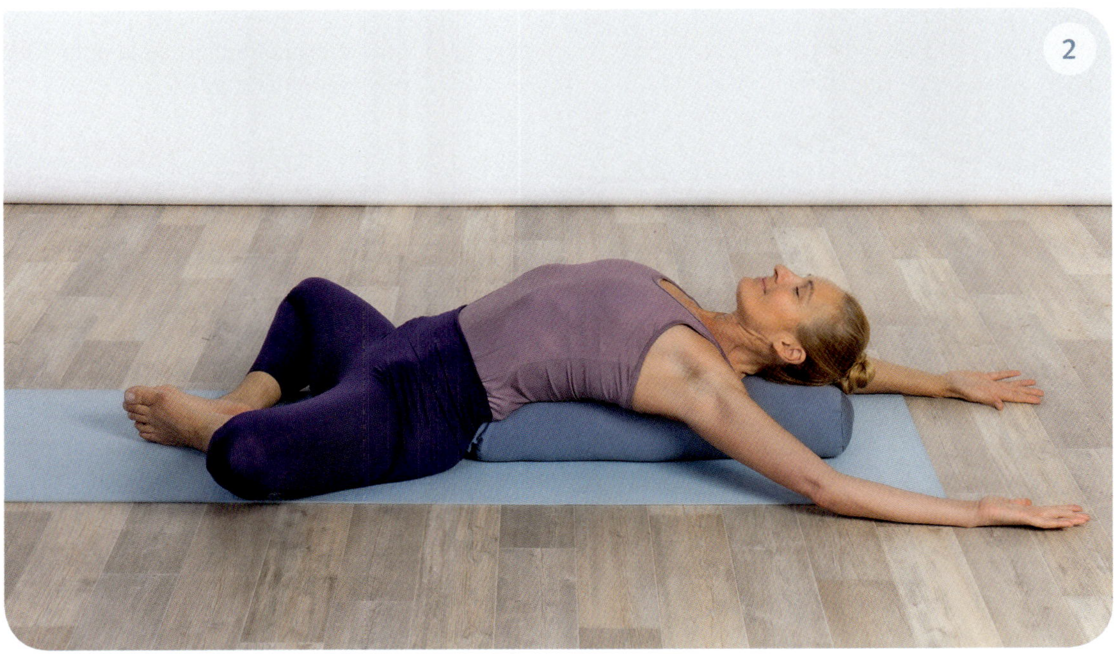
2

Vorgebeugter Schmetterling

Prahva Bhadrasana

In der sitzenden Position legen Sie Ihre Fußsohlen zusammen und öffnen die Knie nach außen. Ihre Fersen sind vom Oberkörper so weit entfernt, dass Ihre Beine eine Rautenform bilden. Legen Sie ein Bolster auf den Füßen und zwischen den Beinen ab. Atmen Sie tief ein und strecken Sie Ihren Rücken lang, beim Ausatmen runden Sie langsam Ihren Rücken und neigen Sie den Oberkörper nach vorne, die Stirn neigt sich in Richtung Füße. ❶ Verweilen Sie in dieser Haltung 2–5 Minuten.

Gegenbewegung: Zur Entspannung können Sie Ihre Knie auf- und abbewegen, während Sie Ihre Hände mit den Fingerkuppen nach hinten gerichtet hinter dem Rücken positionieren.

Wirkung

- Diese Haltung ist eine wundervolle Dehnung, wenn Sie Schmerzen im Rücken haben. Genießen Sie die Dehnung im Nacken und im Hüftbeugemuskel.

Schmelzendes Herz

Anahatasana

Kommen Sie in den Vierfüßlerstand, positionieren Sie Ihre Hände unter den Schultern und die Knie unter der Hüfte. Schieben Sie Ihre Hände noch etwas weiter nach vorne, dabei bleibt die Hüfte über den Knien. Erlauben Sie, dass Ihre Stirn sanft in Richtung Boden schmilzt. Ihre Arme sind lang gestreckt auf dem schmalen Mattenrand. Der Brustkorb strebt in Richtung Boden, während der gesamte Rücken in einer sanften Wölbung entspannt. ❷

Gegenbewegung: Die Kindhaltung ist die optimale Gegenbewegung, nachdem Sie Anahatasana praktiziert haben.

Variante: Zur Steigerung können Sie die Hände jeweils auf einem Block ablegen.

Wirkung

- Der Brustkorb und der obere Rücken werden gedehnt und geöffnet.

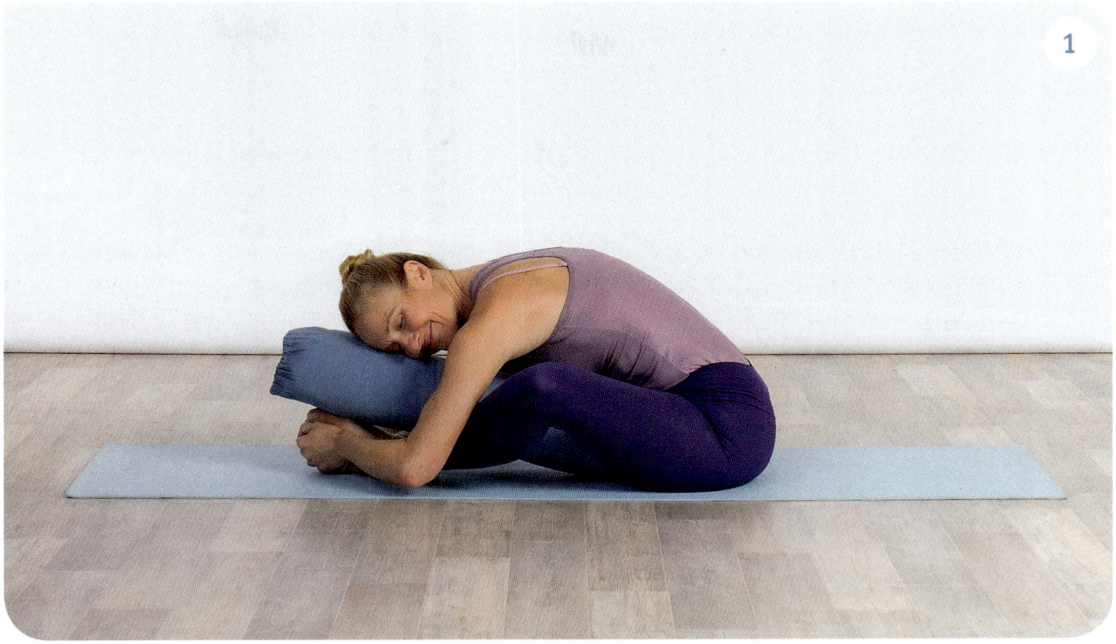

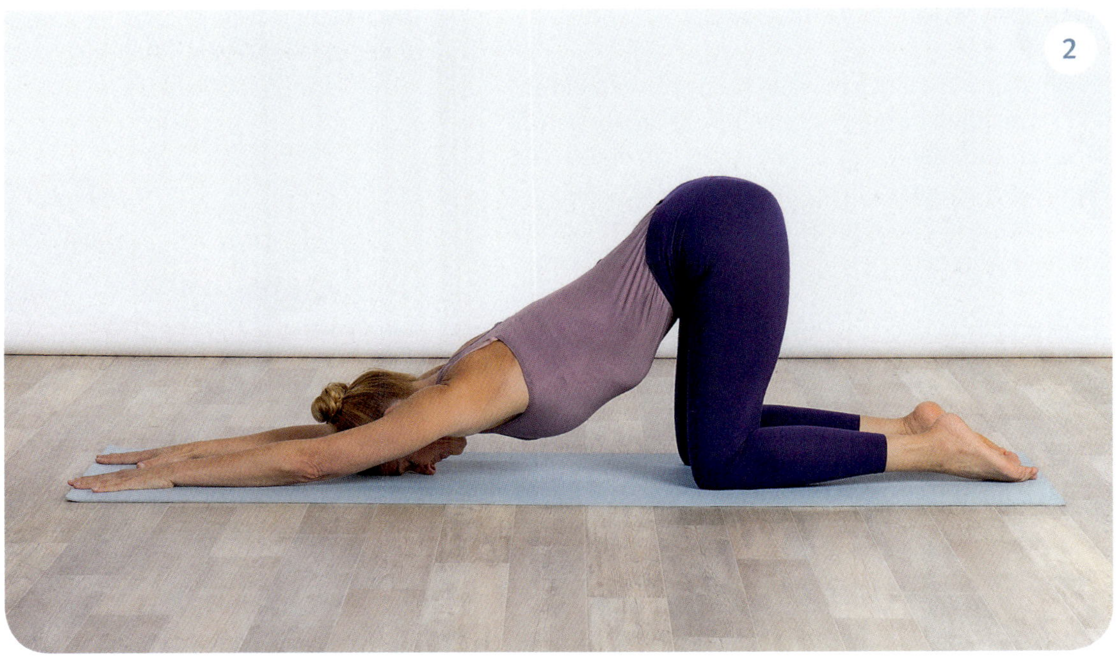

Sphinx

Laghu Bhujangasana

Sie liegen mit lang gestreckten Beinen in Bauchlage. Die Beine sind hüftbreit geöffnet, die Fußrücken liegen am Boden. Positionieren Sie die Ellenbogen direkt unter den Schultern und die Unterarme parallel zueinander. Die Unterarme schieben Sie vom Boden in Richtung Hüftknochen. Dadurch hebt sich der Brustkorb nach vorne und oben. Schieben Sie Ihren Schambeinknochen in Richtung Boden, dadurch generieren Sie eine Akupressur an dieser entsprechenden Stelle, was die Bauchmuskelverkürzung ein wenig entspannen kann. Verweilen Sie 2–5 Minuten in dieser Haltung.

Gegenbewegung: Begeben Sie sich abschließend entspannt ca. 1 Minute in die Kindhaltung.

Modifikation: Zur Erleichterung können Sie ein Bolster unter dem Rippenkäfig positionieren. ❶ Sie können als Variation auch den Kopf hängen lassen, um die Nackenmuskulatur zu entspannen. Spüren Sie in sich hinein, wie es sich anfühlt, wenn Sie den Kopf ein bisschen hin- und herbewegen.

Kniend im Nadelöhr

Parivritta Parshva Balasana

Sie sind im Vierfüßlerstand, nun fädeln Sie den rechten Arm mit dem Handrücken am Boden möglichst weit unter Ihrem linken Arm hindurch. Ihre rechte Schulter, das rechte Ohr, die Schläfe und die Wange legen Sie auf der Matte ab. Atmen Sie gezielt in den oberen Rücken, während der untere Rücken immer mehr in die Entspannung geht. ❷

Gegenbewegung: Die Sphinx (Salamba Bhujangasana) kann die entgegengesetzte Bewegung bieten, um die Wirbelsäule zu strecken, oder auch die Bauchlage, bei der die Hände unter der Stirn positioniert sind.

Modifikation: Hier können Sie eine gefaltete Decke unter die Knie legen.

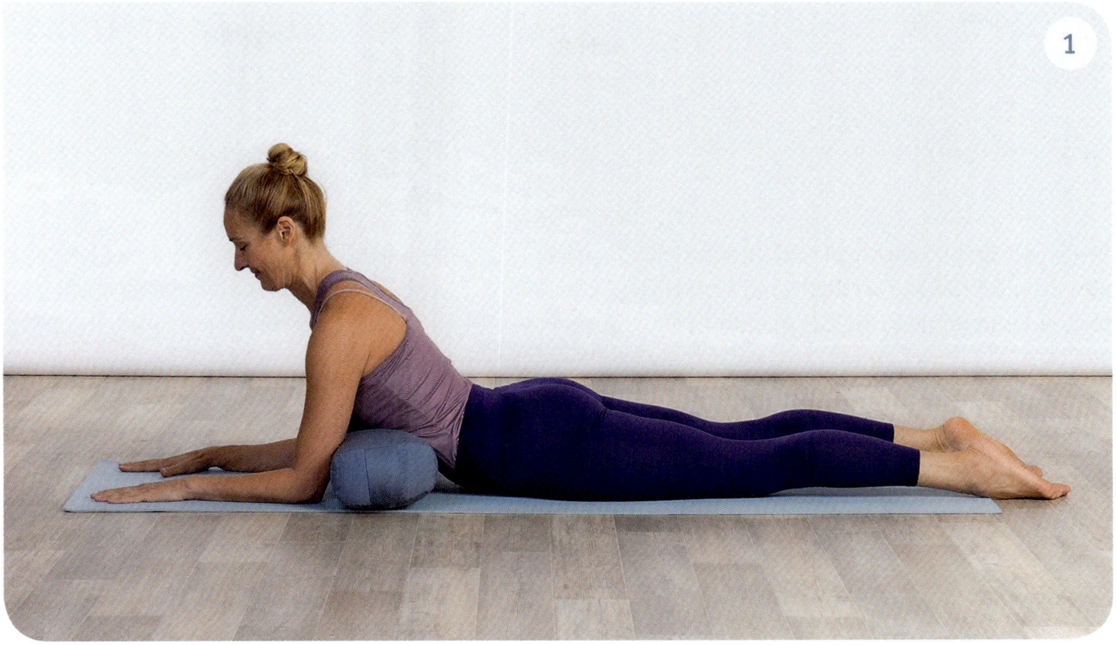
1

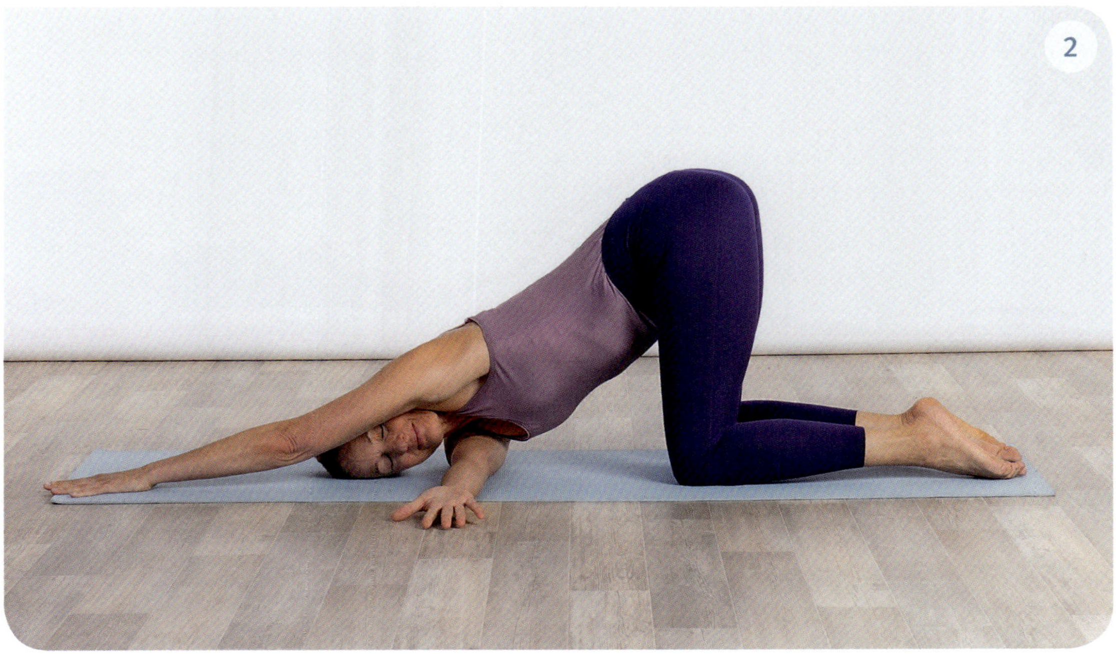
2

Knoten in Bauchlage

Adhvasana Parivritta Parshva

Beginnen Sie in Bauchlage und strecken Sie die Beine aus. Strecken Sie die rechte Hand nach vorne auf Schulterhöhe und winkeln Sie den rechten Ellbogen an, sodass ein rechter Winkel entsteht. Die Handfläche zeigt nach unten. Führen Sie den linken Arm unterhalb Ihres Körpers, legen Sie die linke Hand links auf den Boden und senken Sie die linke Schulter nach unten. Variieren Sie die Position der Arme je nach Bedarf, um die Dehnung anzupassen. Je nach Flexibilität können Sie den rechten Arm näher am Körper halten oder die linke Hand weiter nach links strecken. ❶

Gegenbewegung: Eine leichte Rückbeuge wie die Sphinx (Salamba Bhujangasana) kann die entgegengesetzte Bewegung bieten, um die Wirbelsäule zu strecken.

Wirkung

- Sie spüren die Dehnung in der Schulterblattregion und die Kompression in der vorderen Schulterpartie. Mit diesem Asana sprechen Sie Ihre rückwärtige Herzregion an.

Nadelöhr in Rückenlage

Supta Kapotasana

Sie liegen in Rückenlage, die Beine sind aufgestellt. Legen Sie nun den linken Knöchel auf das rechte Knie. Greifen Sie mit den Händen Ihren rechten Oberschenkel und ziehen Sie ihn liebevoll in Richtung Rumpf. Ihr Kopf liegt ganz entspannt auf dem Boden. ❷ Verweilen Sie 2–5 Minuten in dieser Haltung. Bei empfindlichen Knien drehen Sie einfach Ihren Fußrücken in Richtung Schienbein.

Gegenbewegung Um eine entgegengesetzte Hüftöffnung zu erreichen, könnten Sie die Knie zur Brust (Apanasana) ziehen oder Happy Baby praktizieren.

Wirkung

- Dieses Asana dient als Hüftöffnung, die dabei hilft, den unteren Rücken zu entspannen.

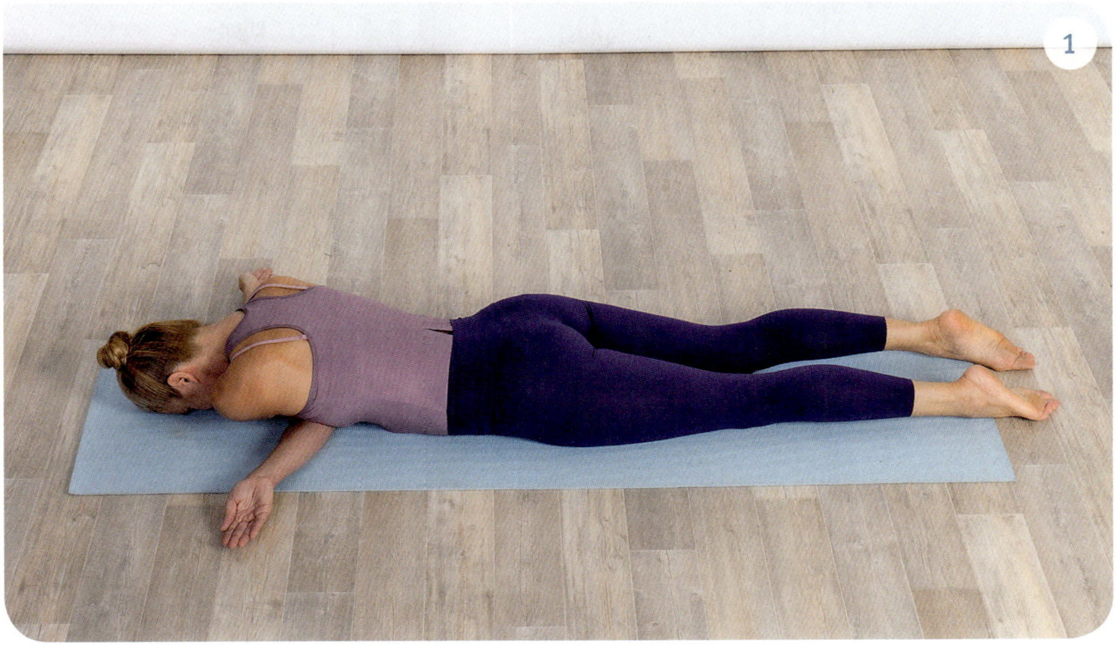

1

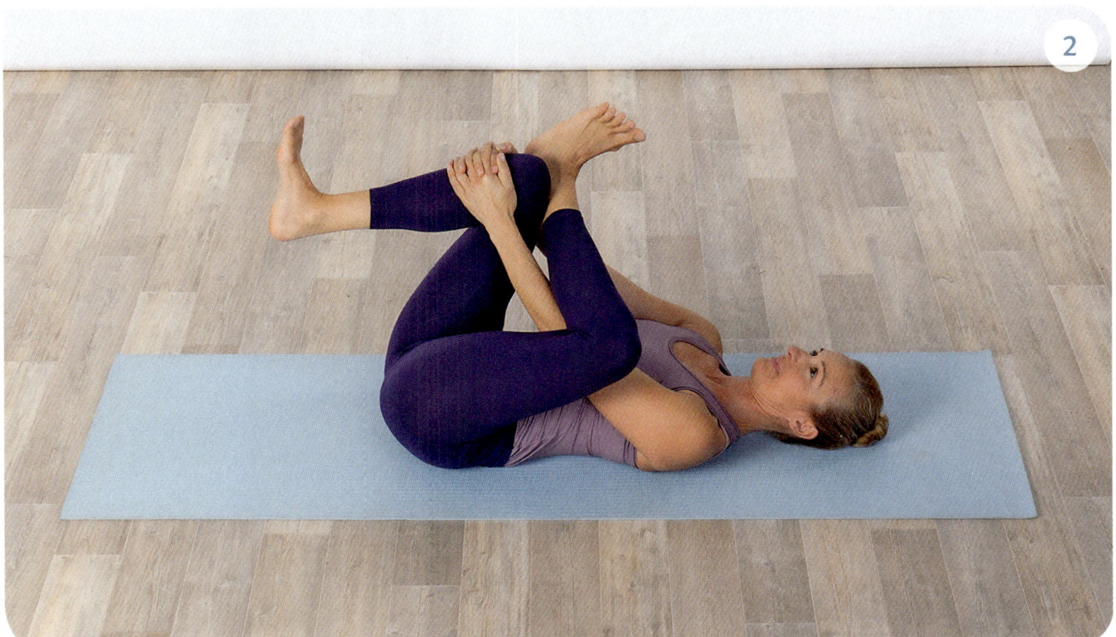

2

Gestützte Brückenhaltung

Setu Bandha Sarvangasana

Sie liegen in Rückenlage mit aufgestellten Beinen. Schieben Sie die Fußsohle in den Boden und heben dabei die Hüfte von der Matte an. Nun können Sie einen Block unter Ihrem Kreuzbein am unteren Ende der Wirbelsäule positionieren. Welche Höhe des Blocks für Sie angenehm ist, können sie ganz für sich entscheiden. Ziel ist es, eine wundervolle Brustkorböffnung zu generieren. Die Arme können Sie ganz entspannt rechts und links am Boden ablegen. ❶ Verweilen Sie 2–5 Minuten in dieser Haltung.

Gegenbewegung: Eine sanfte Vorwärtsbeuge wie die Knie-zur-Brust-Position (Apanasana) kann Entlastung bringen.

Wirkung

- Durch die passive Dehnung in der Körpervorderseite, vor allem im Brustkorb und im vorderen Schulterbereich, reduzieren Sie die Spannung am oberen Rücken. Gleichzeitig dehnt diese Übung den Hüftbeuger, was bei Empfindlichkeit im unteren Rücken sehr hilfreich ist.

Sattel

Palyanasana

Setzen Sie sich in den Fersensitz und öffnen Sie die Beine leicht, sodass das Gesäß den Boden berührt. Senken Sie den Rücken langsam zum Boden ab und stützen Sie sich mit den Händen hinter sich ab, die Finger zeigen dabei zur Hüfte. Achten Sie darauf, langsam zu gehen und anzuhalten, wenn Sie Ihre Grenze spüren. Achten Sie auf die Position Ihres Beckens: Kippen Sie das Becken leicht nach hinten, um eine natürliche Krümmung der Wirbelsäule zu unterstützen und den unteren Rücken zu stabilisieren. Wenn Sie in der Übung ganz sicher sind, können Sie die Arme auch gestreckt hinter Ihrem Kopf am Boden ablegen. ❷

Gegenbewegung: Als Gegenbewegung können Sie entweder in den Vierfüßlerstand, den Katzenbuckel oder in die Kindhaltung gehen.

Variante: Sie können diese Übung mit hüftbreit geöffneten oder mit geschlossenen Beinen durchführen.

Modifikation: Legen Sie eine gefaltete Decke oder ein Bolster unter die Hüften. ❷ Wenn Sie Schmerzen im Fußrücken verspüren, können Sie auch dort eine Decke positionieren.

Wirkung

- Diese Übung dient der vorderen Hüfte, was dem unteren Rücken mehr Entspannung schenkt. Sie ist also ideal gegen ein bestehendes Hohlkreuz.

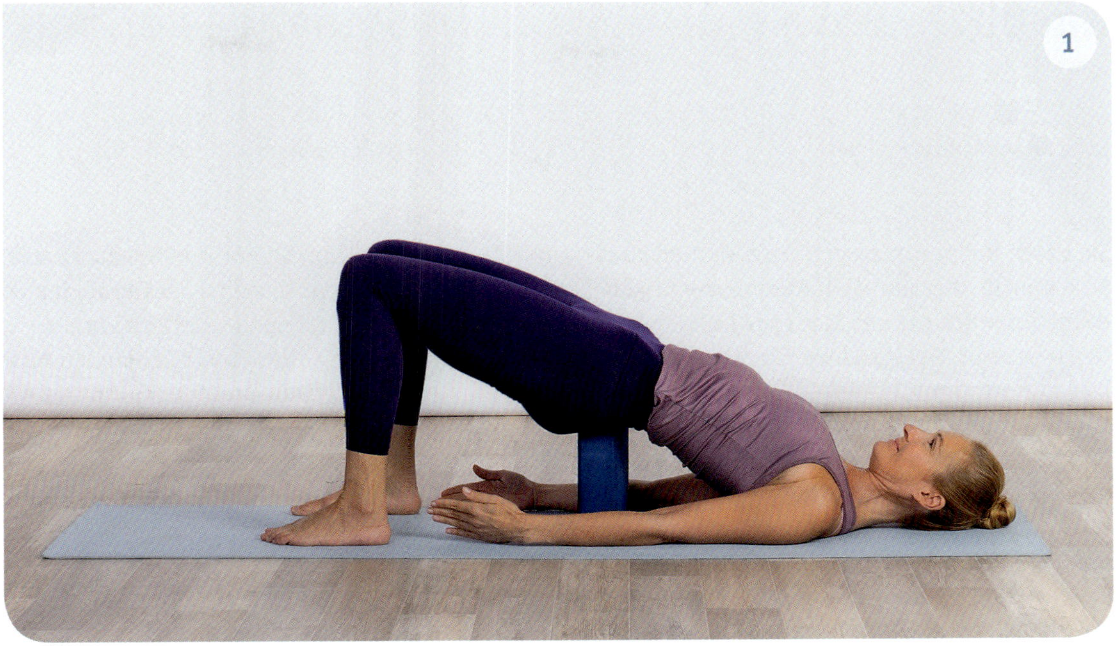
1

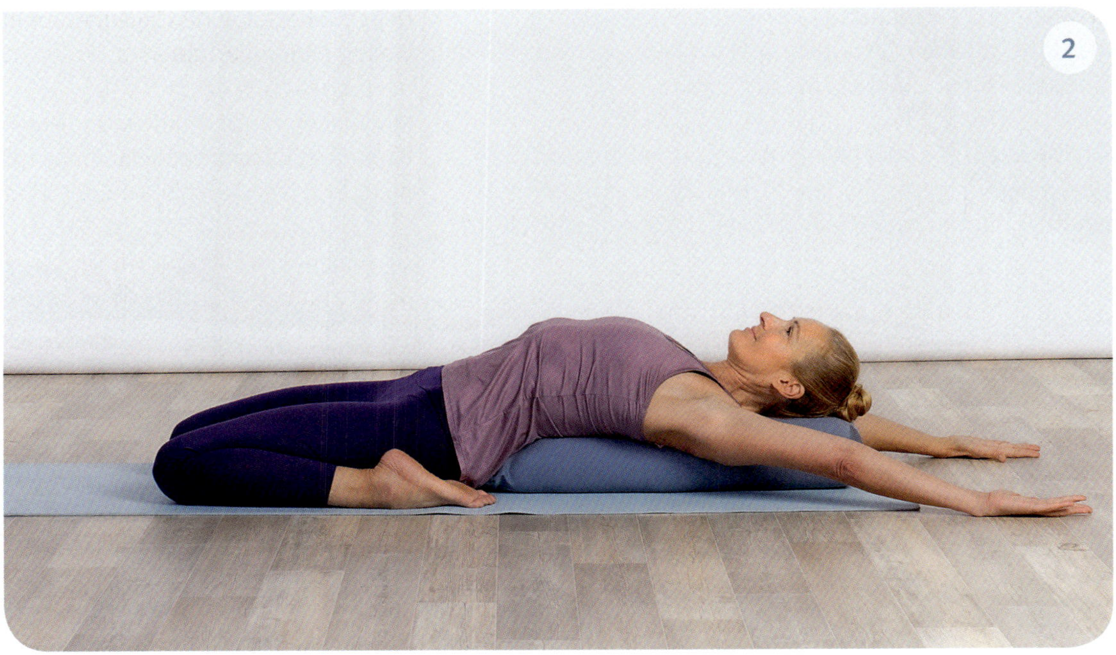
2

Raupe

Trina Jalaukasana

Sie sitzen mit gestreckten Beinen, der Rücken ist aufgerichtet. Bei der nächsten Ausatmung neigen Sie Ihren Oberkörper achtsam nach vorne, Ihr Becken ist nach vorne gekippt. Der Rücken wird rund und Sie können Ihren Kopf hängen lassen. Die Beine sind vollkommen entspannt und die Füße dürfen entweder nach innen oder nach außen fallen. Verweilen Sie 2–5 Minuten in dieser Haltung.

Gegenbewegung: Heben Sie sanft den Kopf an, beugen Sie die Beine, um die Fußsohlen auf dem Boden zu halten, und drücken Sie die Hände hinter dem Rücken in den Boden, um den Brustkorb anzuheben. Alternativ können Sie die Handflächen in den Boden schieben und die Hüfte anheben, um die Körperrückseite zu strecken. Verweilen Sie 1 Minute in dieser Position.

Modifikation: Sie können ein Bolster oder Kissen auf die Oberschenkel legen, um den Oberkörper zu entlasten, oder Yogablöcke unter die Beine und die Stirn legen. (1)

Wirkung

- Genießen Sie die Dehnung der gesamten Körperrückseite.

Stehende Vorbeuge

Uttanasana

Sie stehen im hüftbreiten Stand, atmen ganz tief ein, mit der Ausatmung beugen Sie Ihre Hüfte nach vorne, der Rumpf neigt sich nach vorne in Richtung Boden. Legen Sie Ihre Hände neben den Füßen am Boden ab, den Kopf vollkommen hängen lassen. (2) Folgen Sie dem Impuls Ihres Körpers. Vielleicht möchten Sie den Nacken etwas mehr entspannen, indem Sie den Kopf etwas nach rechts und links bewegen oder vollkommen hängen lassen oder drehen. Diese Übung 2–5 Minuten lang durchführen.

Gegenbewegung: Beim Hochkommen die Beine etwas beugen und die Hände auf den Oberschenkel ablegen. Bauen Sie Kraft in den Bauchmuskeln auf und schenken Sie dem Rücken Länge.

Modifikation: Zur Modifikation legen Sie Ihre Hände auf einem Yogablock neben den Füßen ab.

Wirkung

- Genießen Sie die Dehnung der gesamten Körperrückseite.

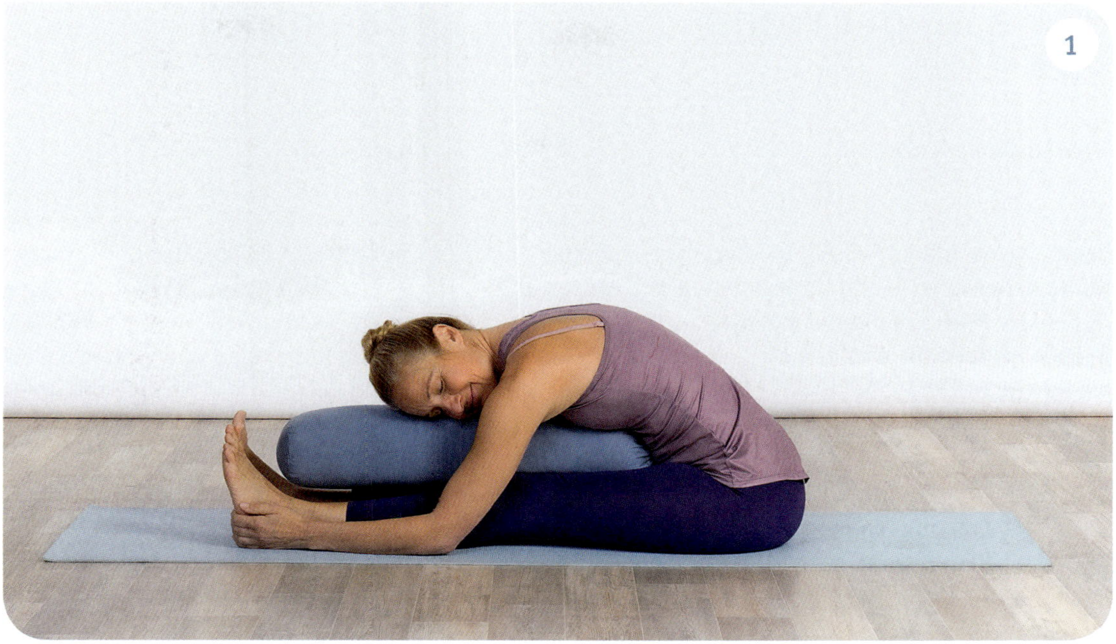
1

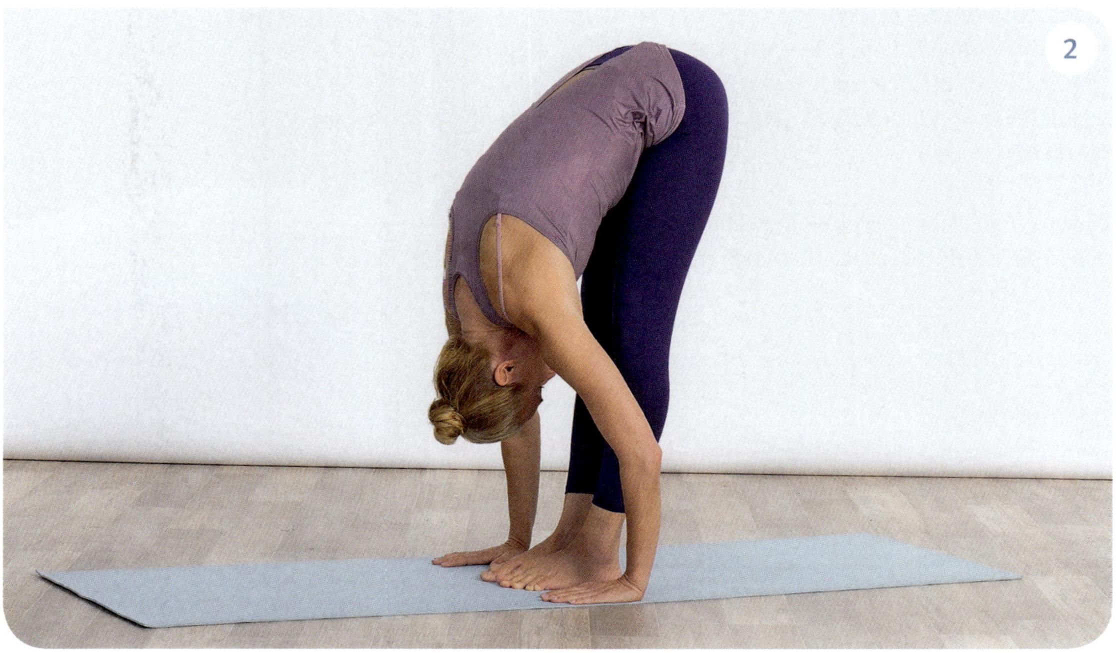
2

Beine an der Wand

Viparita Karani Kudya

Beginnen Sie, indem Sie sich in Rückenlage auf einer Matte neben einer Wand positionieren. Ihre Hüften und der untere Rücken sollten dabei nahe an der Wand sein. Beugen Sie die Knie und drehen Sie sich zur Seite, sodass Sie Ihre Beine die Wand hochlegen können. Schieben Sie Ihre Beine an der Wand nach oben. Ihr Rücken und Ihr Gesäß bleiben auf der Matte. Sie liegen achtsam auf dem Rücken, während Ihre Beine entlang der Wand nach oben gestreckt sind. Ihre Hüften und Ihr unterer Rücken bleiben möglichst nahe an der Wand. Ihre Arme können Sie so positionieren, dass sie bequem neben dem Körper liegen, die Handflächen zeigen nach oben. Die Absicht bei dieser Pose ist es, Ihre Beine an der Wand hochzuführen, während Ihr Rücken vollkommen entspannt und flach auf der Matte bleibt. ❶ Sie können sich am Ende leicht seitlich rollen, um die Beine abzulegen. Diese Position kann helfen, den Rücken zu entspannen.

Variante: Positionieren Sie eine gefaltete Decke unter dem unteren Rücken, um dort noch mehr Entspannung zu generieren.

Wirkung

- Dieses Asana sorgt für Entspannung im Rücken.

Banane

Bananasana

Sie liegen in Rückenlage und strecken die Arme wie ein V über den Kopf nach oben, die Beine sind ebenfalls gestreckt und weit geöffnet. Nun legen Sie die rechte auf die linke Hand und greifen das rechte Handgelenk. Heben Sie den rechten Fuß und kreuzen diesen über das linke Sprunggelenk. Beide Beckenknochen liegen flach auf dem Boden. Nun neigen Sie den Oberkörper seitlich, sodass Sie von oben betrachtet wie eine Banane aussehen. ❷ Verweilen Sie in dieser Haltung 2–5 Minuten, bevor Sie einen Seitenwechsel ausführen.

Gegenbewegung: Eine mögliche Gegenbewegung ist eine seitliche Vorbeuge im Sitzen oder Neutralisation in der Totenstellung.

Wirkung

- Sie dehnen den gesamten seitlichen Körper. Die Oberflächenmuskulatur des unteren Rückens und die tiefe Muskulatur werden gestreckt und gedehnt. Ziel ist es, Schulter und untere Wirbelsäule geschmeidig und mobil zu machen.

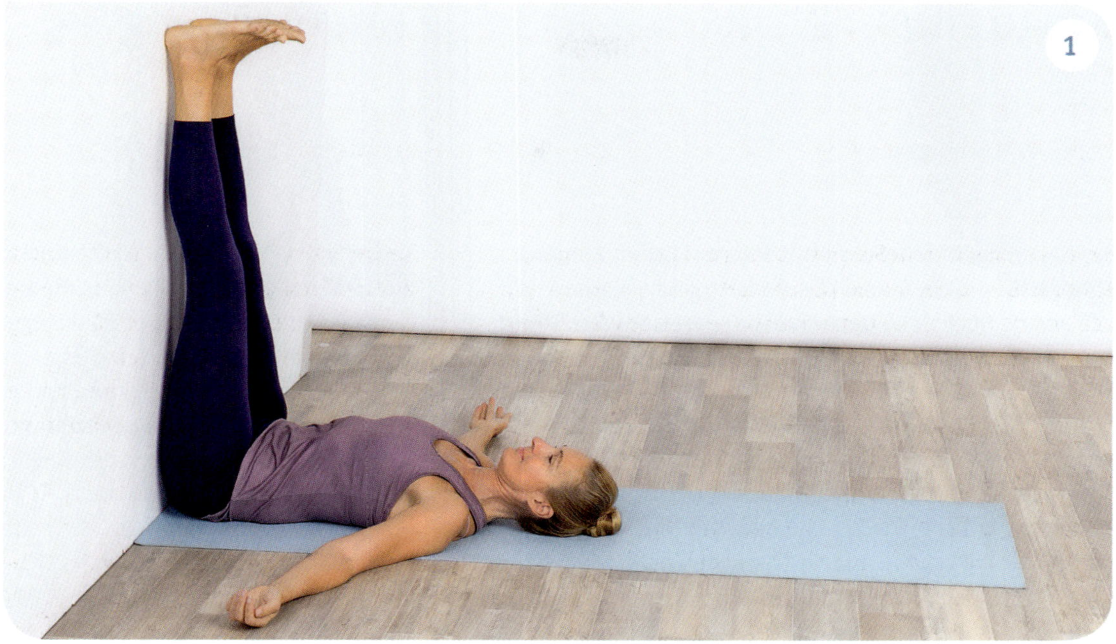
1

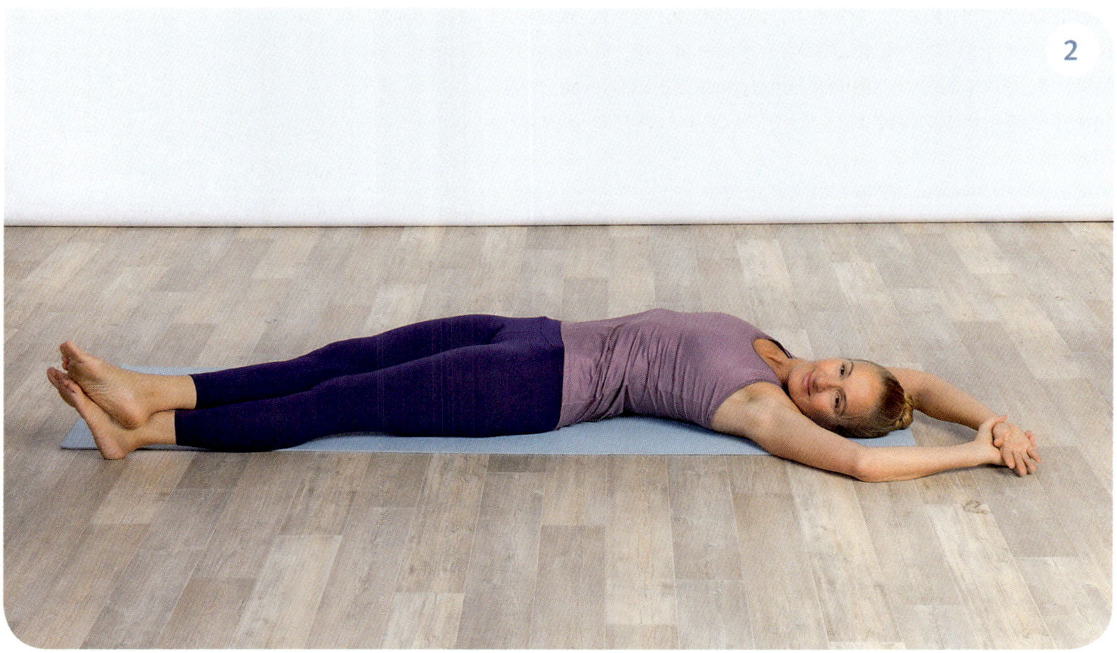
2

Krokodil

Supta Matsyendrasana

Sie liegen auf dem Rücken mit angewinkelten Beinen. Ihre Arme sind in V-Form leicht nach oben gestreckt, die Hände über den Schultern. Aktivieren Sie die Füße, heben Sie sanft die Hüfte an und setzen Sie sie leicht nach rechts ab. Lassen Sie dann die Knie zur linken Seite fallen, um eine Wirbelsäulenrotation zu ermöglichen. Halten Sie das Brustbein zur Decke gerichtet und die Schulterblätter bewusst am Boden. ❶ Entspannen Sie vollständig und verweilen Sie hier 2–5 Minuten, bevor Sie die Übung auf die andere Seite bringen.

Gegenbewegung: Zum Abschluss können Sie die Knie in die andere Richtung als Gegenbewegung für 1 Minute genießen.

Modifikation: Legen Sie ein Kissen oder eine Decke unter das untere Knie.

Variante: Für eine Steigerung können Sie das Asana mit den Adlerbeinen ausführen, dafür das rechte Bein über das linke Bein kreuzen, sodass der Fußrücken um die Wade gewickelt ist.

Wirkung

- Diese Übung ist wunderbar geeignet, um Verspannungen in der unteren Rückenmuskulatur, im Gesäß und in der Hüftmuskulatur zu lösen. Dank der tiefen Atmung wird die Verklebung zwischen den Rippen sukzessive aufgelöst, was für die Rückenentspannung sehr wichtig ist.

Totenstellung

Shavasana

Legen Sie sich entspannt in die Rückenlage. Entspannen Sie sich und erlauben Sie, dass die Erdanziehungskraft Sie in den Boden zieht. Ihre Arme sind seitlich am Boden mit dem Handrücken nach unten abgelegt. Die Fußspitzen nach außen fallen lassen, die Beine sind lang gestreckt, der Kopf ruht mittig. ❷ Lassen Sie vollkommen los. Verweilen Sie in diesem Asana 5–10 Minuten.

Wirkung

- Gerade wenn Sie mit der Yogapraxis starten, fällt es schwer, sich einfach fallen zu lassen. Wenn Sie gestresst oder überlastet sind, ist dieses Asana wunderbar. Praktizieren Sie es am Ende jeder Stunde. Es reguliert Ihren Blutdruck, beruhigt das Nervensystem und aktiviert den Parasympathikus. In diesem Asana integrieren Sie alles, was Sie für sich in der Yogapraxis erarbeitet haben.

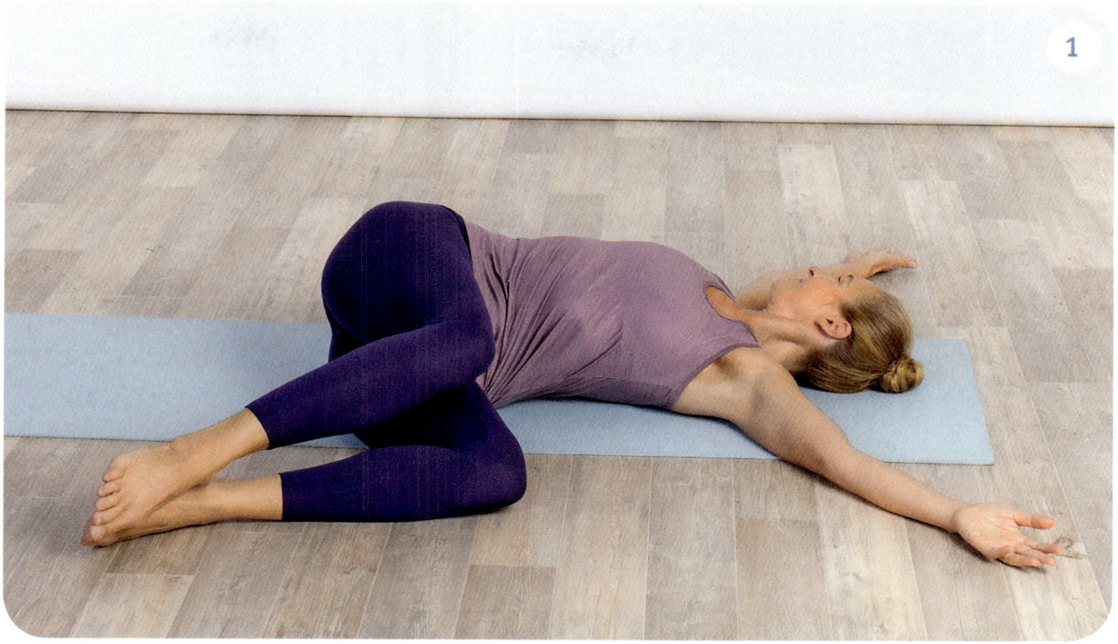
1

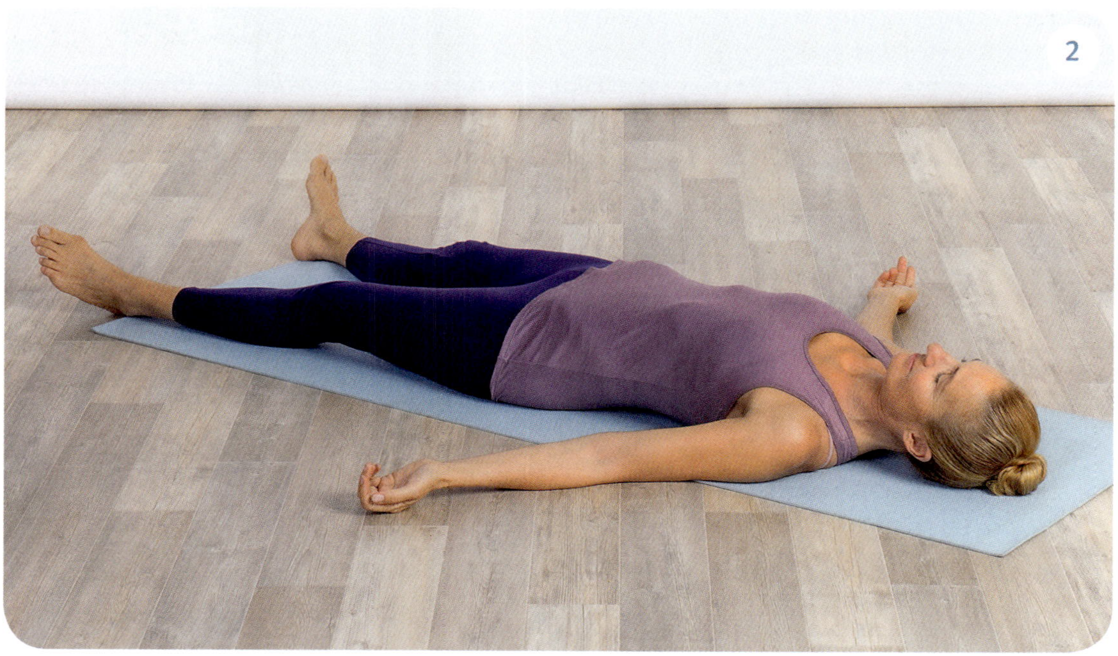
2

Kundalini-Yoga-Praxis

Kundalini Yoga ist eine ganzheitliche Praxis, die Atemtechniken, Meditation, Körperhaltungen und Mantras kombiniert, um die Kundalini-Energie zu wecken und durch die Energiezentren des Körpers aufsteigen zu lassen.

Kundalini Yoga ist eine wunderbare Ergänzung zu Yin Yoga und eine Empfehlung für einen gesunden Rücken. Diese Praxis stärkt die Rumpfmuskulatur und verbessert die Wirbelsäulenflexibilität, während sie eine Verbindung zwischen Schulterblättern, Sehnen, Bändern und Gelenken herstellt.

Die Asanas können flexibel angepasst werden, und eine persönliche Anleitung durch einen qualifizierten Yogalehrer intensiviert die Erfahrung.

Kundalini Yoga bietet nicht nur körperliche Vorteile, sondern fördert auch innere Harmonie und spirituelles Wachstum durch bewusstes Atmen, Asanas und Meditation. Es löst Blockaden, aktiviert die Chakren und fördert die Selbstheilungskräfte des Körpers.

Diese Praxis führt zu einer tieferen Verbindung mit Ihrer inneren Lebensenergie und unterstützt emotionale Ausgeglichenheit und mentale Klarheit. Tauchen Sie ein in diese transformative Reise und erleben Sie die Schönheit und Kraft von Kundalini Yoga.

Armstreckung über Kopf

Suhkasana

Setzen Sie sich in den Schneidersitz mit überkreuzten Beinen. Legen Sie die Hände vor dem Brustkorb in Anjali Mudra, die Gebetshaltung, und drücken Sie die Handflächen zusammen. Heben Sie den linken Arm beim Einatmen diagonal nach oben in Form eines halben »V« und ziehen Sie gleichzeitig die Knie nach oben. Beim Ausatmen bringen Sie die Hände vor dem Brustkorb zusammen und klatschen, während Sie die Knie senken. Wiederholen Sie dies zur anderen Seite und setzen Sie die Übung für 4 Minuten fort.

Wirkung

- Die Schultermuskulatur wird aktiviert, der Herzraum und die Rückenpartie werden durchblutet und damit energetisiert. Nehmen Sie wahr, wie Ihre Hüftregion immer mehr an Mobilität und Geschmeidigkeit gewinnt.

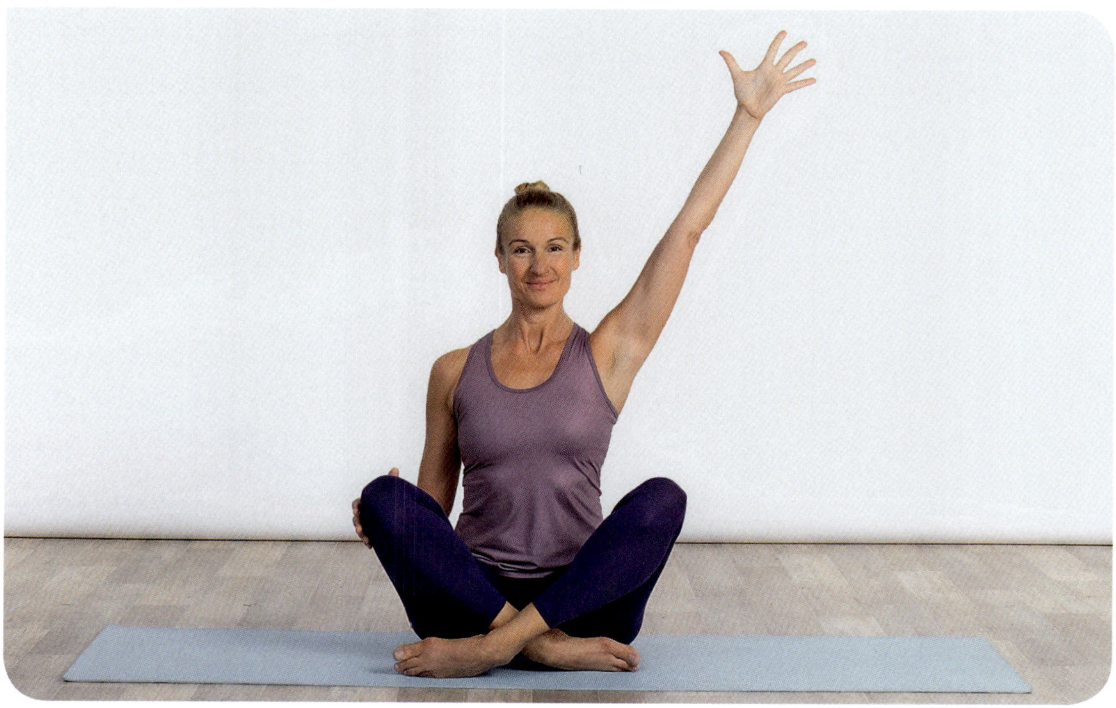

Knie-Stirn-Berührung

Shirshasana

Sie sitzen im Schneidersitz, die Hände sind auf den Knien abgelegt. Mit der Ausatmung senken Sie Ihren Oberkörper und Kopf zum rechten Knie. ❶ Mit dem Einatmen richten Sie sich wieder auf. Mit der nächsten Ausatmung zum linken Knie neigen. Im Rhythmus der Atmung wechseln Sie hin und her. Wiederholen Sie dies 3–4 Minuten.

Wirkung

- Bei dieser Übung entspannen Sie die Nacken- und Rückenmuskulatur, während der Bauchmuskel aktiviert wird. Sie generieren neue Flexibilität im gesamten Rumpf.

Katze-Kuh im Schneidersitz

Sukasana Marjariasana

Sie sitzen im Schneidersitz und legen die Hände mit lang gestreckten Armen auf die Knie. Ihre Handflächen zeigen nach unten. Mit der nächsten Einatmung kippen Sie Ihr Becken nach vorne, die Schulterblätter ziehen am Rücken zueinander. Dabei bildet Ihr Körper ein weiches Hohlkreuz. ❷ Mit der Ausatmung ziehen Sie die Schulterblätter auseinander, neigen das Kinn zum Brustkorb und bilden einen Rundrücken. ❸ Bewegen Sie sich relativ dynamisch und zügig mit einer angepassten schnellen Atmung. Führen Sie die Übung 5 Minuten aus.

Wirkung

- Diese Übung eignet sich, um Verklebungen zwischen den Rippen aufzulösen und die Geschmeidigkeit zwischen den Schulterblättern zu generieren. Der komplette Brustkorb wird mobilisiert.

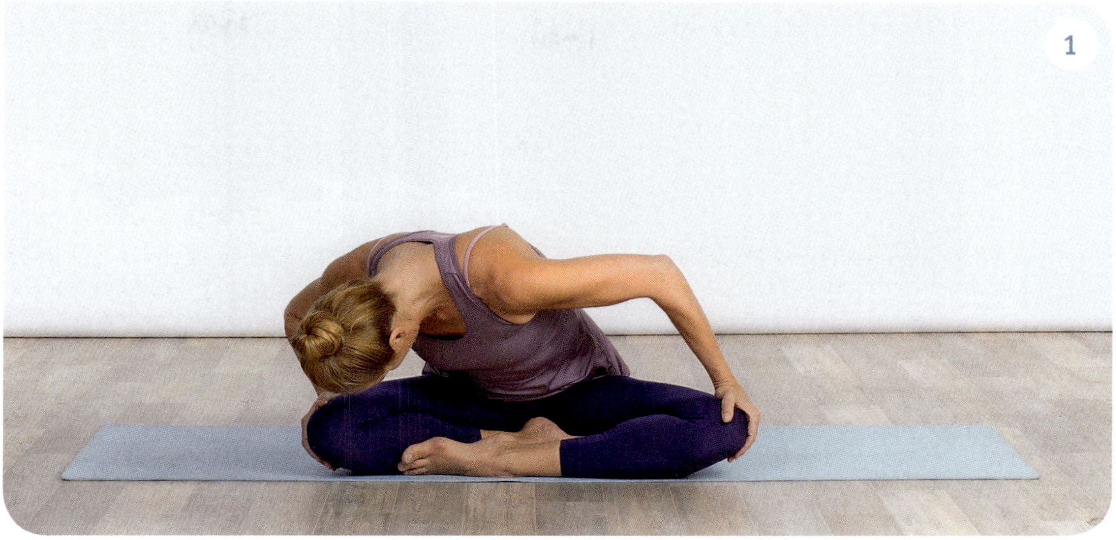
1

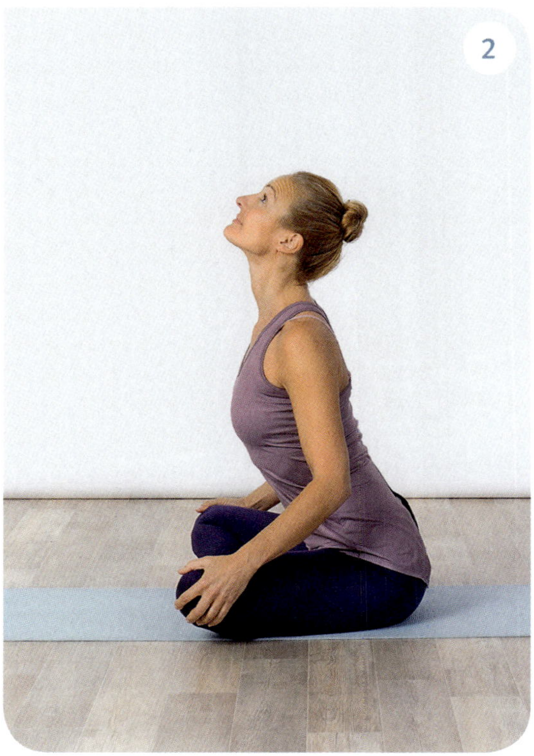
2

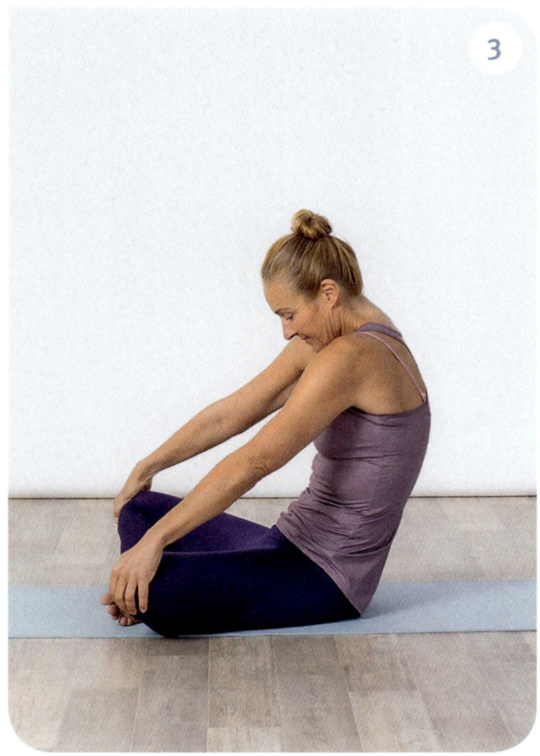
3

Wirbelsäulenrotation

Sukasana Vakrasana

Sie sitzen im Schneidersitz, die Wirbelsäule ist aufgerichtet. Mit der Einatmung heben Sie die Arme über die Seite gefächert auf Schulterhöhe. Die Arme sind im rechten Winkel gebeugt, sodass die Unterarme nach oben zeigen. Die Handflächen sind flach, die Finger ausgestreckt. Bei der Einatmung drehen Sie sich nach links und bei der Ausatmung nach rechts. ❶ Passen Sie Übungsausführung und Atmung aneinander an. Wiederholen Sie diesen Zyklus 3 Minuten.

Wirkung

- Die seitliche Bauchmuskulatur wird gekräftigt und gedehnt und die innere Entschlackung wird stimuliert. Der obere und untere Rücken werden beweglicher, der Raum zwischen den Schulterblättern gewinnt an Geschmeidigkeit.

Seitliche Armwellen

Adho Mukha Vrksasana

Sie sitzen im Schneidersitz, die Arme sind lang zu den Seiten ausgestreckt, in einem 90-Grad-Winkel zum Oberkörper. Bewegen Sie die Arme nun auf und ab, wie Flügel beim Fliegen. ❷ Bewegen Sie sich in Verbindung mit der Feueratmung (Seite 74) 2 Minuten lang.

Wirkung

- Diese Übung aktiviert die Schulter- und Armmuskulatur, die direkt mit Rumpf und Herzregion verbunden sind. Die seitliche Rückenmuskulatur wird durch die kleinen, schnellen Bewegungen gekräftigt. Sie trainieren die ausdauernde Muskelkraft.

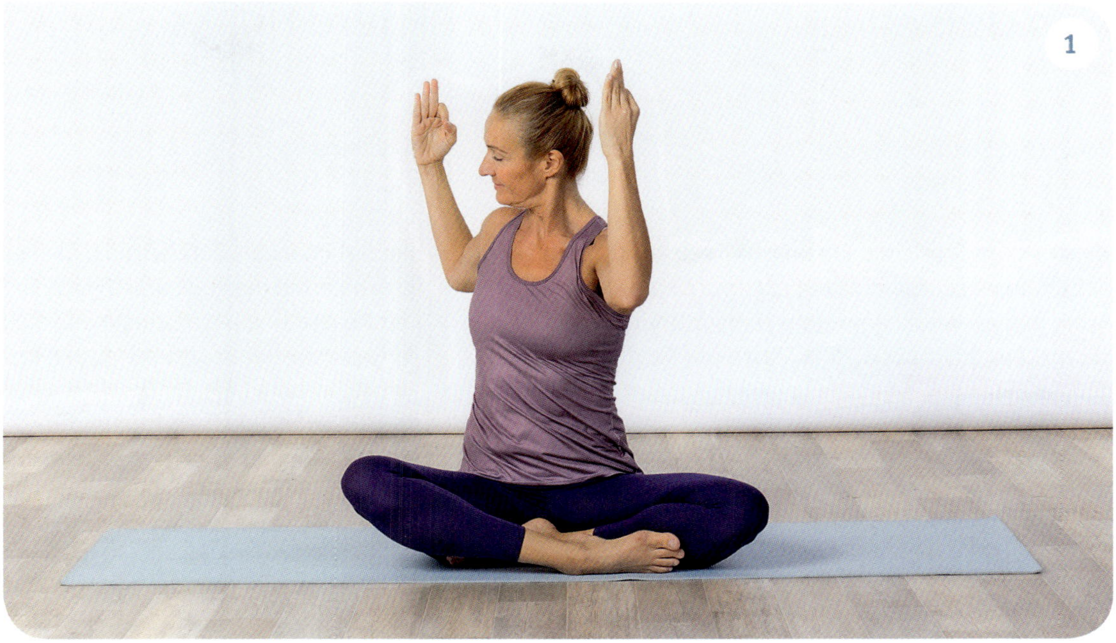
1

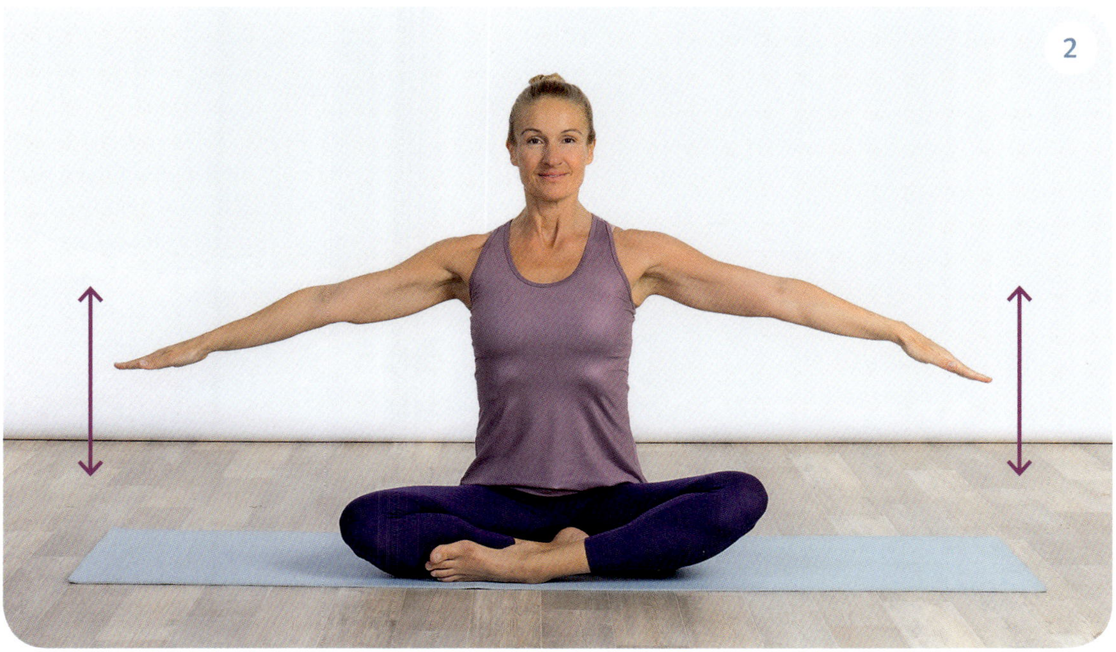
2

Armkreisen

Vinangrisa Sanchalanasana

Sie sitzen im Schneidersitz, Ihre Wirbelsäule ist aufgerichtet. Bewegen Sie die lang nach vorne gestreckten Arme in kreisenden Bewegungen nach oben, als würden Sie rückenschwimmen. ❶ Praktizieren Sie diese Bewegung mindestens 1 Minute.

Wirkung

- Sowohl die vordere als auch die hintere Schultermuskulatur werden gekräftigt und gedehnt. Die Brustmuskulatur wird gedehnt, was zu Entspannung im Rücken führt.

Tiefe Hocke

Malasana

Sie stehen in der Berghaltung, die Beine sind hüftbreit geöffnet und die Fußspitzen nach außen gedreht. Mit der Ausatmung positionieren Sie die Hände in Gebetshaltung vor der Brust und kippen Ihr Becken nach vorne, während Sie die Beine beugen und in die tiefe Hocke herabsinken. ❷ Im Rhythmus Ihrer Atmung begeben Sie sich nun immer wieder in den Stand und in die Hocke: Bei der Einatmung stehen Sie, bei der Ausatmung gehen Sie tief. Achten Sie darauf, dass Sie Ihre Wirbelsäule während der gesamten Übung aufgerichtet belassen und dass Sie die Übungsfrequenz so durchführen, dass Sie diese Übung 2 Minuten durchhalten können.

Wirkung

- Bei dieser Übung wird die Beinmuskulatur aktiviert und die Mobilität in der Hüfte erweitert. Der Gesäßmuskel wird gekräftigt. Sie verwurzeln sich mit der Erde und stehen stabiler.

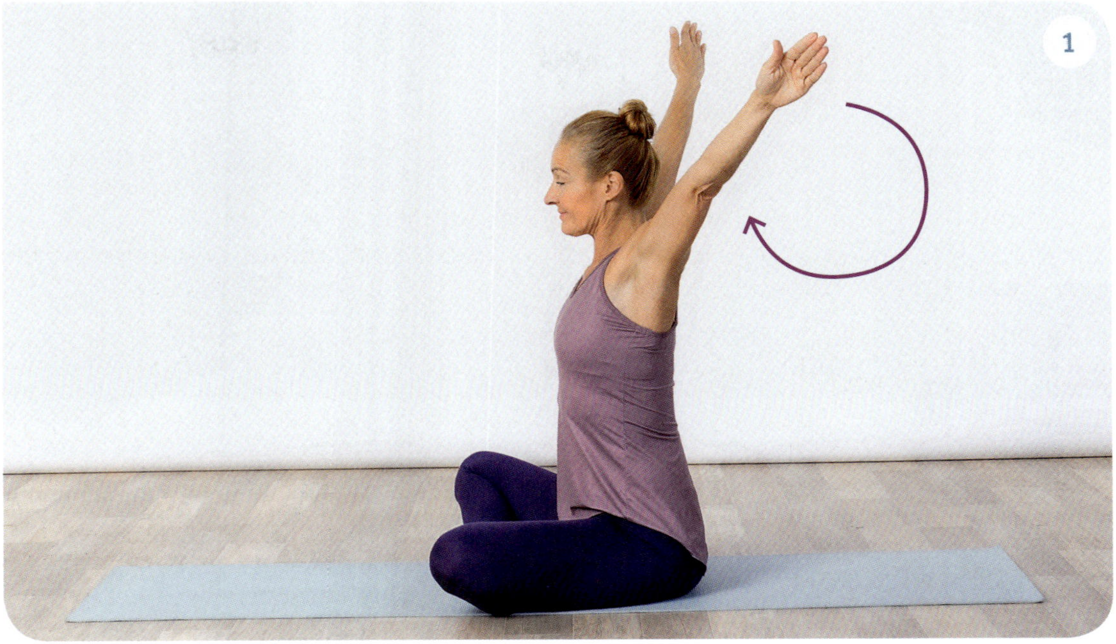
1

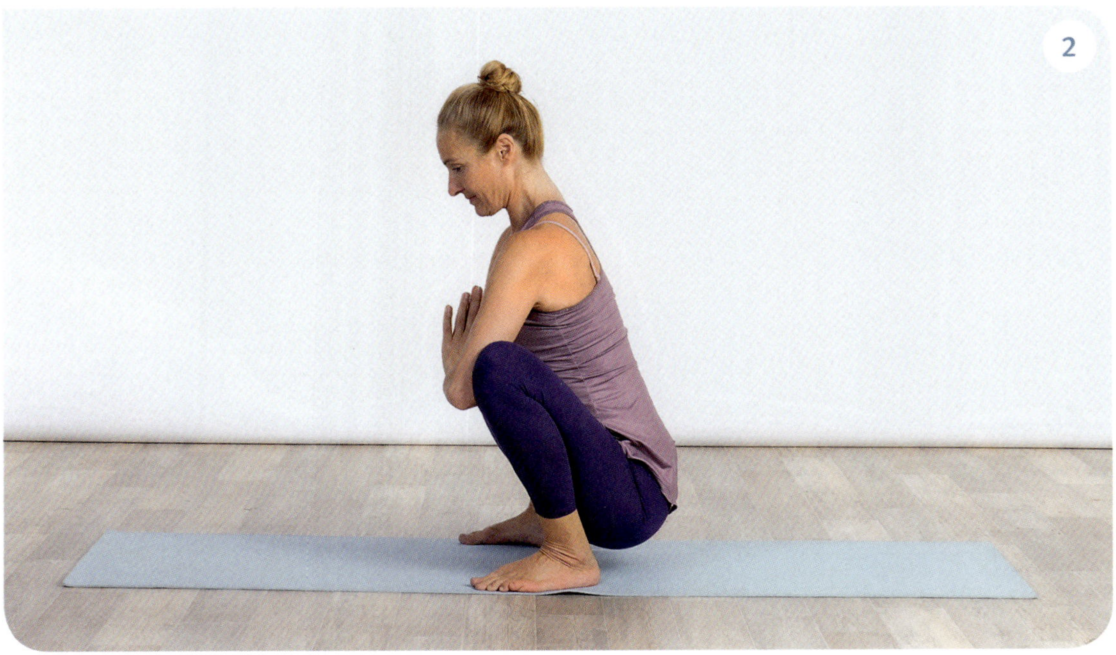
2

Tiefe Dankbarkeit am Morgen

Mit diesem Flow starten Sie entspannt und kraftvoll in den neuen Tag. Wiederholen Sie den gesamten Flow bitte 6- bis 12-mal mit Beinwechseln.

1 Berghaltung (Seite 76)

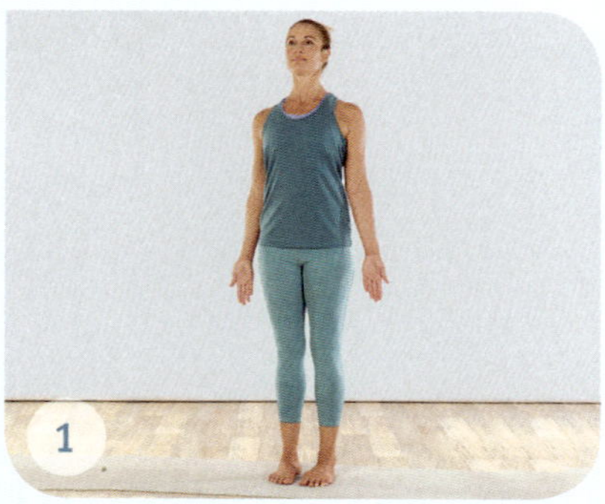

2 Stehende Vorbeuge (Seite 78)

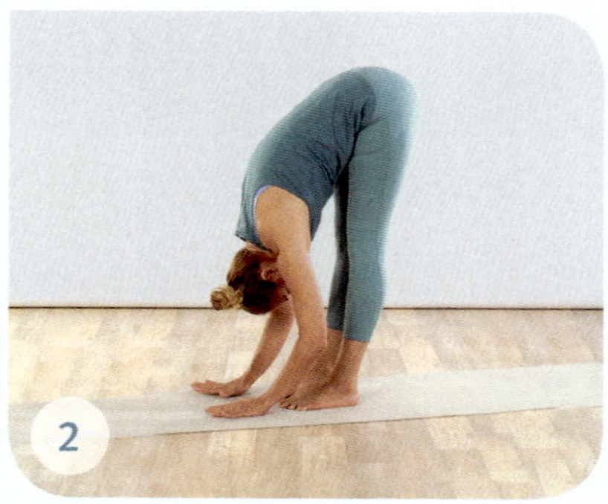

3 Ausfallschritt (Seite 114)

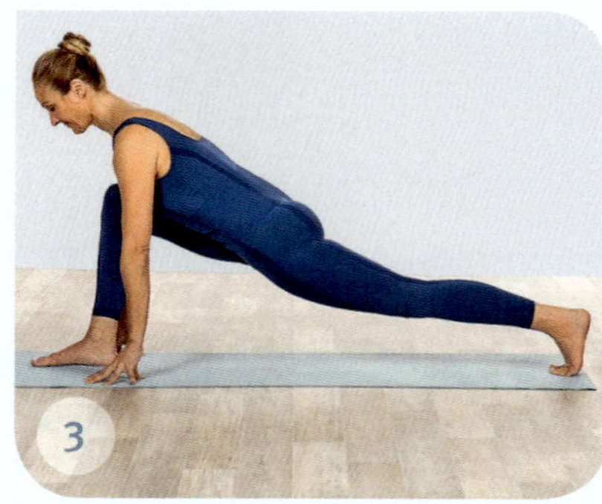

4 Brett (Seite 116)

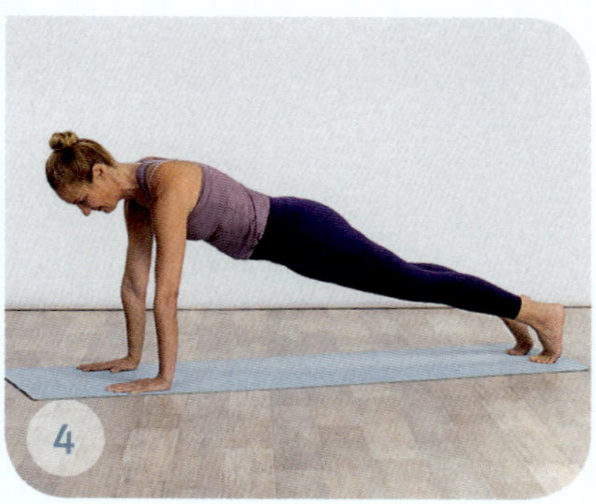

5 Viergliedriger Stab (Seite 118)

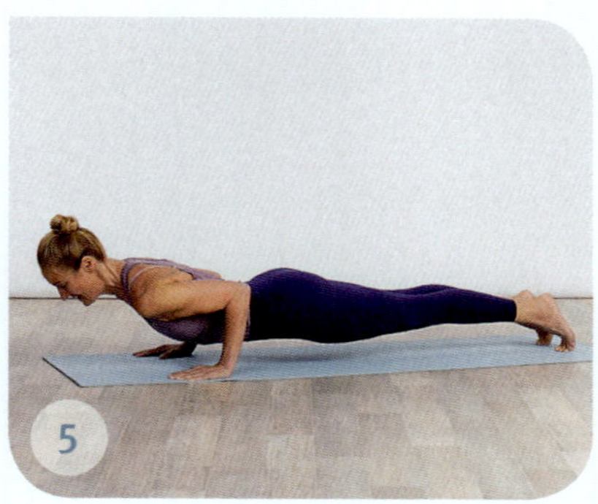

6 Kobra (Seite 142)

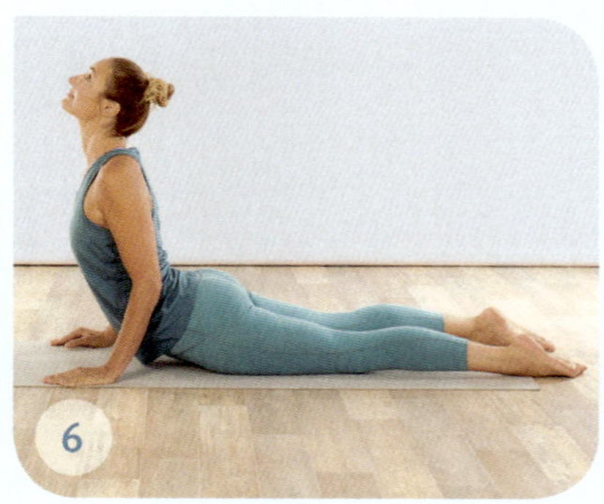

7 Herabschauender Hund (Seite 122)

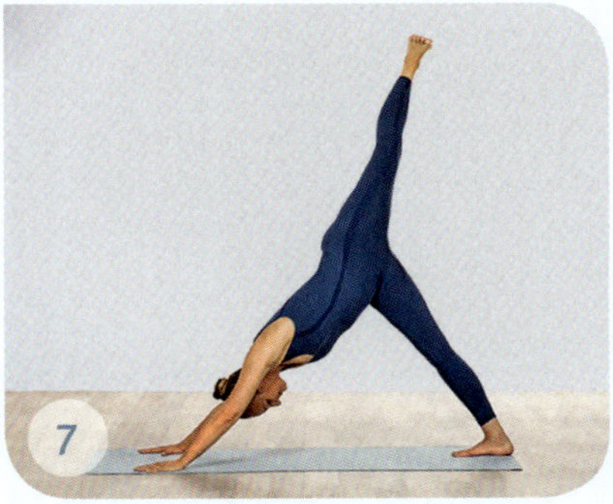

8 Ausfallschritt (Seite 114)

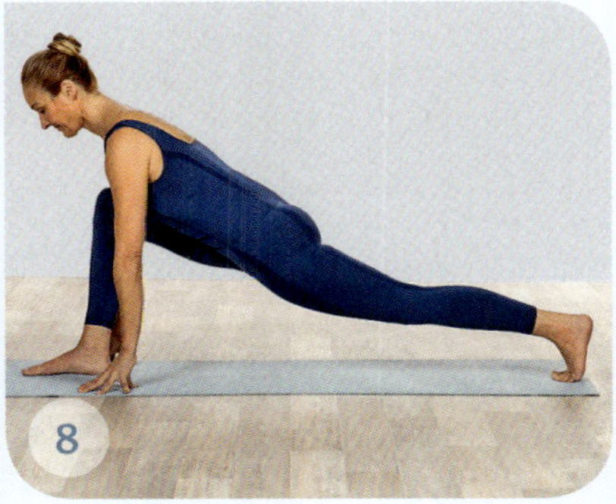

9 Stehende Vorbeuge (Seite 78)

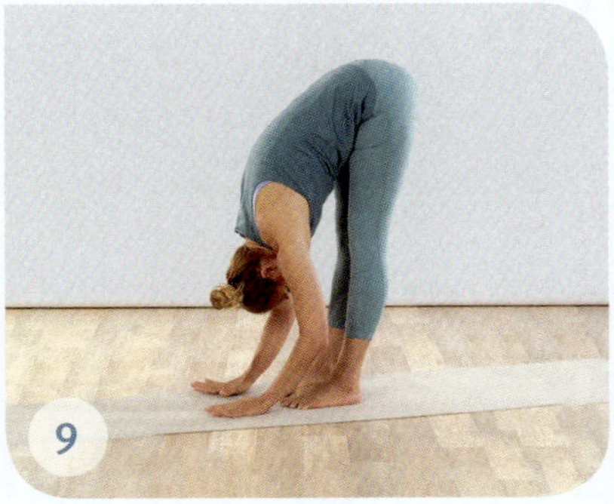

10 Berghaltung (Seite 76)

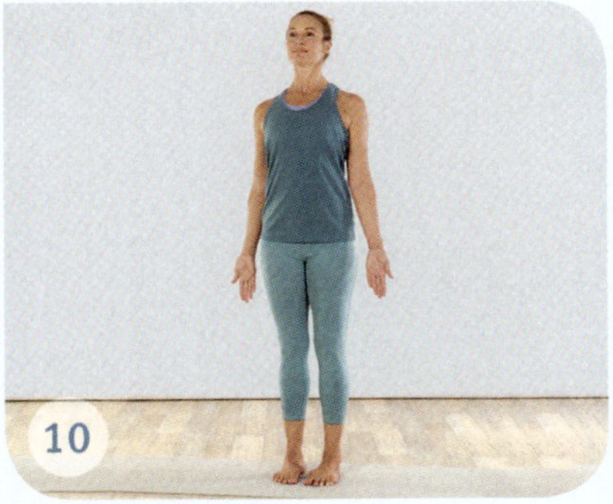

ISG-Blockaden lösen

Mit diesem Flow lockern Sie Blockaden im Iliosakralgelenk und gönnen Ihrem unteren Rücken und Hüftbereich Ruhe und Entspannung.

1 Totenstellung (Seite 164)

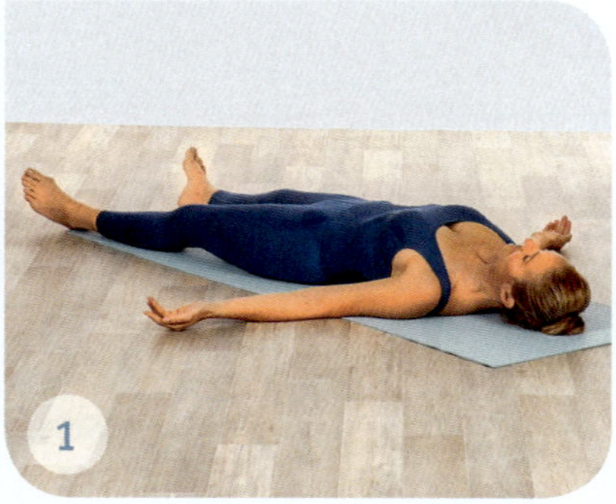

2 Vierer-Position (Seite 166)

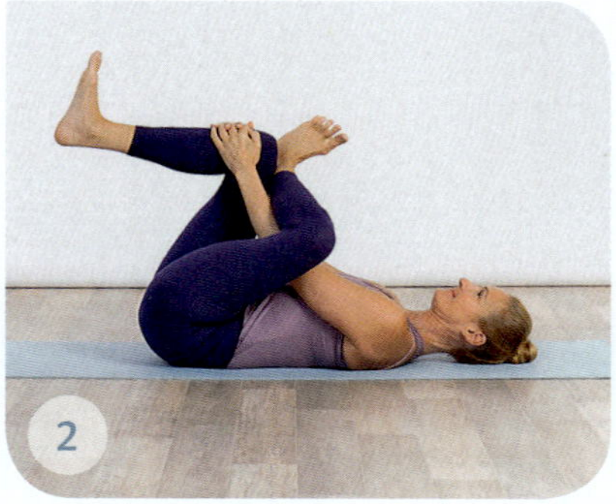

3 Happy Baby (Seite 170)

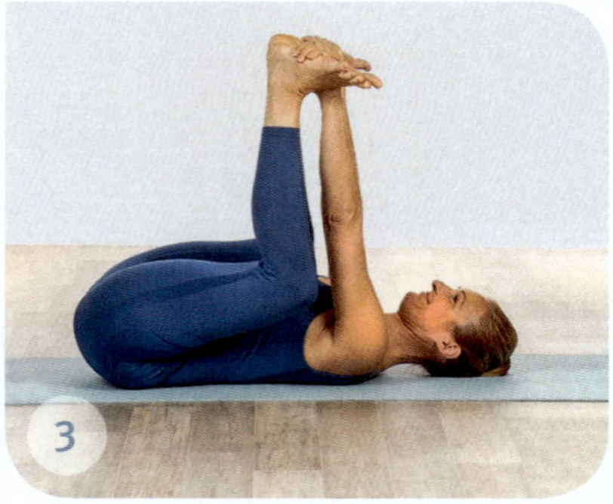

4 Schulterbrücke (Seite 172)

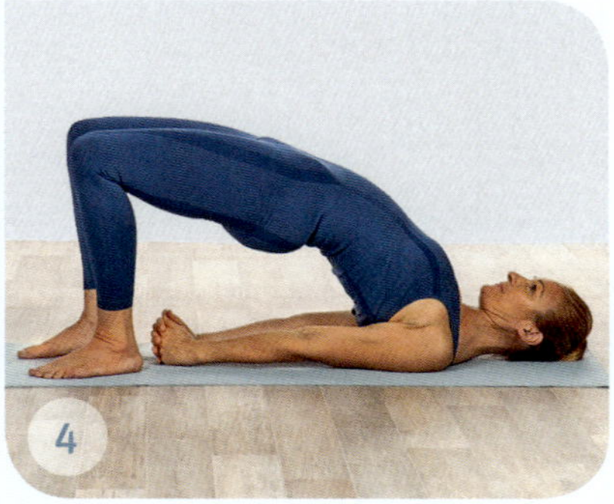

5 Krokodil (Seite 174)

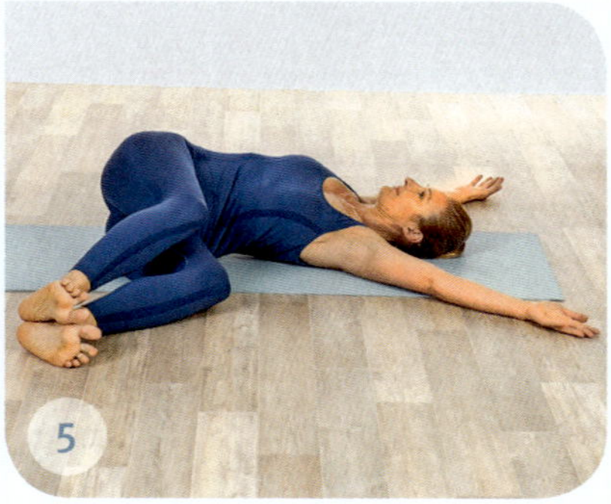

6 Berghaltung (Seite 76)

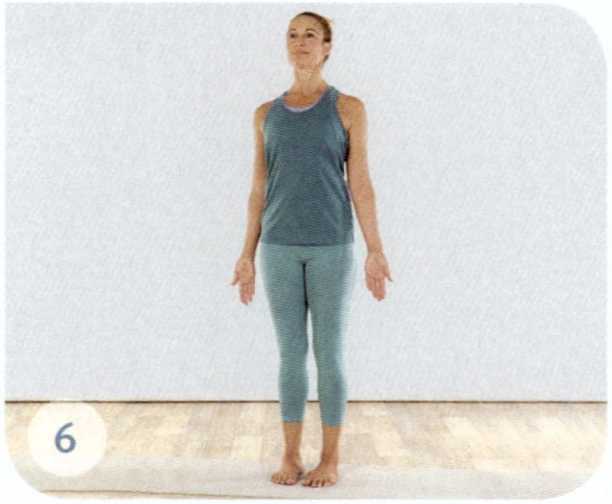

7 Schneidersitz (Seite 144)

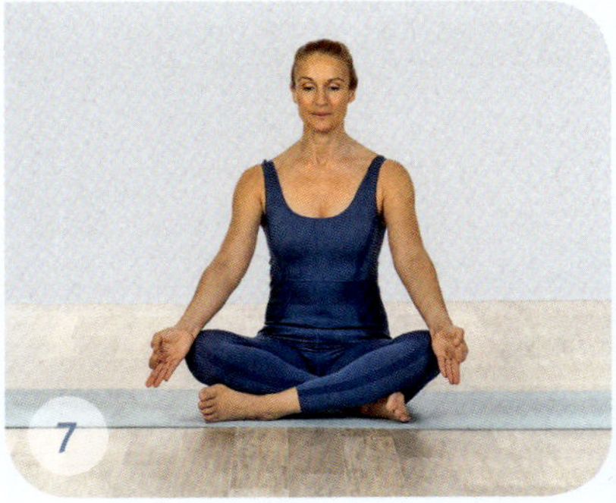

Morgenroutine für einen entspannten Tag

Um wach und frisch in den Tag zu starten, empfehle ich Ihnen diesen dynamischen Flow – Power gleich am Morgen.

1 Berghaltung (Seite 76)

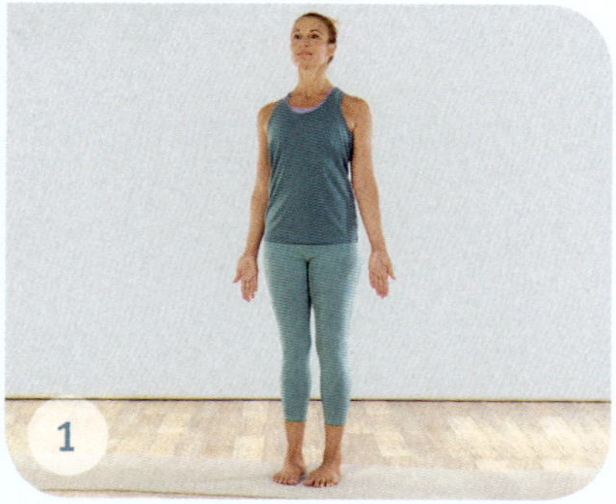

2 Halswirbelsäulen-Mobilisation (Seite 80)

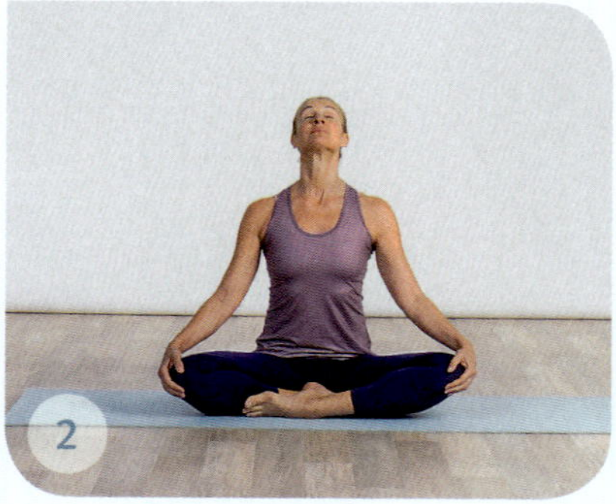

3 Seitneigung im Sitzen (Seite 150)

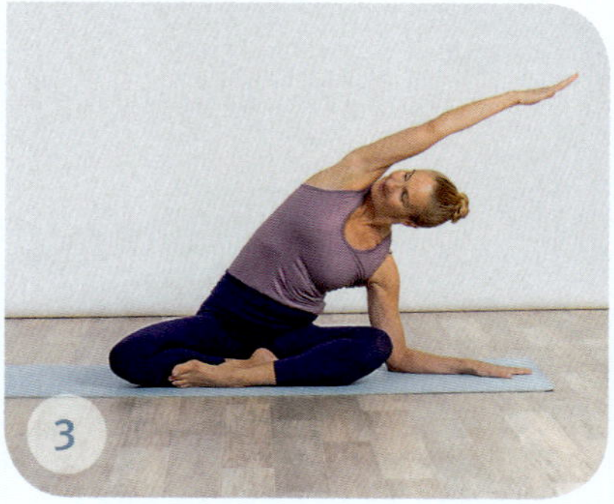

4 Stehende Kuh in breiter Berghaltung (Seite 82)

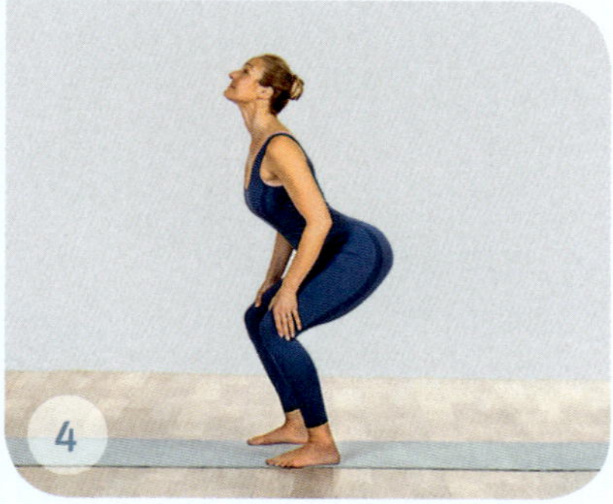

5 Stehende Katze in breiter Berghaltung (Seite 82)

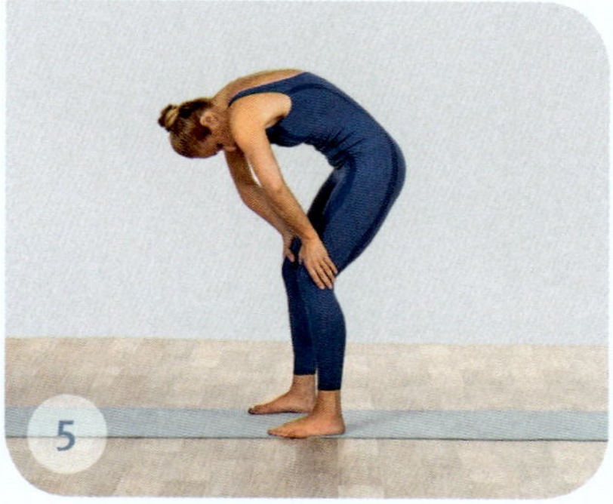

6 Torso-Twist in Stehen (Seite 84)

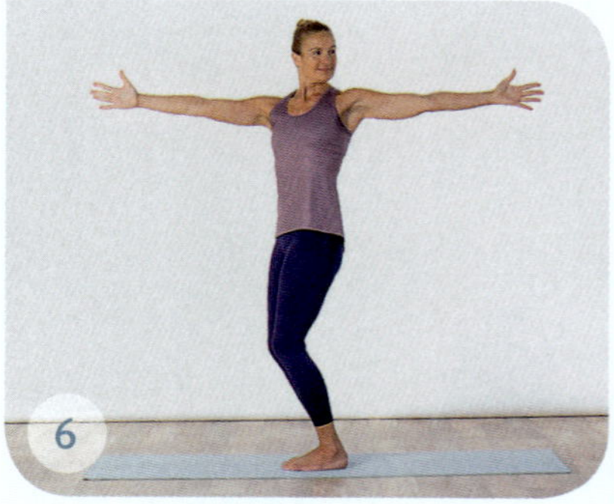

7 Stehende Vorbeuge (Seite 78)

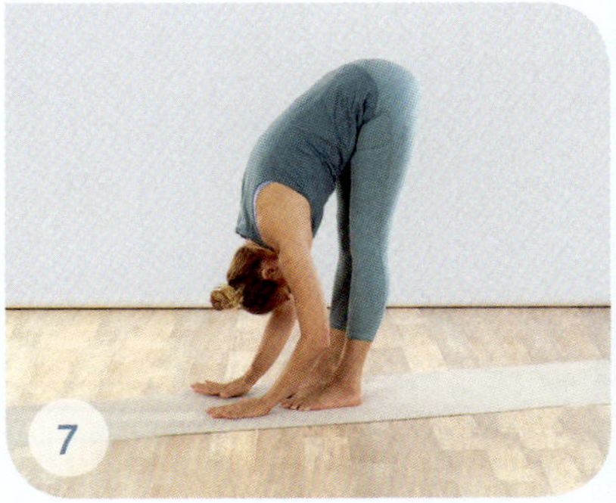

8 Herabschauender Hund (Seite 122)

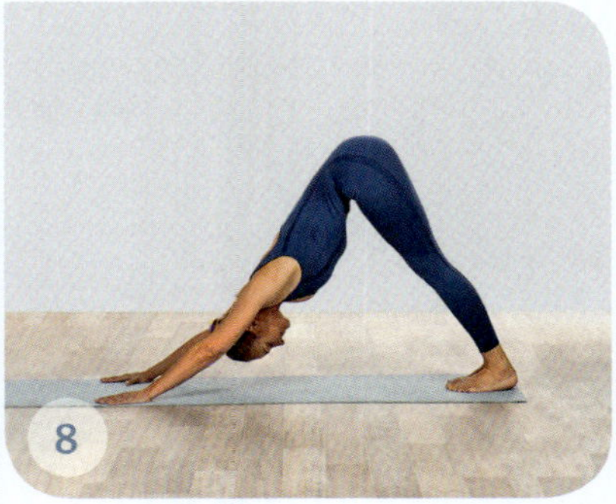

9 Katze (Seite 124)

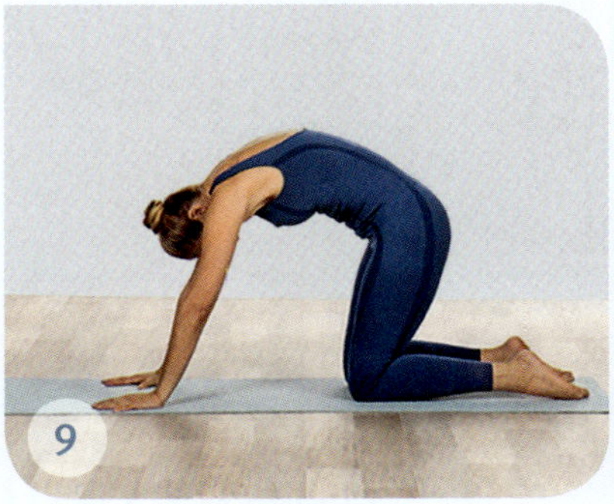

10 Kuh (Seite 124)

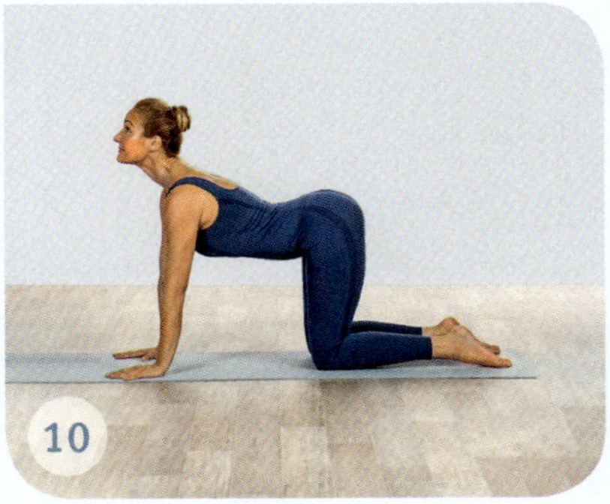

11 Kindhaltung (Seite 126)

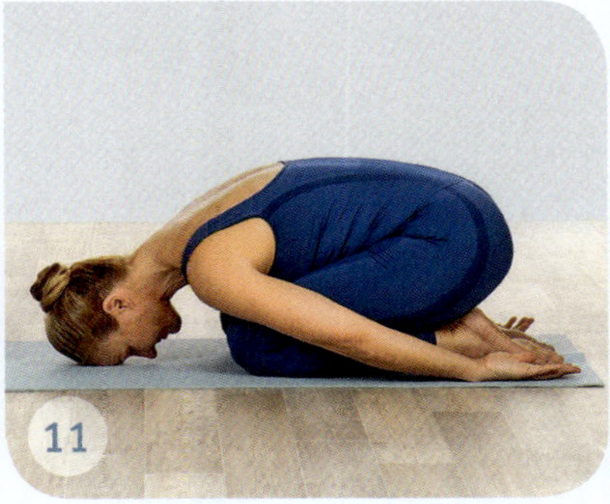

12 Seitneigung im Fersensitz mit Räuberleiter (Seite 130)

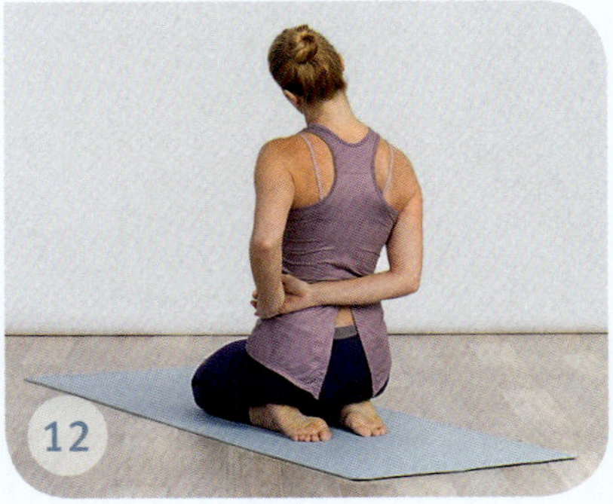

Entspannung vor dem Einschlafen

Damit Sie den Tag hinter sich lassen und zur Ruhe finden können, lege ich Ihnen diesen beruhigenden und erdenden Flow ans Herz.

1 Kindhaltung (Seite 126)

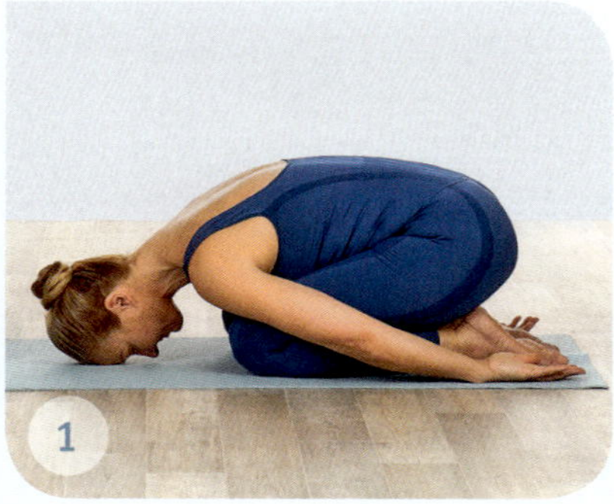

2 Halswirbelsäulen-Dehnung (Seite 146)

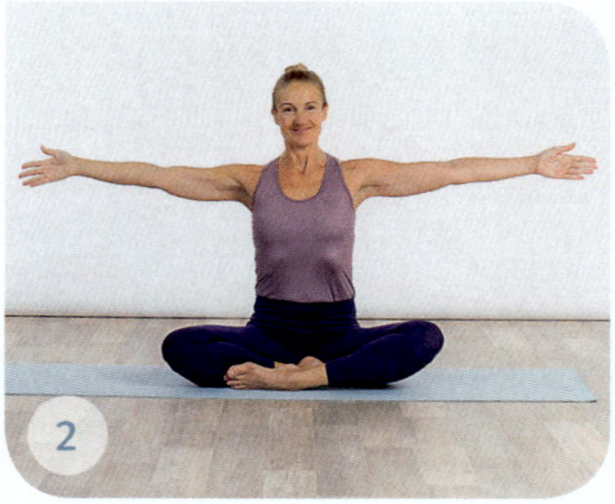

3 Sufi-Kreisen (Seite 148)

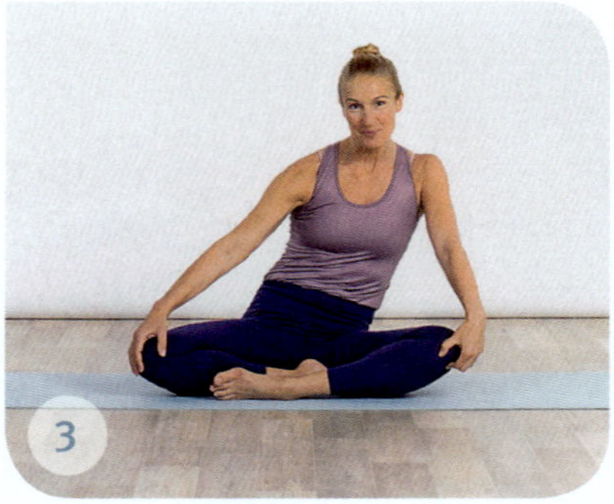

4 Seitneigung im Sitzen (Seite 150)

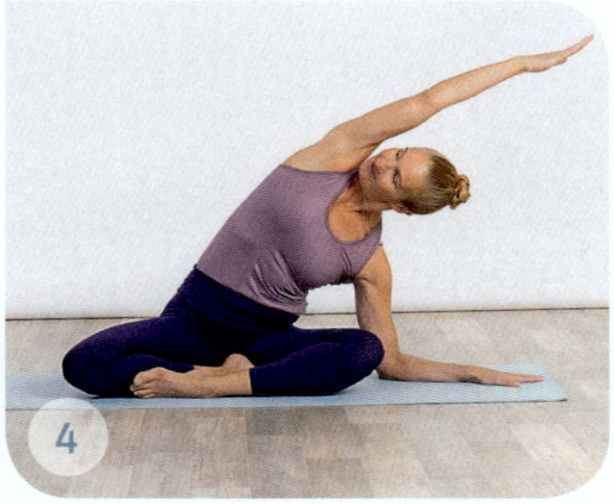

5 Einfacher Drehsitz (Seite 152)

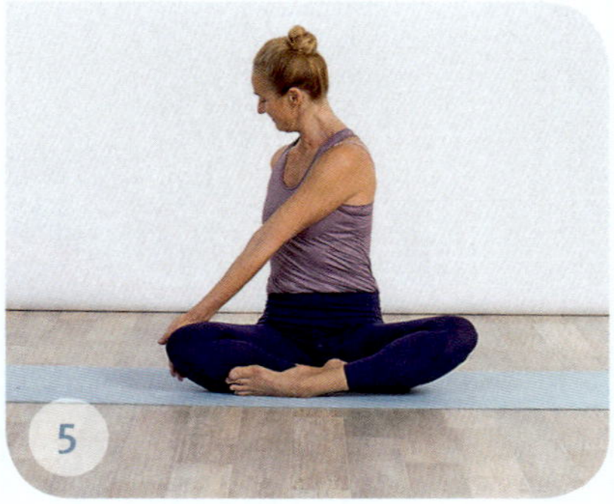

6 Kindhaltung, Variante 1 (Seite 126)

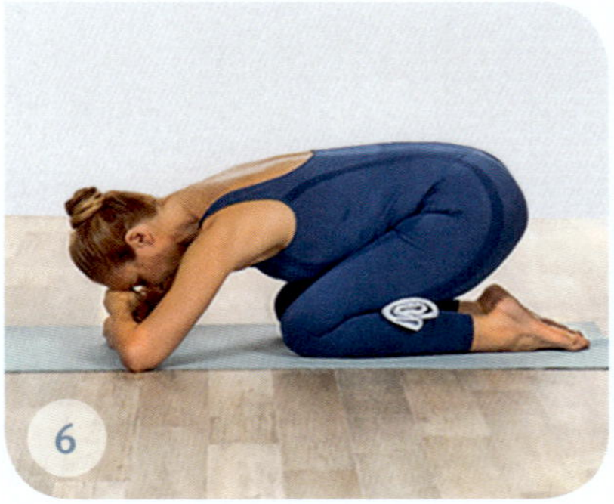

7 Seitneigung im Fersensitz mit Räuberleiter (Seite 130)

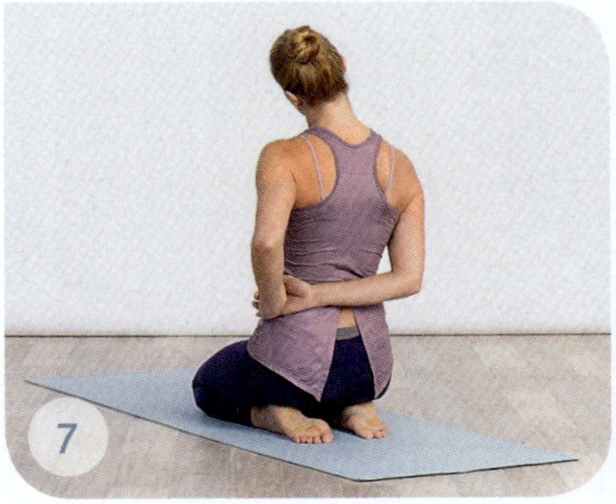

8 Wilde Katze – Mobilisation (Seite 132)

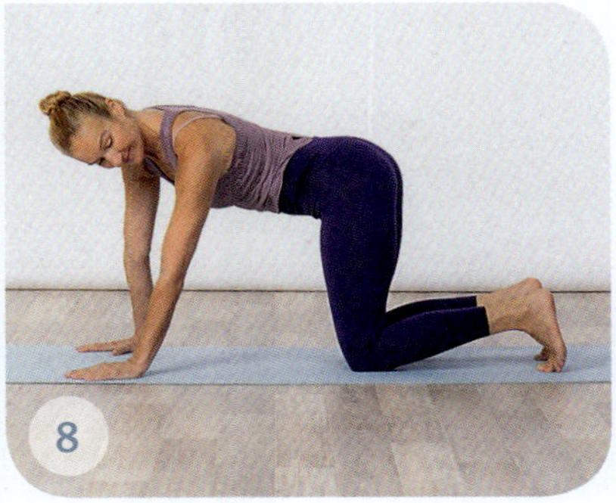

9 Kindhaltung (Seite 126)

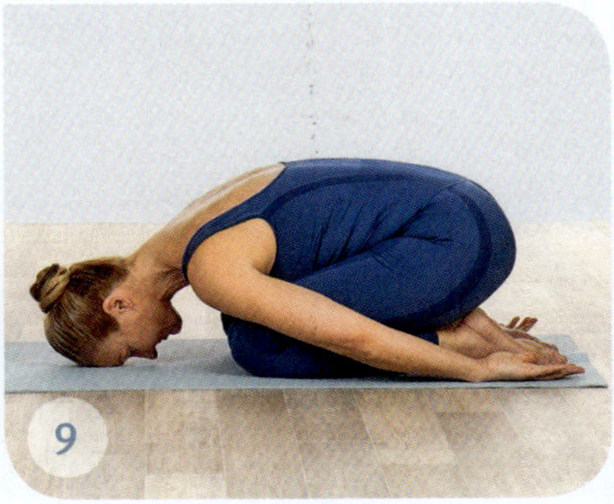

10 Totenstellung (Seite 164)

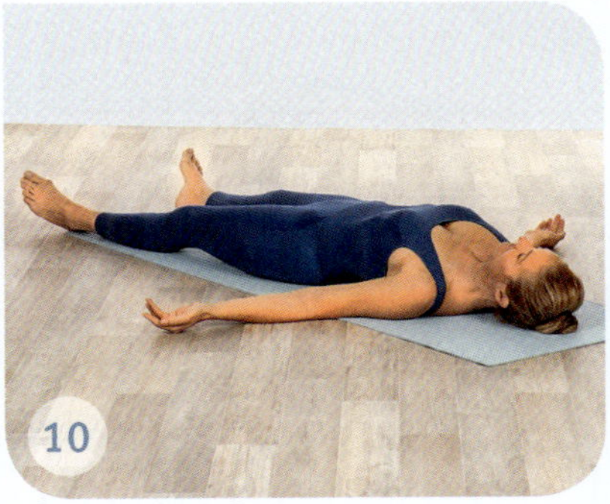

Asanas für befreites Atmen

Die tiefe und gesunde Atmung kommt in unserem gekrümmten und hektischen Alltag viel zu kurz. Mit diesem Flow schaffen Sie Raum und Weite im Brustbereich.

1 Berghaltung (Seite 76)

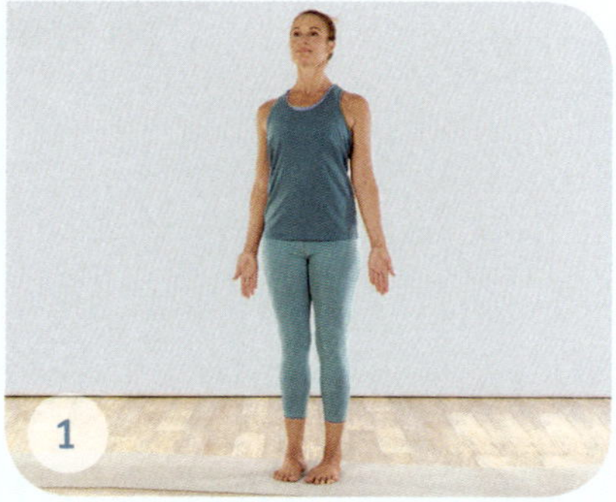

2 Schulterkreisen (Seite 86)

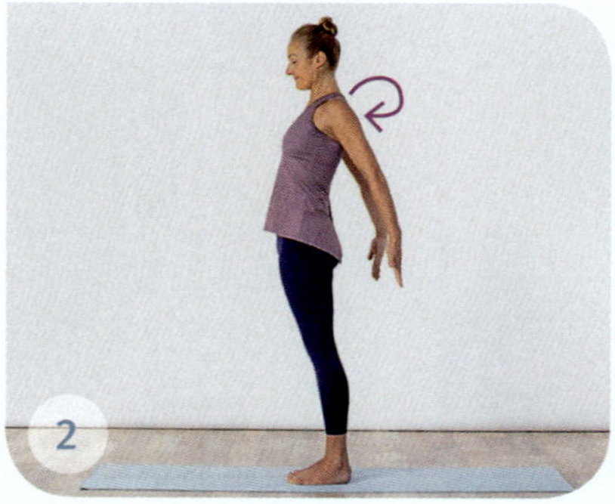

3 Katze im Stehen (Seite 82)

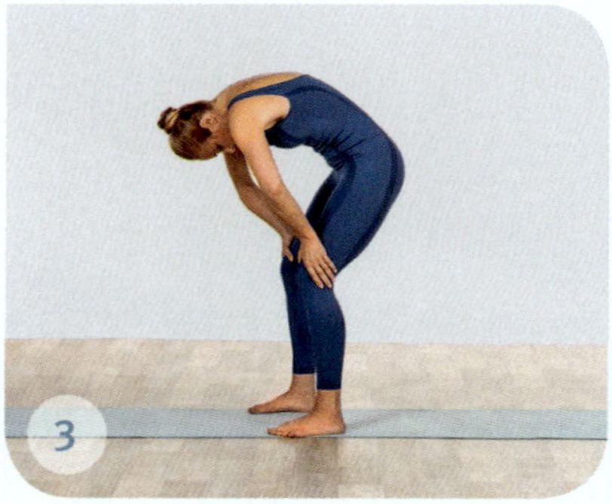

4 Rückbeuge mit Räuberleiter (Seite 88)

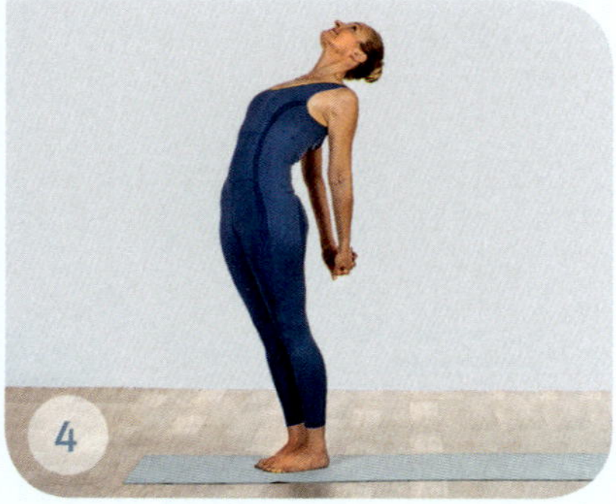

5 Halbe stehende Vorbeuge mit Rotation (Seite 90)

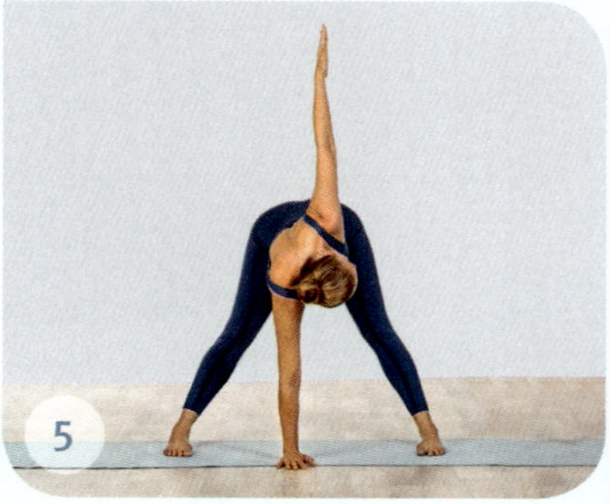

6 Vorbeuge mit Flankendehnung (Seite 92)

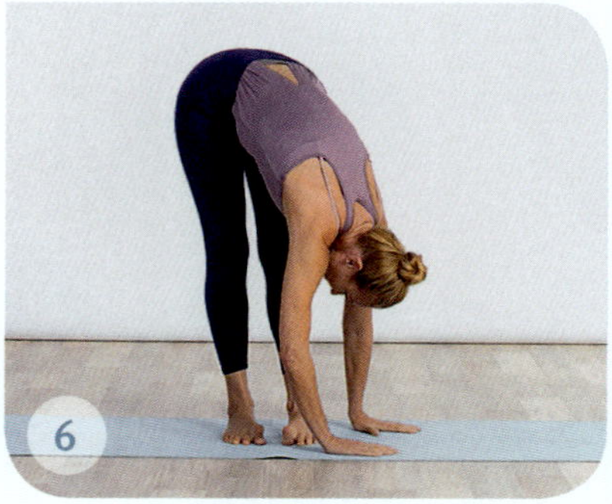

7 Stuhl (Seite 94)

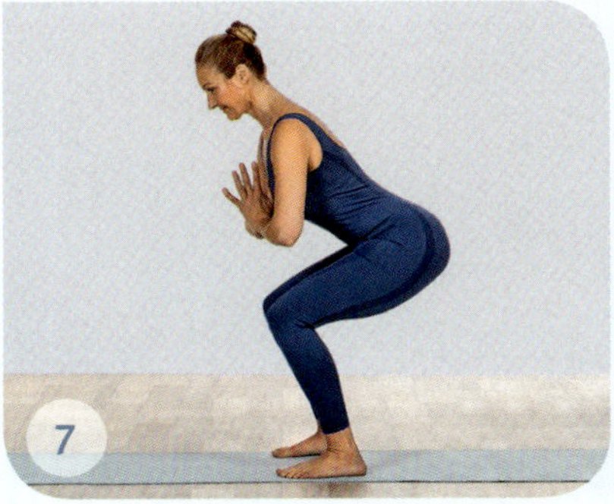

8 Stuhl mit Torso-Twist (Seite 96)

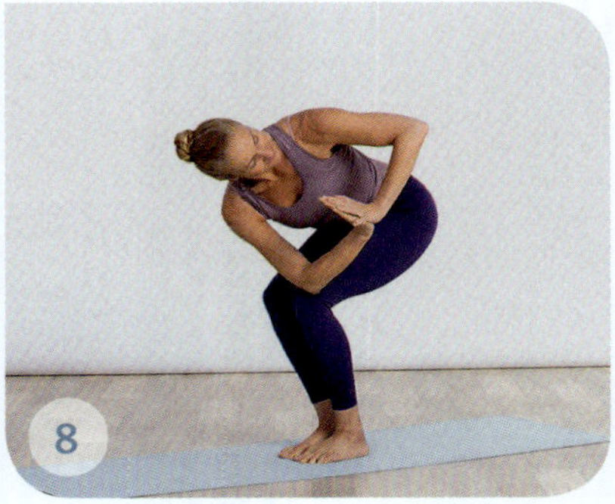

9 Seitneigung im Sitzen (Seite 150)

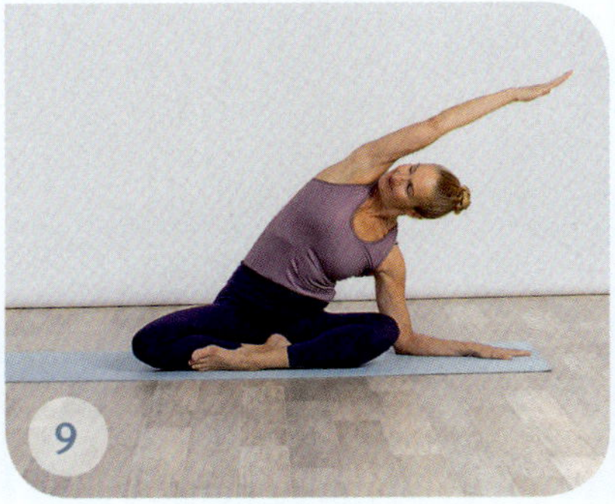

10 Dreieck (Seite 98)

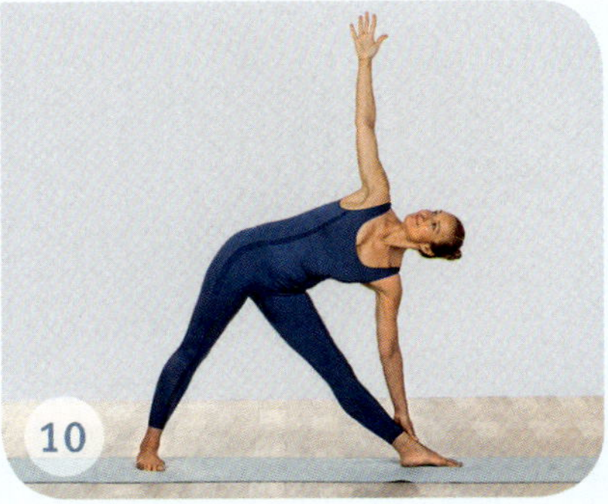

11 Berghaltung (Seite 76)

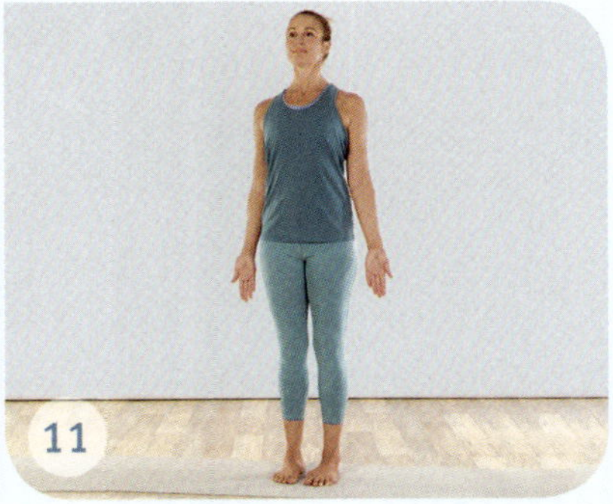

Soforthilfe für den oberen Rücken

Dieser Flow kräftigt und dehnt die Muskeln, die den oberen Rücken stützen. Verweilen Sie jeweils einige Atemzüge lang in jeder Haltung und achten Sie auf Ihre Atmung.

1 Berghaltung (Seite 76)

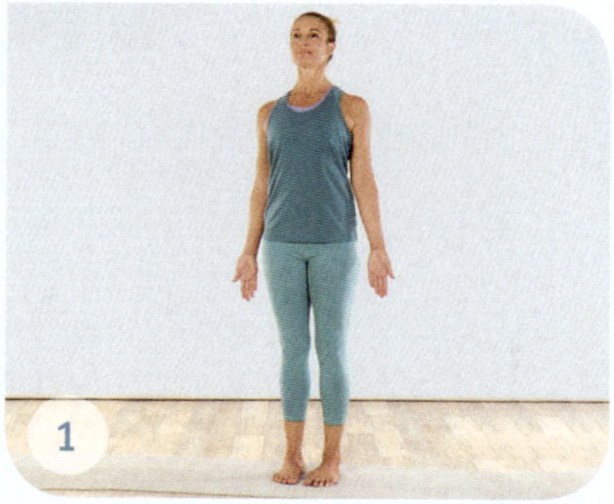

2 In der Berghaltung sich selbst umarmen (Seite 100)

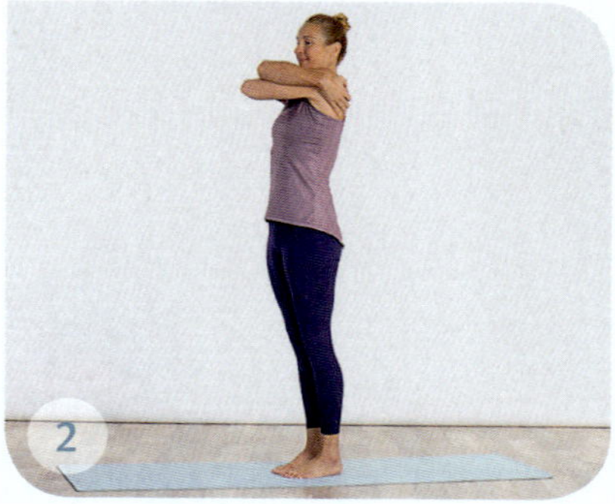

3 Rückbeuge mit Räuberleiter (Seite 88)

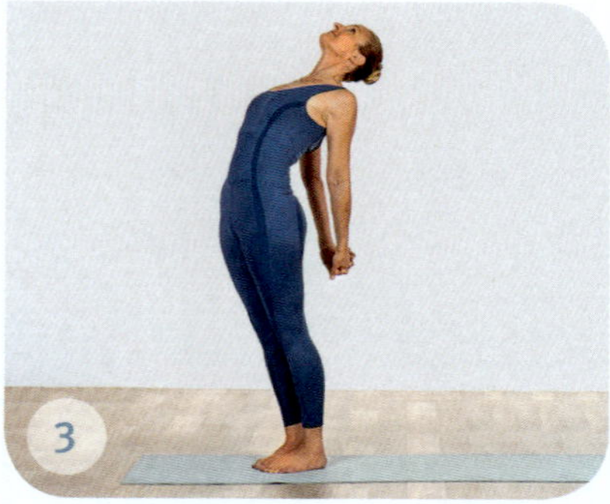

4 Herabschauender Hund (Seite 122)

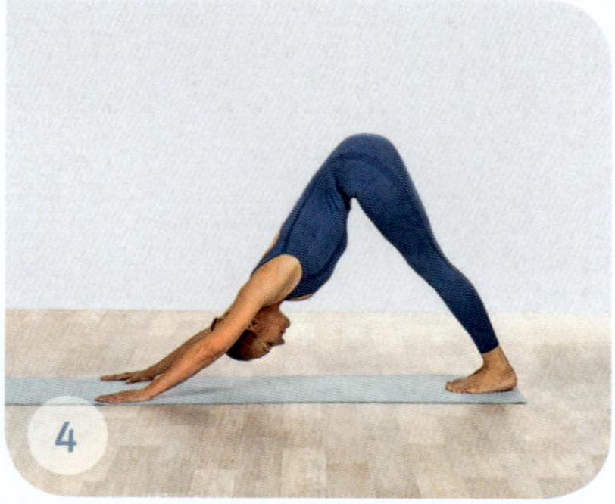

5 Katze-Kuh (Seite 124)

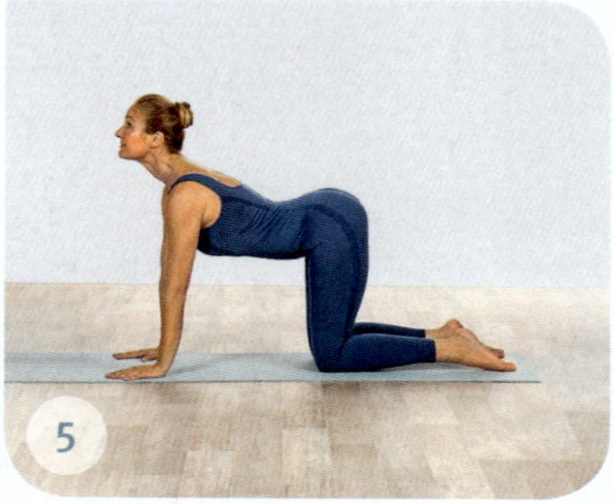

6 Kniend im Nadelöhr (Seite 186)

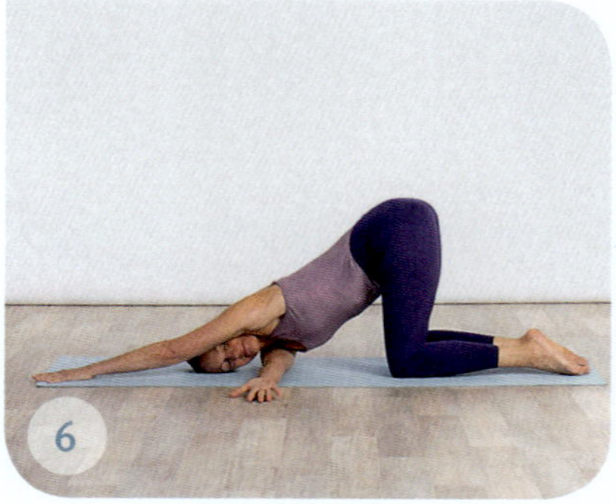

7 Sphinx (Seite 186)

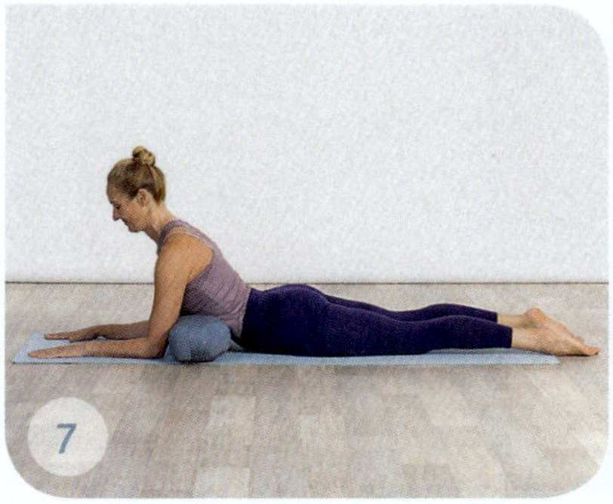

8 Kindhaltung (Seite 182)

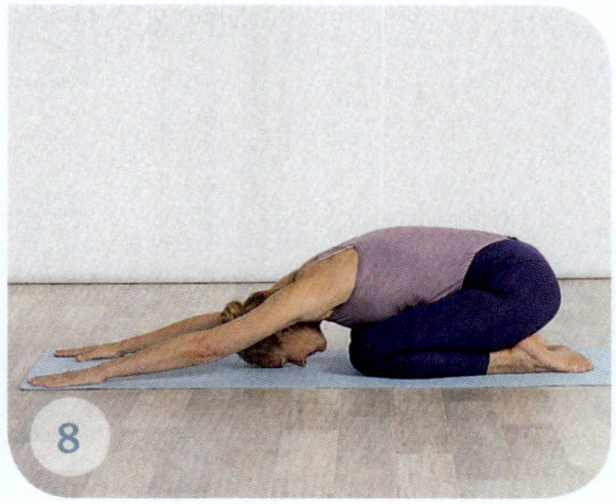

9 Seitneigung im Fersensitz mit Räuberleiter (Seite 130)

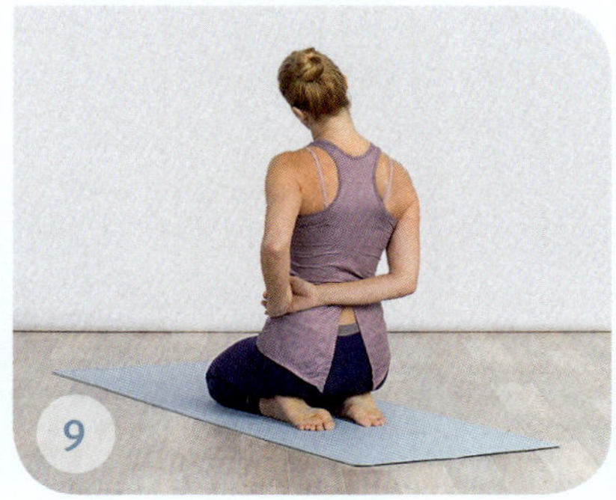

Asanas bei Skoliose

Bei diesem Flow sollten Sie – wie eigentlich immer – auf eine korrekte Körperausrichtung und ggf. die Verwendung von Hilfsmitteln wie Blöcken und Gurten achten, um eine präzise Ausführung der Asanas zu fördern.

1 Berghaltung (Seite 76)

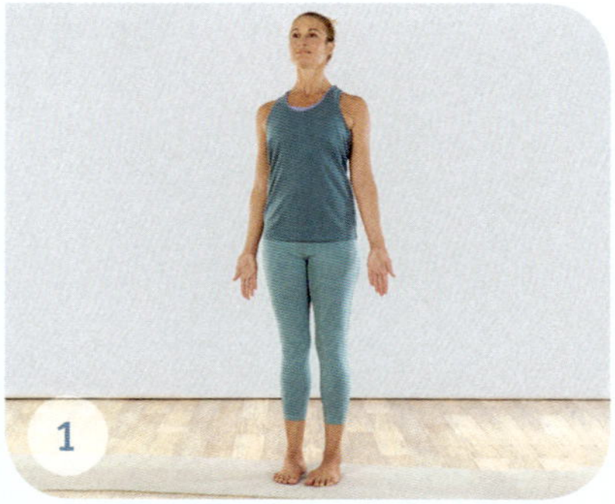

2 Stehende Vorbeuge (Seite 78)

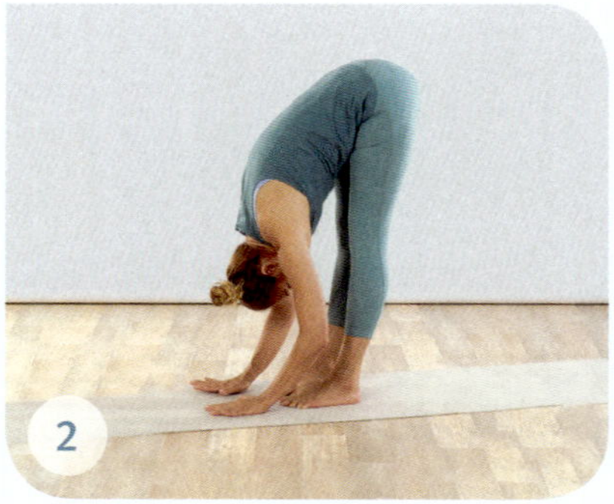

3 Vorbeuge mit Flankendehnung (Seite 92)

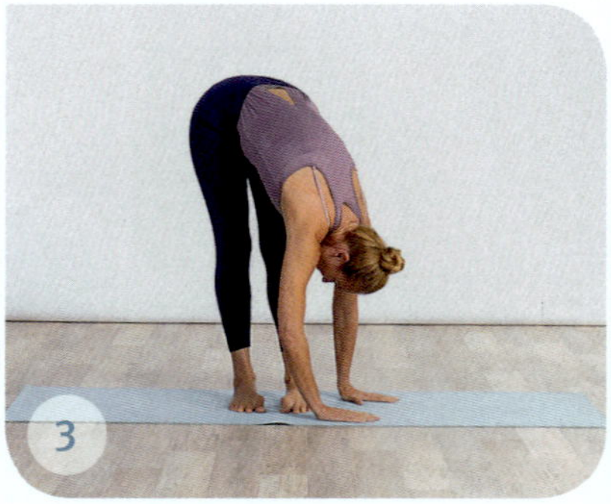

4 Katze-Kuh (Seite 124)

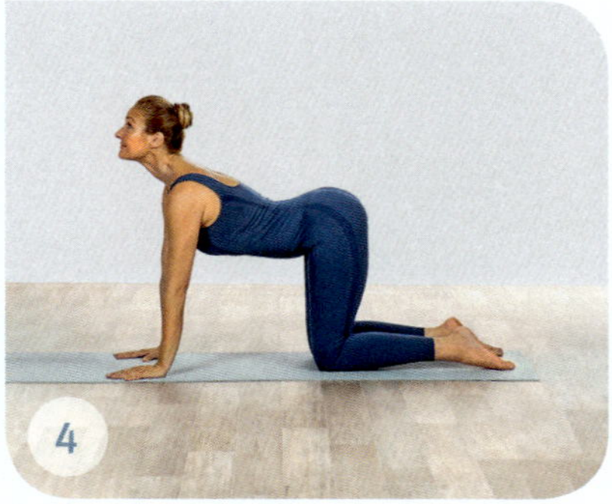

5 Nadelöhr in Rückenlage (Seite 188)

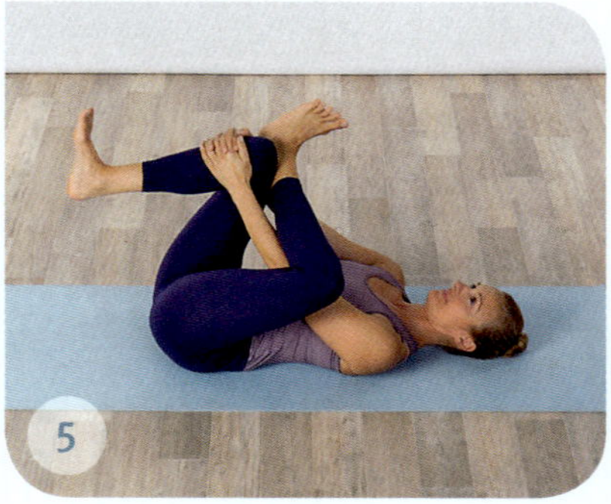

6 Schmelzendes Herz (Seite 184)

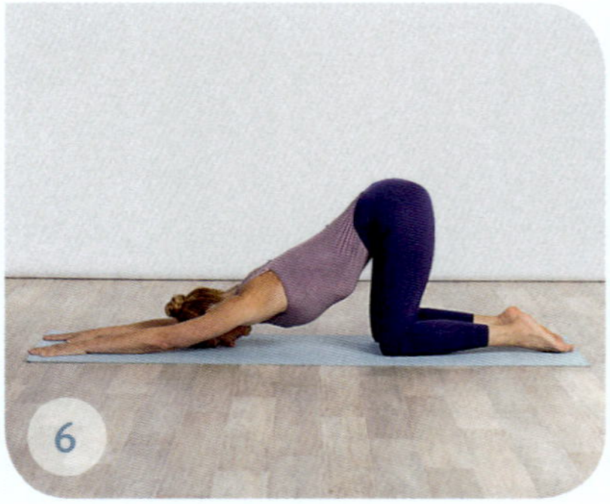

7 Viergliedriger Stab (Seite 118)

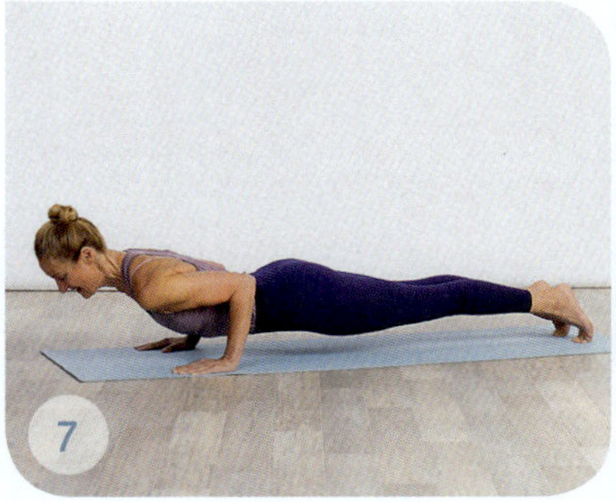

8 Kobra (Seite 142)

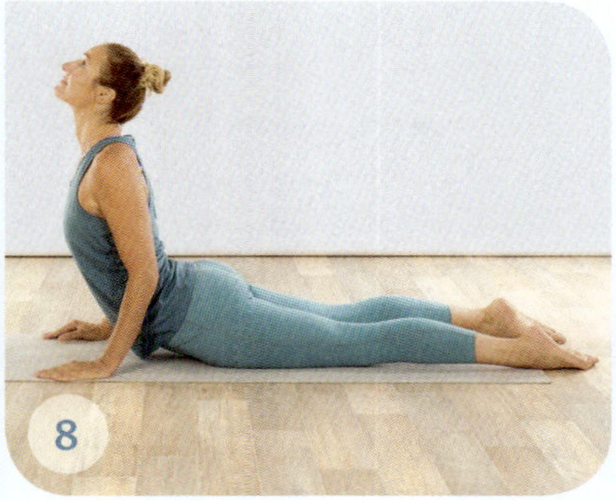

9 Kindhaltung (Seite 126)

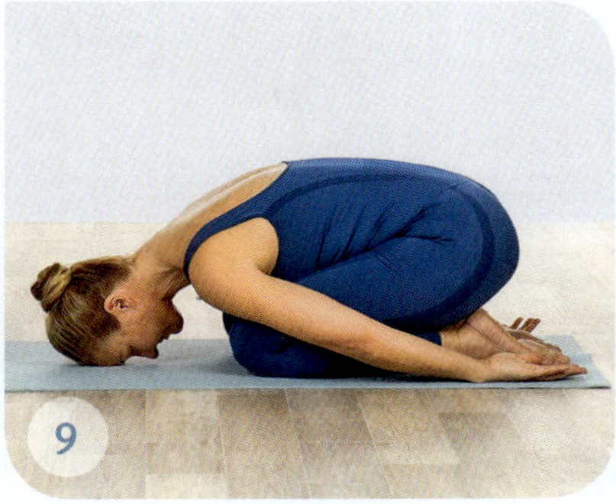

Asanas bei Bandscheibenvorfall

Gönnen Sie Ihrem Körper entspannende und beruhigende Übungen. Eine gut ausgerichtete Wirbelsäule und Länge im Rücken sind entscheidend.

1 Berghaltung (Seite 76)

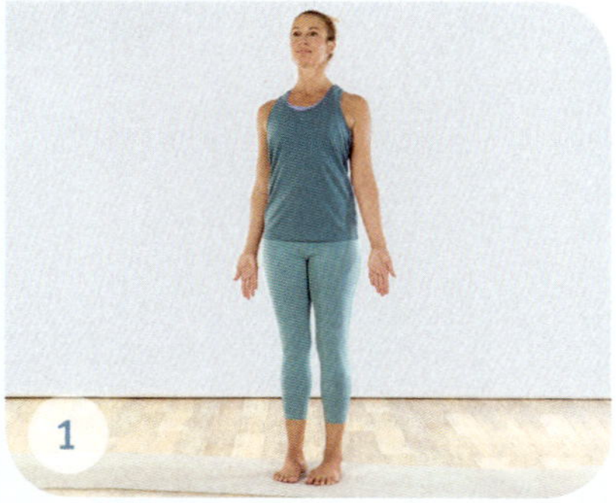

2 Schulterkreisen (Seite 86)

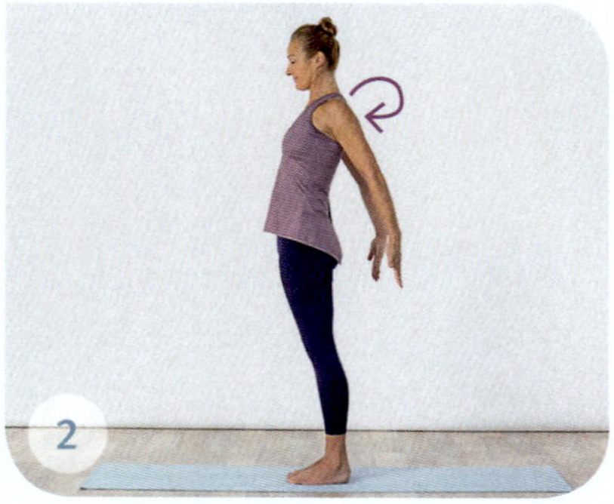

3 Stehende Vorbeuge mit Unterstützung (Seite 78)

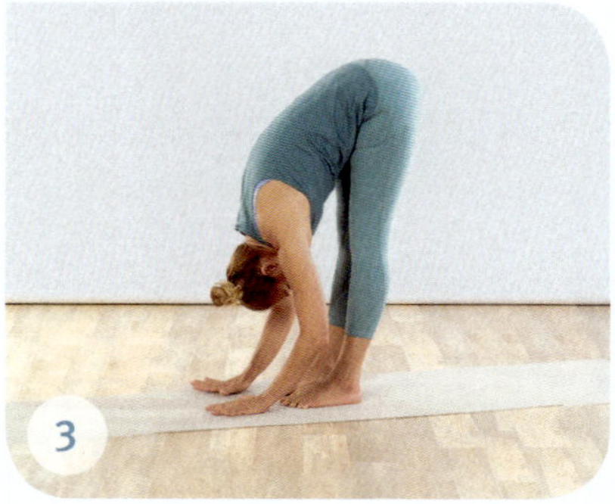

4 Berghaltung (Seite 76)

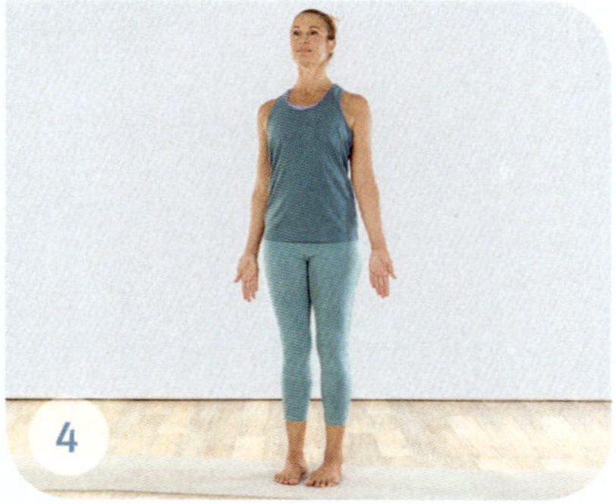

5 Berghaltung mit Räuberleiter oder Rückbeuge (Seite 88)

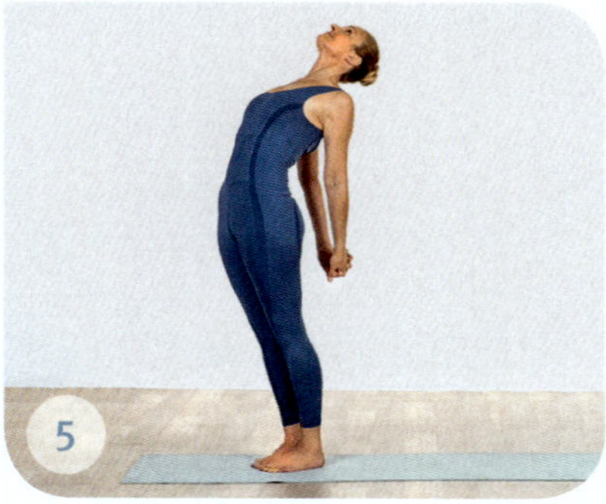

6 Kuh im Stand (Seite 82)

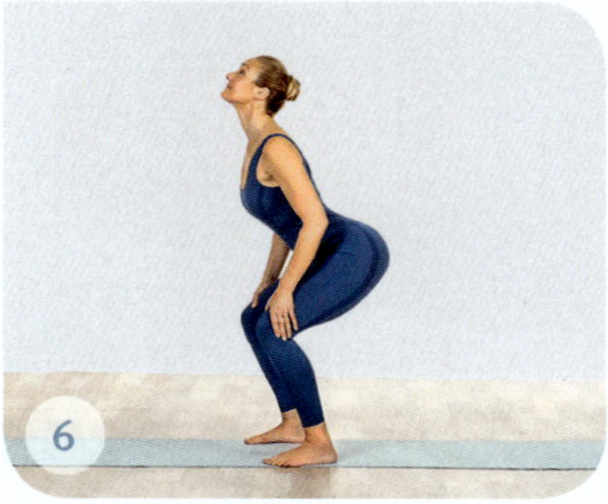

7 Katze im Stand (Seite 82)

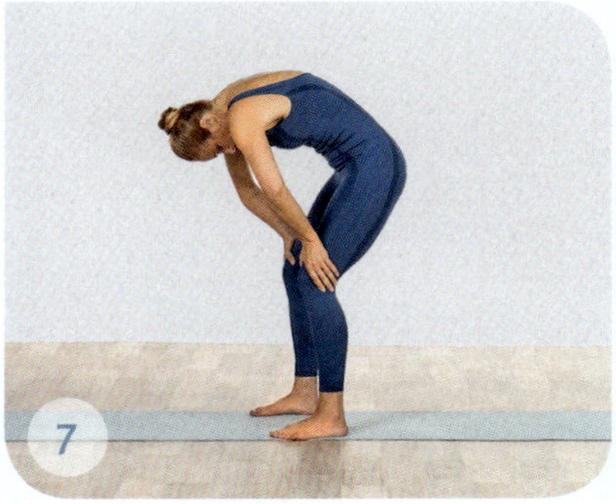

8 Tänzer, Modifikation (Seite 112)

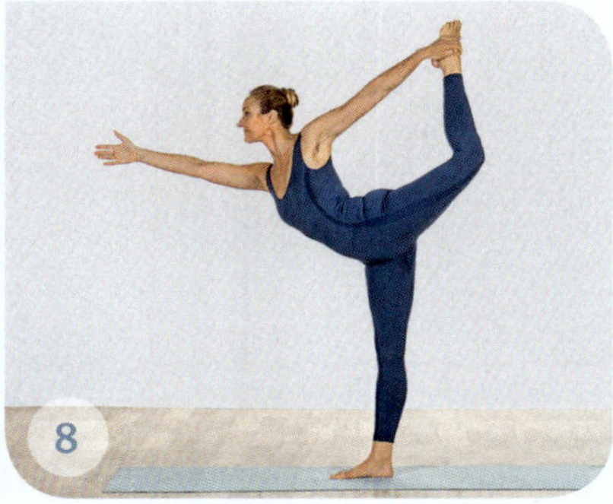

9 Variation Krieger I, Modifikation (Seite 106)

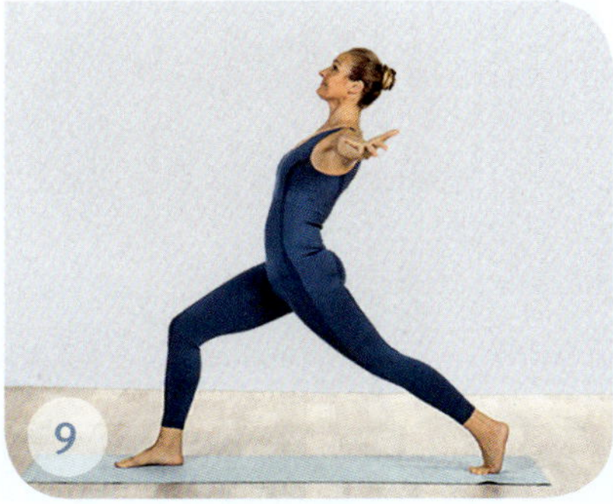

10 Berghaltung (Seite 76)

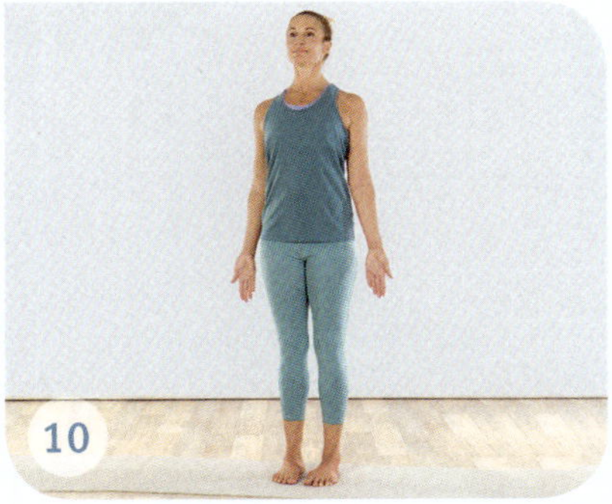

Asanas für zwischendurch

Diese Sequenz können Sie immer wieder spontan einbauen, wenn Sie sich nach Dehnung, Lockerung, Weite und Entspannung sehnen.

1 Berghaltung (Seite 76)

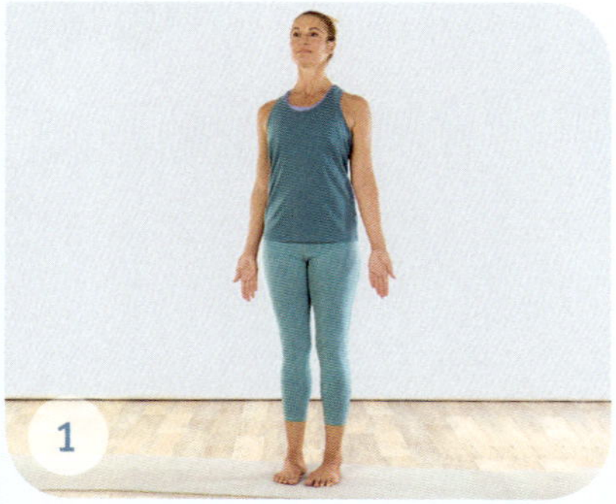

2 Schmelzendes Herz (Seite 108)

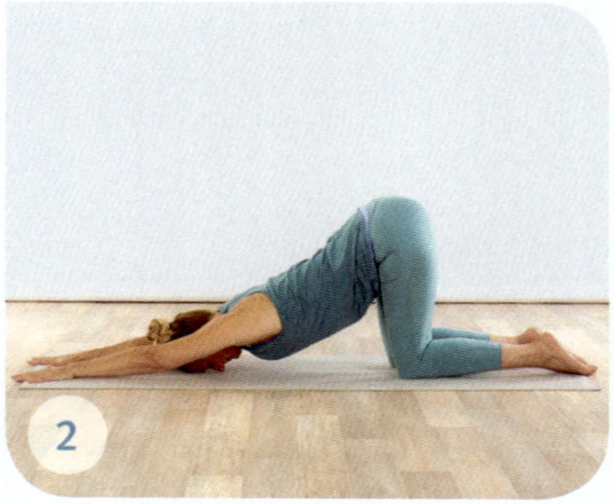

3 Seitneigung im Sitzen (Seite 150)

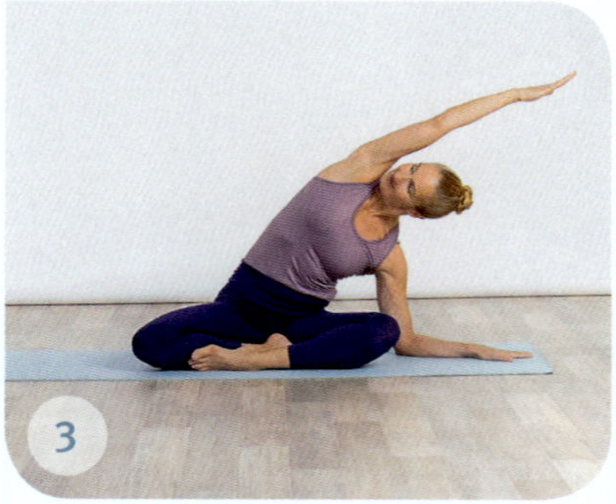

4 Torso-Twist im Stand (Seite 84)

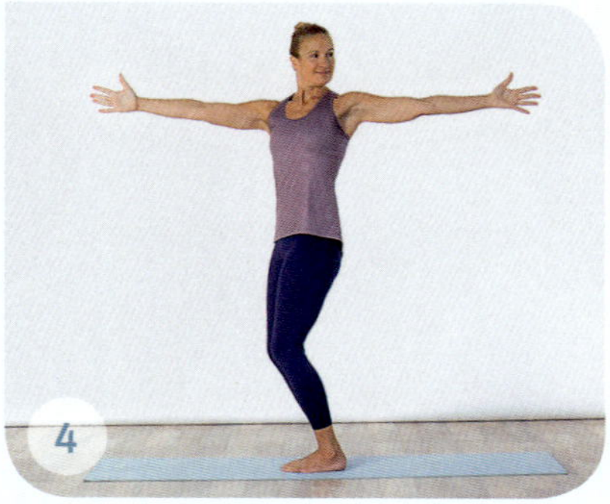

5 Stehende Vorbeuge (Seite 78)

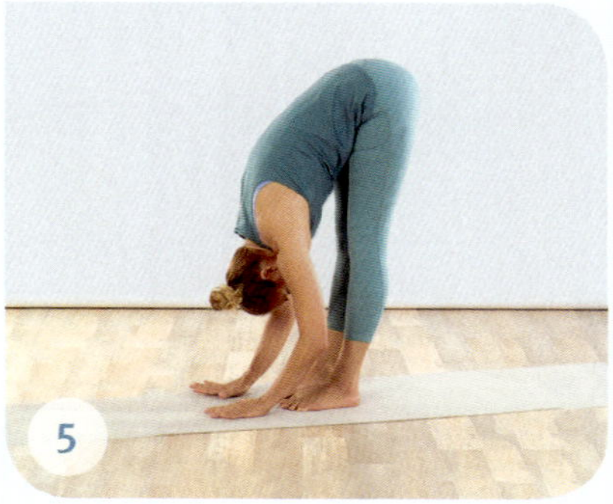

6 Rückbeuge mit Kaktusarmen (Seite 102)

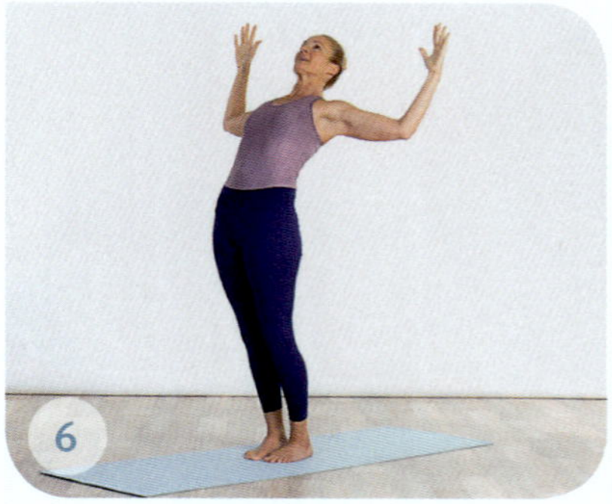

7 Tänzer (Seite 112)

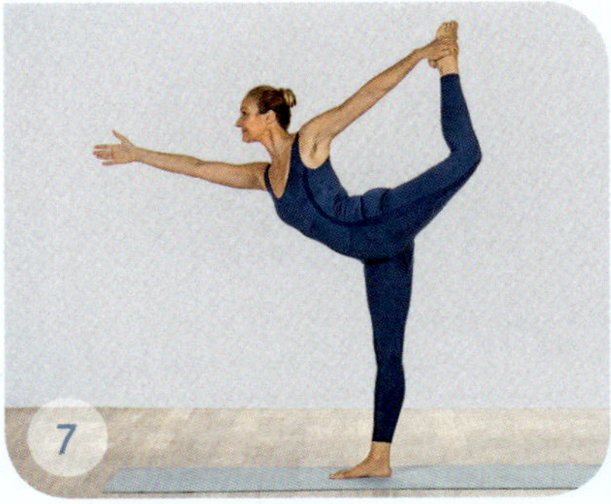

8 Kopfneigungen (Seite 46)

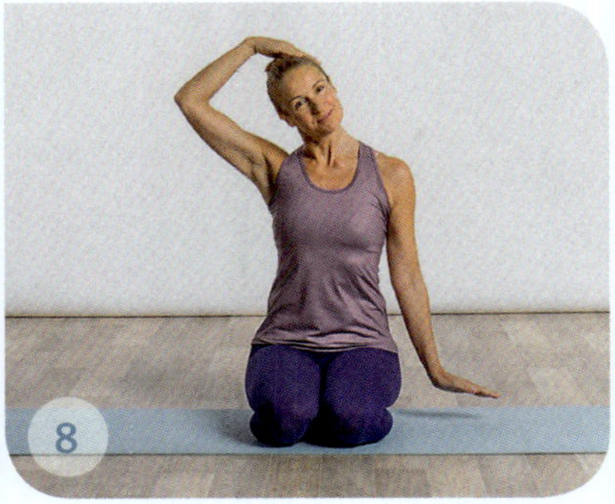

9 Berghaltung (Seite 76)

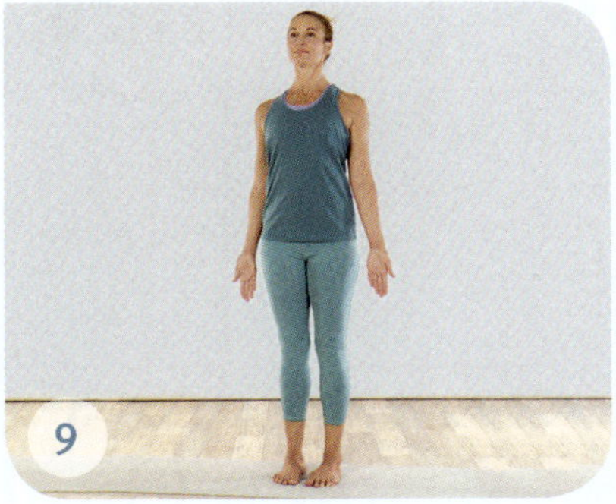

Asanas bei Rundrücken

Dieser Flow hilft bei verkürzter Muskulatur und schwacher Haltung – gehen Sie die Fehlhaltung gezielt an.

1 Berghaltung (Seite 76)

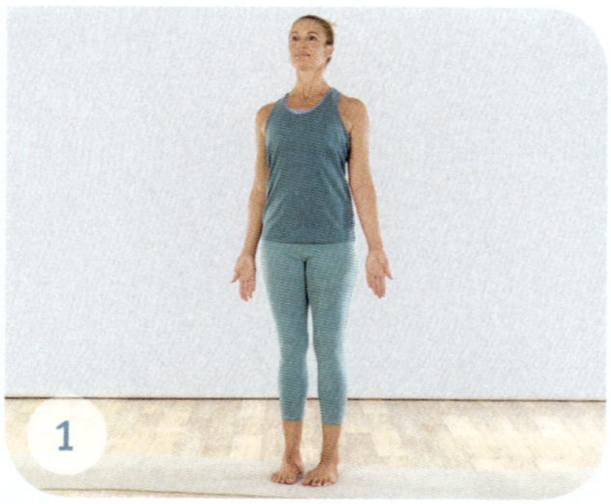

2 Schulterkreisen (Seite 86)

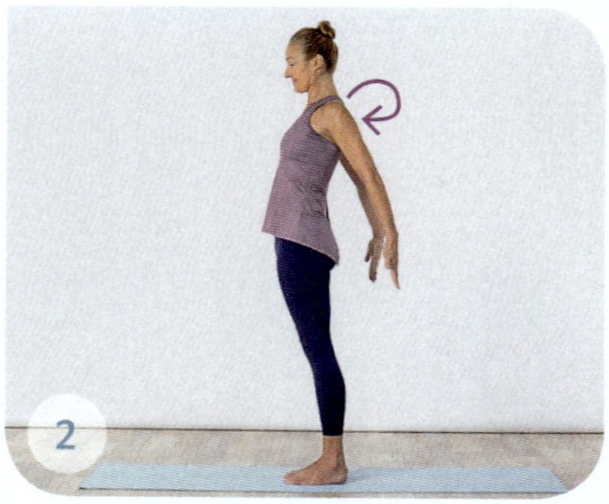

3 Berghaltung mit Rückbeuge oder Räuberleiter (Seite 88)

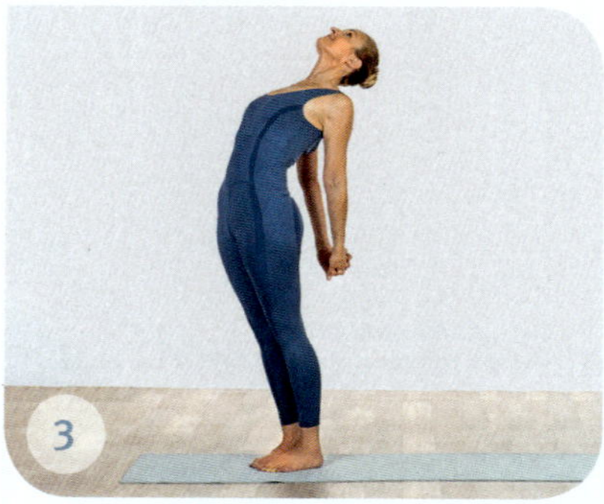

4 Halbe stehende Vorbeuge mit Rotation (Seite 90)

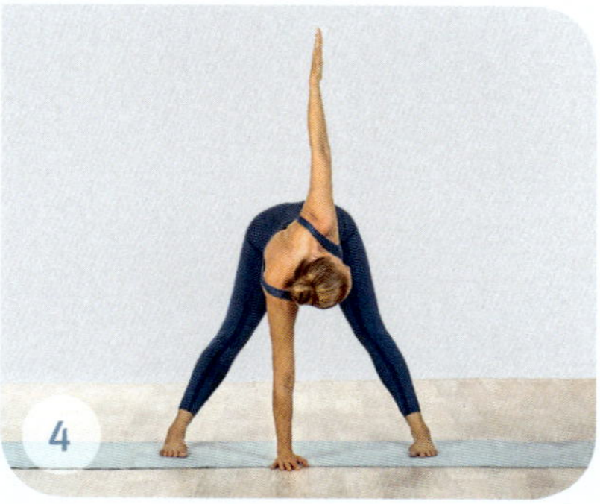

5 Katze im Stand (Seite 82)

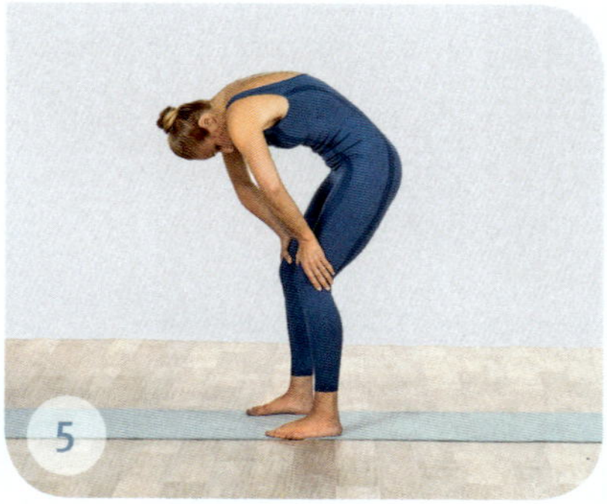

6 Kuh im Stand (Seite 82)

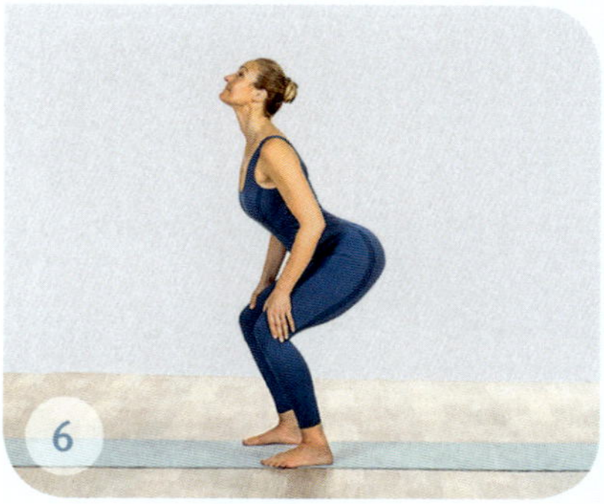

7 Seitneigung im Sitzen (Seite 150)

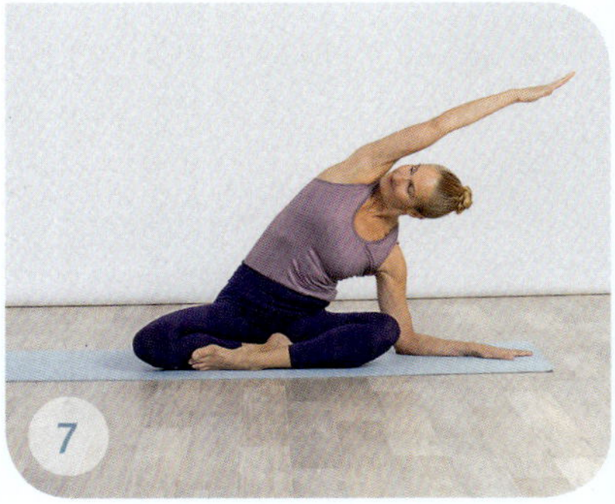

8 Rückbeuge mit Kaktusarmen (Seite 102)

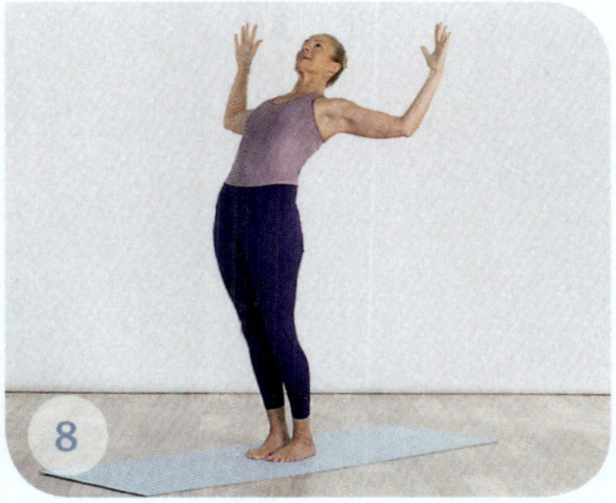

9 Torso-Twist im Stand (Seite 84)

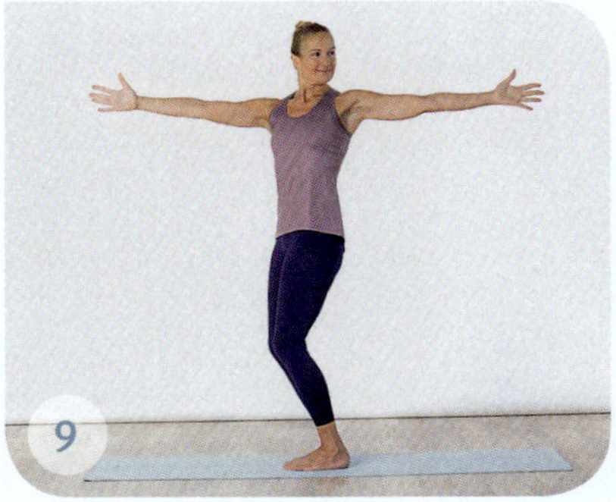

10 Berghaltung (Seite 76)

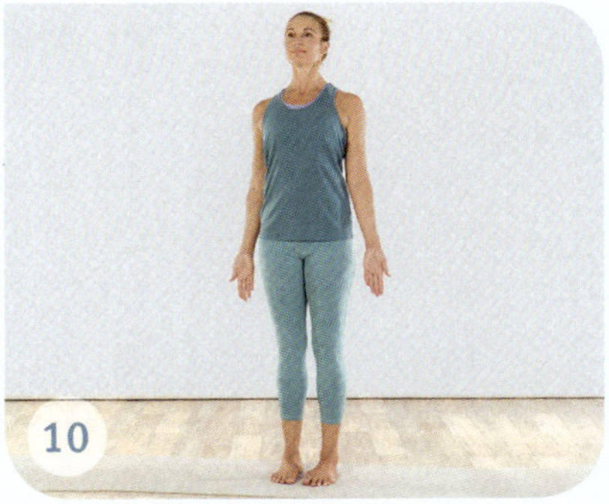

Asanas bei Kreuzschmerzen

Diese Übungen tun bei Rückenschmerzen ganz allgemein gut. Gönnen Sie sich eine leichte Dehnung, Ruhe und Entspannung.

1 Totenstellung (Seite 164)

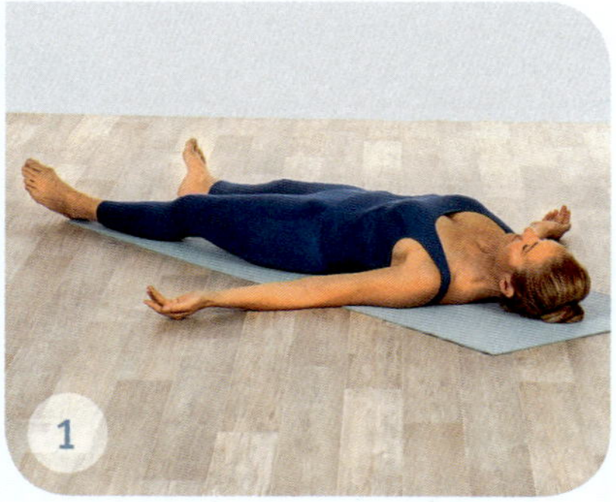

2 Adler in Rückenlage (Seite 178)

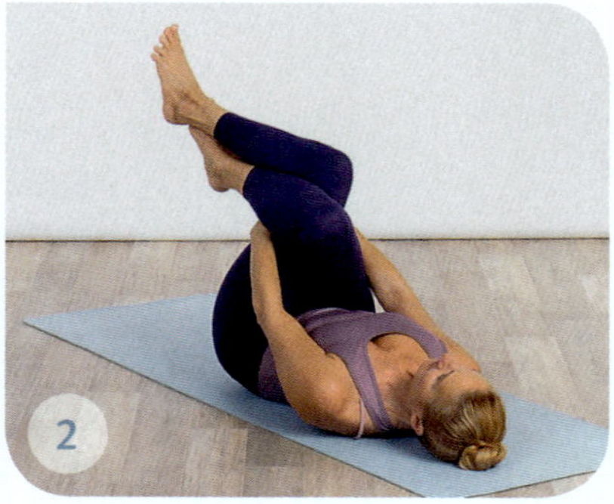

3 Gebundener Winkel (Seite 176)

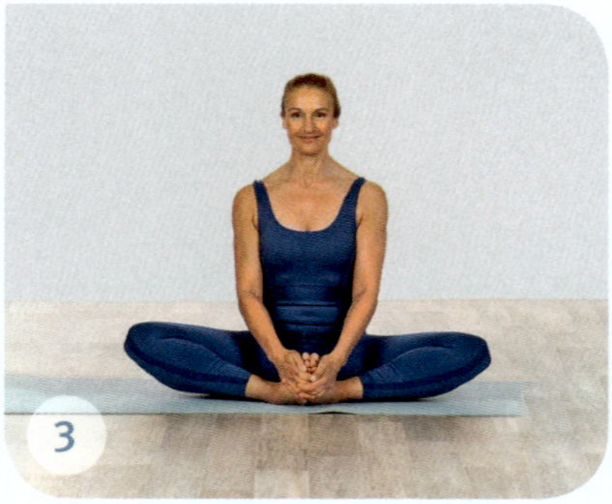

4 Schulterbrücke (Seite 172)

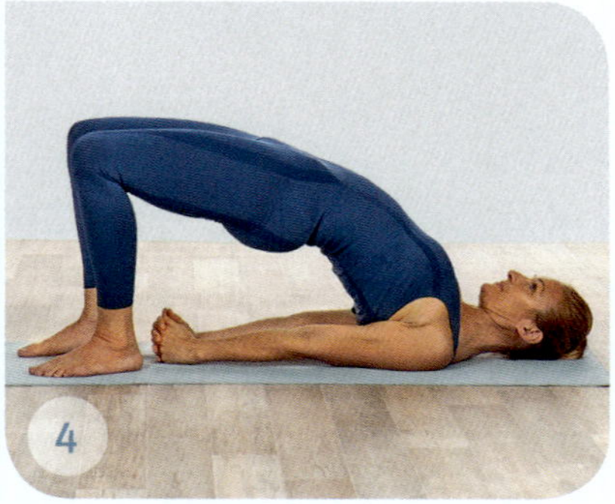

5 Banane (Seite 168)

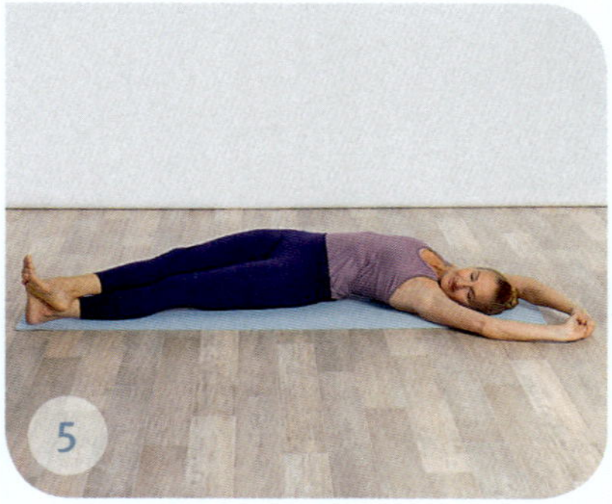

6 Schneidersitz (Seite 144)

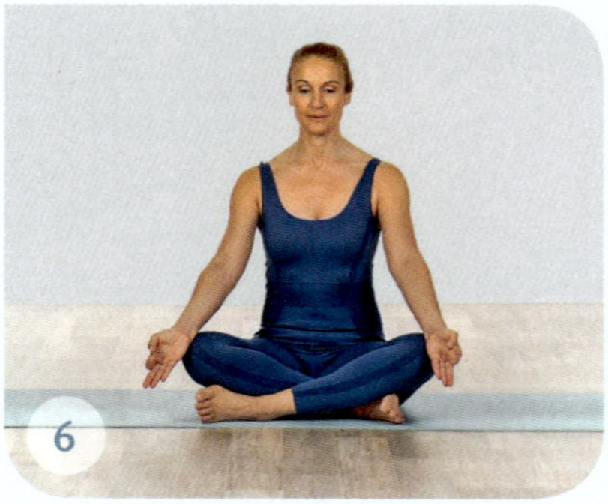

Sachverzeichnis

Empfehlungen der Autorinnen

Online-Programm:

Als Käuferin oder Käufer dieses Buches können Sie das Online-Programm unter dem folgenden Link mit dem Code »Rücken« kostenlos erwerben:
shop.patricia-roempke.com/s/My-Health-Solutions/yoga-fuer-einen-gesunden-ruecken

Quellen

Myers, Thomas W. **Anatomy Trains:** Myofasziale Leitbahnen. Urban & Fischer Verlag/Elsevier GmbH 2015

Hemm, Dagmar & Noll, Andreas. **Die Organuhr:** Gesund im Einklang mit unseren natürlichen Rhythmen. Gräfe und Unzer Verlag GmbH 2018

Erlenbach, Samuel. **Die Kraft Ihrer 9 Chakren.** Wie Sie mit Chakra-Meditation, Yoga & Co. eine nie dagewesene Lebensenergie entfachen, Ihre Selbstheilungskräfte aktivieren und zur holistischen Gesundheit gelangen. Hörbuch 2021

Faller, Adolf & Schünke, Michael. **Der Körper des Menschen:** Einführung in Bau und Funktion. Thieme 2016

Focks, Claudia & Hillenbrand, Norman. **Leitfaden Chinesische Medizin.** Urban & Fischer Verlag/Elsevier GmbH 2006

Liem, Thorsten & Dobler, Tobias K. **Leitfaden Osteopathie:** Parietale Techniken. Urban & Fischer Verlag/Elsevier GmbH 2009

Langer, Werner & Hebgen, Eric. **Lehrbuch Osteopathie.** Haug Fachbuch 2012

Ostermeier-Sitkowski, Uschi. **Das große Yoga Basisbuch:** Die 40 besten Asanas zur Energiegewinnung. TRIAS 2012

Corts, Magga. **Diagnoseleitfaden Osteopathie.** Haug Verlag 2011

Hermanns, Wim. **GOT: Ganzheitliche osteopathische Therapie.** Auf der Grundlage des Body Adjustment nach Littlejohn und Wernham. Hippokrates 2006

Agustoni, Daniel. **Craniosacral-Rhythmus:** Praxisbuch zu einer sanften Körpertherapie. Kösel Verlag 2006

Hay, Louise. **Gesundheit für Körper und Seele.** Allegria Taschenbuch 2013

Dispenza, Dr. Joe. **Werde übernatürlich:** Wie gewöhnliche Menschen das Ungewöhnliche erreichen. Koha Verlag 2017

Beerlandt, Christiane. **Der Schlüssel zur Selbstbefreiung.** Enzyklopädie der Psychosomatik. Verlag Beerlandt Publications BVBA 2013

Zylla, Amiena. **Dynamisches Faszien-Yoga.** Für einen elastischen, straffen Körper. Gräfe und Unzer Verlag GmbH 2016

Bibliografische Information der Deutschen Nationalbibliothek
Die Deutsche Nationalbibliothek verzeichnet diese Publikation in der Deutschen Nationalbibliografie; detaillierte bibliografische Daten sind im Internet über http://dnb.d-nb.de abrufbar.

Programmplanung: Celestina Filbrandt
Projektmanagement: Anja Bippus
Redaktion: Magdalena Kieser, Berlin
Bildredaktion: Marie Crämer
Umschlaggestaltung: © Thieme
Layout: CYCLUS · Visuelle Kommunikation, Stuttgart

Bildnachweis:
Covermotiv und Bild S. 3: © S. Schneider/Thieme
Autorinnenfotos S. 2: oben © S. Schneider/Thieme, unten © Ray Römpke
Fotos im Innenteil: © S. Schneider/Thieme
Zeichnungen: S. 40 Christine Lackner, Ittlingen
Die abgebildeten Personen haben in keiner Weise etwas mit der Krankheit zu tun.

1. Auflage 2024

TRIAS Verlag in Georg Thieme Verlag KG
Rüdigerstraße 14, 70469 Stuttgart

Satz: Fotosatz Buck, Kumhausen
Repro: Ludwig:media, Zell am See
Druck: AZ Druck und Datentechnik GmbH, Kempten

Gedruckt auf chlorfrei gebleichtem Papier
Printed in Germany

ISBN 978-3-432-11905-2
eISBN (ePub) 978-3-432-11906-9

1 2 3 4 5 6

MIX
Papier | Fördert gute Waldnutzung
FSC www.fsc.org FSC® C008457